RECHERCHES

SUR LES

MALADIES DES ENFANTS

NOUVEAU-NÉS

(ÉTAT PHYSIOLOGIQUE DU POULS, MUGUET, ENTÉRITE, ICTÈRE).

PAR

V. SEUX,

Médecin en chef de l'hospice de la Charité de Marseille,
Professeur suppléant à l'École préparatoire de médecine et de pharmacie de cette ville
Membre du Conseil d'hygiène publique et de salubrité du 1ᵉʳ arrondissement
des Bouches-du-Rhône,
Membre titulaire et ex-président de la Société impériale de médecine de Marseille,
Chevalier de l'ordre de Saint-Grégoire-le-Grand, etc.

Ars medica tota in observationibus.
Fréd. HOFFMANN.

A PARIS,

CHEZ J.-B. BAILLIÈRE,

LIBRAIRE DE L'ACADÉMIE IMPÉRIALE DE MÉDECINE,
rue Hautefeuille, 19.

Londres,   New-York,
H. BAILLIÈRE, 219, REGENT-STREET,   H. BAILLIÈRE, 290, BROADWAY.

MADRID, C. BAILLY-BAILLIÈRE, CALLE DEL PRINCIPE, 11.

1855.

RECHERCHES

SUR LES

MALADIES DES ENFANTS

NOUVEAU-NÉS.

Du même auteur.

Impressions médicales d'un voyage dans les Pyrénées pendant l'été de 1845. Marseille, 1846, in-8 de 55 pages.

Visite aux enfants crétins de l'Abendberg, dans le canton de Berne. Marseille, 1852, in-8 de 33 pages.

Rapport fait à la Commission administrative des hospices civils de la ville de Marseille sur la transmission de la syphilis des enfants trouvés à leurs nourrices. Marseille, 1853, in-8 de 37 pages.

PARIS. — IMPRIMERIE DE L. MARTINET, RUE MIGNON, 2.

RECHERCHES

SUR LES

MALADIES DES ENFANTS

NOUVEAU-NÉS

(ÉTAT PHYSIOLOGIQUE DU POULS, MUGUET, ENTÉRITE, ICTÈRE),

PAR

V. SEUX,

Médecin en chef de l'hospice de la Charité de Marseille,
Professeur suppléant à l'École préparatoire de médecine et de pharmacie de cette ville,
Membre du Conseil d'hygiène publique et de salubrité du 1er arrondissement
des Bouches-du-Rhône,
Membre titulaire et ex-président de la Société impériale de médecine de Marseille,
Chevalier de l'ordre de Saint-Grégoire-le-Grand, etc.

Ars medica tota in observationibus.
Fréd. HOFFMANN.

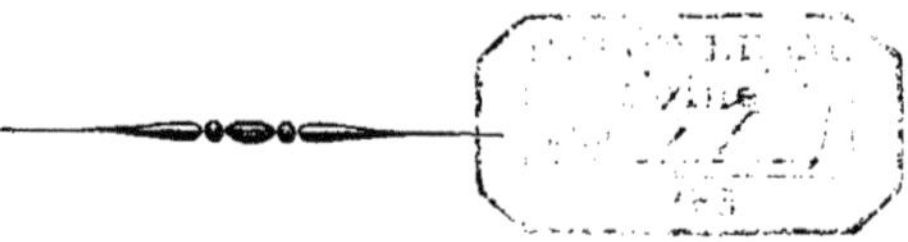

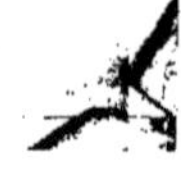

A PARIS,

CHEZ J.-B. BAILLIÈRE,

LIBRAIRE DE L'ACADÉMIE IMPÉRIALE DE MÉDECINE,
rue Hautefeuille, 19.

Londres,   New-York,
H. BAILLIÈRE, 219, REGENT-STREET,   H. BAILLIÈRE, 290, BROADWAY.

MADRID, C. BAILLY-BAILLIÈRE, CALLE DEL PRINCIPE, 11.

1855.

AVANT-PROPOS.

L'étude spéciale des maladies des enfants était autrefois fort négligée. Rosen, un des premiers en comprit l'importance et chercha à combler la lacune qui existait sur ce point de la pathologie ; mais, grâce aux travaux poursuivis en France, en Allemagne et en Angleterre, il était réservé à notre siècle de voir les maladies de l'enfance prendre, dans le cadre nosologique, le rang qu'elles doivent y occuper. Citer, parmi les auteurs de ces travaux, les noms de Baumes, Schæffer, Fleisch, Brachet, Wendt, Baron, Baudelocque, Underwood, Dugès, Guersant, Blache, Bretonneau, Billard, Léger, Richard (de Nancy), Denis, Lélut, Constant, Kopp, Delaberge, Rufz, Cruse, Gerhard, Fauvel, Burnet, Fischer, Joerg, Evanson et Maunsell, Henke, Meissnner, Heyfelder, Léveillé, Piet,

Green, Trousseau, Valleix, Barrier, Legendre, Rilliet
et Barthez, Taupin, Bouchut, Gübler, H. Roger, Bec-
querel, etc., c'est montrer que des hommes d'un grand
mérite ont consacré leurs veilles et leur intelligence à
faire sortir la pathologie de l'enfance de l'oubli dans
lequel elle se trouvait. Aussi disposons-nous aujour-
d'hui de richesses qui nous permettent de dire que
nos connaissances sur les maladies des enfants sont à
la hauteur de celles que nous possédons sur les maladies des adultes. Est-ce à dire qu'il n'y ait plus rien à
faire à ce sujet? Il s'en faut de beaucoup. Combien de
points sur lesquels il est bon de revenir! que de questions à élucider! Au reste, on ne peut établir de
limites dans les sciences d'observation, d'autant plus
que même lorsqu'on n'y fait pas de découverte, si par
le travail on arrive au même résultat que ses devanciers, on fait quelque chose d'utile. « *Est non infimum
meritum aliorum præclara observata firmare suis,* » a
dit Stoll. En effet, on donne ainsi à la science un plus
grand degré de certitude en élargissant la base qui
soutient l'édifice, c'est-à-dire en augmentant le nombre
des faits sur lesquels elle repose. Ce point de vue seul
m'encourageait à prendre la plume; mais ce qui m'y a
surtout décidé, c'est qu'ayant observé des faits spé-

ciaux, je me suis cru dans l'obligation de venir dire :
Voilà ce que j'ai vu. Or, placé depuis plusieurs années
à l'hospice de la Charité de Marseille, à la tête d'un
service dans lequel se trouve un nombre considérable
d'enfants, ayant recueilli, avec tout le soin et l'exactitude possibles, beaucoup d'observations sur les maladies qui atteignent l'homme à son entrée dans la vie,
je viens aujourd'hui en faire publiquement l'analyse,
guidé par l'espoir d'être utile à mes semblables.

Je ne m'occuperai que des enfants âgés de quelques
jours à un mois, persuadé que les maladies de cet âge
doivent être étudiées à part ; aussi mon cadre paraîtra-
t-il restreint au premier abord ! pourtant le champ
d'observation dans lequel je me trouverai est encore
bien étendu. Combien de maux divers viennent assié-
ger l'homme dans les premiers jours de son existence,
et combien de pages faudrait-il pour être complet sur
chacun d'eux ! Le muguet, l'entérite, l'ictère, la cépha-
lématome, le sclérème, l'ophthalmie, la pneumonie,
les convulsions, la syphilis, quelques vices de conformation, voilà tout autant de sujets que je me propose
de passer successivement en revue.

Dans une *première partie*, je m'occupe du pouls du
nouveau-né à l'état normal, du muguet, de l'entérite

et de l'ictère; puis successivement j'aborderai les différents sujets que je viens de signaler.

Dans l'étude des faits qui serviront de base à mon travail, je me suis toujours appliqué à mettre de côté toute idée préconçue, toute préoccupation de doctrine, cherchant à ne jamais rien conclure d'un fait isolé, mais attendant patiemment ce qui pourrait ressortir de la réunion d'un grand nombre de faits semblables. C'est donc un travail tout d'observation que j'offre au public médical, et à défaut d'autre mérite, il aura celui de s'appuyer sur des faits de la plus scrupuleuse exactitude, tous recueillis par moi au berceau des malades et à l'amphithéâtre (1).

On remarquera certaines différences entre les faits que je signale et ceux qui ont été observés par des hommes éminents; elles portent soit sur les symptômes, soit sur le mode de terminaison des maladies, soit sur les altérations trouvées après la mort. Ayant une confiance entière dans ce qui a été écrit avant moi, je ne puis attribuer ces nuances qu'à l'influence des climats où les observations ont été faites ; en effet, les unes

(1) M. Girard, chirurgien chef-interne de la Charité, m'a constamment prêté son bienveillant concours dans les autopsies que j'ai faites; je suis heureux d'avoir l'occasion de lui en témoigner ma reconnaissance.

viennent du nord de la France qu d'autres points de l'Europe, les miennes ont été faites dans le midi. Le degré de latitude sous lequel existe une maladie est, à mon avis, bien suffisant pour expliquer les différences qu'on remarque dans les symptômes et dans le résultat de tel ou tel traitement ; aussi n'est-ce pas sans raison que l'illustre Baglivi disait, en parlant du traitement des fièvres malignes et mésentériques : « *Romæ scribo, et in aere romano* (1). » En signalant les différences auxquelles je fais allusion dans ce passage, je serai souvent tenté, à l'imitation de ce grand médecin , de dire : *Massiliæ scribo, et in aere massiliense*, et j'expliquerai ainsi ce qui pourra être en désaccord avec les observations faites sous un autre ciel que celui sous lequel je me trouve.

Des considérations générales sur la manière d'explorer le nouveau-né, sur l'expression du visage, sur le cri, sur la température des enfants, trouveraient leur place naturelle dans les premières pages de mon livre ; mais, après les conseils pleins de sagesse donnés sur ces points par mes devanciers, surtout par Billard (2),

---

(1) *Georgii Baglivi praxeos medicæ* lib. I, p. 53.

(2) *Traité des maladies des enfants nouveau-nés et à la mamelle*, 3ᵉ édit. Paris, 1837.

MM. Valleix (1). Rilliet et Barthez (2), Bouchut (3),
H. Roger (4), et les observations pleines de vérité
faites par ces habiles médecins, il serait inutile d'entretenir de nouveau le lecteur de ces différents sujets,
d'autant plus que mon travail est un livre de recherches, et non pas un livre didactique.

Marseille, juin 1855.

(1) *Clinique des maladies des enfants nouveau-nés.* Paris, 1838.
(2) *Traité des maladies des enfants*, 2ᵉ édit. Paris, 1853, t. 1ᵉʳ.
(3) *Traité pratique des maladies des nouveau-nés*, 3ᵉ édit. Paris, 1855,
p. 100 et suiv.
(4) *Des modifications que présente la température chez les enfants dans
l'état physiologique et l'état pathologique* (*Archives de médecine*, 1844,
4ᵉ série, tome IV, p. 117 et suiv.).

RECHERCHES
SUR LES MALADIES
DES ENFANTS NOUVEAU-NÉS.

CHAPITRE PREMIER.

DU POULS CHEZ LES NOUVEAU-NÉS.

Bien qu'on n'attache plus aujourd'hui à l'étude du pouls l'importance que les médecins des siècles passés lui accordaient, cependant, avec juste raison, on tient un compte exact de son état pendant les maladies ; on s'attache surtout à compter le nombre des pulsations. Cette observation rigoureuse de la fréquence du pouls dans les maladies de l'adulte a été introduite depuis quelques années dans l'étude des maladies des enfants. Or, de même que, pour l'adulte, on avait commencé par établir quel était le nombre des pulsations dans l'état de santé, il était logique de faire le même travail pour l'enfant. Il n'est pas nécessaire d'insister pour faire comprendre l'importance de pareilles recherches.

Commencées depuis longtemps, ces recherches ont amené les résultats que je vais faire connaître. Floyer fixe à 134 le nombre des pulsations chez le nouveau-né. Haller donne le chiffre de 140, et Sœmmerring celui de 130. Billard dit avoir trouvé dix-huit fois sur quarante le pouls battant moins de 80 pulsations, et vingt-deux fois de 86 à 180. Le docteur Gorham donne pour minimum 96, et pour maximum 160. M. Valleix (1) a trouvé

(1) *Recherches sur la fréquence du pouls chez les enfants nouveau-nés*, dans *Mémoires de la Société médicale d'observation de Paris*, t. II, 1844, p. 300 et suiv.

1

pour minimum 76, et pour maximum 104 ; ses observations portant sur treize enfants seulement, il a pour moyenne 87 pulsations avec rectification de 96 à 100. M. le professeur Trousseau a pour minimum 96, et pour maximum 164. M. Jacquemier a trouvé de 96 à 156 pulsations chez des enfants âgés de vingt-quatre heures ; M. Lediberder, 140 et 208 chez des enfants nés depuis quatre minutes.

Étonné de la différence de ces résultats obtenus par des observateurs d'un mérite incontestable, et de la disproportion des deux nombres 76 et 208 qui forment les deux extrêmes, j'ai cherché à m'éclairer en me livrant moi-même à des recherches multipliées sur le pouls des nouveau-nés.

L'étude du pouls chez des enfants de quelques jours n'est pas aussi facile qu'on pourrait le penser tout d'abord ; des difficultés de plusieurs genres attendent l'observateur. Ainsi on ne peut pas toujours, malgré les excellents préceptes donnés à ce sujet par MM. Valleix (1) et Bouchut (2), trouver le pouls des nouveau-nés, ou bien si l'on finit par y parvenir, on a bien de la peine à compter les pulsations, parce que, pour peu qu'on comprime un peu plus l'artère, une ou deux pulsations échappent ; je parle ici de l'enfant endormi. La difficulté est bien plus grande quand l'enfant est éveillé, car s'il s'agite, s'il remue, il n'y a pas possibilité de compter les pulsations, les mouvements de l'avant-bras masquant le pouls à chaque instant. Billard a proposé, dans le cas où l'on ne pourrait pas examiner convenablement l'artère radiale, de poser l'oreille sur la région du cœur, et de compter ses battements ; mais ce conseil ne peut amener aucun bon résultat : car, ou bien l'enfant est calme, alors l'action de le remuer, de comprimer la poitrine avec la tête l'excite et le fait crier ; ou bien déjà il est agité. Dans les deux cas, les battements du cœur sont tellement accélérés par les cris, qu'on

(1) *Clinique des maladies des enfants nouveau-nés*, Paris, 1838, p. 13 et 14.

(2) *Traité pratique des maladies des nouveau-nés et des enfants à la mamelle*, 3e édition, Paris, 1855, p. 123.

ne doit plus considérer le nombre des pulsations comme celui de l'état normal.

Au premier abord, se présentent donc quelques difficultés ; il est vrai qu'il n'est pas impossible de les vaincre, lorsqu'on apporte dans ce qu'on fait beaucoup de patience et une certaine force de volonté. Mais il y a de plus quelques conditions qu'il faut remplir, si l'on veut avoir des données exactes sur la fréquence du pouls chez le nouveau-né. Ainsi, non-seulement il est nécessaire d'examiner les enfants, lorsqu'ils sont ou endormis, ou calmes, mais encore il faut tenir compte de leur âge et de leur sexe, s'assurer d'une manière positive s'ils ne sont pas malades ; il faut noter quel est le degré de force de l'enfant, quel est le mois de l'année, quelle est l'heure du jour où on l'examine. Il faut observer si l'enfant a tété depuis longtemps, tenir compte du lieu qu'il habite. Voilà tout autant d'éléments dont il faut s'entourer pour faire un examen convenable. A peu près toutes les précautions dont je viens de parler ont été prises par les observateurs qui m'ont précédé. Ainsi MM. Trousseau et Gorham ont reconnu qu'il y avait une différence entre le pouls du même enfant lorsqu'il était endormi et lorsqu'il était éveillé, mais calme, 128 dans le premier cas, et 140 dans l'autre ; que le sexe n'avait aucune influence sur le pouls chez l'enfant nouveau-né, bien entendu, car plus tard, à partir du troisième mois environ, il commence à être plus fréquent chez les filles que chez les garçons. Ces médecins ont aussi parfaitement indiqué qu'un enfant endormi dont le pouls était à 112 montait jusqu'à 180 lorsqu'il criait et s'agitait. M. Valleix a surtout insisté sur la nécessité de n'observer que des enfants en parfaite santé, et sur la difficulté qu'il y a à être certain de ce fait. MM. Knox et William Guy ont trouvé que le pouls est moins fréquent chez les enfants, le soir que dans tout autre moment.

Pénétré de toute l'importance qu'il peut y avoir à tenir un compte exact de tous les éléments que j'ai indiqués, je me suis mis à l'œuvre. Les tableaux suivants donneront une idée exacte des recherches auxquelles je me suis livré.

État du pouls chez des enfants observés à l'hospice de la Charité.

	SEXE.	AGE.	MOIS.	HEURE DU JOUR.	ÉTAT DE L'ENFANT au moment de l'examen.	Temps depuis lequel l'enfant a tété.	Nombre des pulsations.	OBSERVATIONS.
1	Garçon.	4 minutes.	Février.	11 du matin.	Éveillé et calme.	N'a pas teté.	148	Enfant robuste, en bonne santé.
2	Fille.	1 jour.	Septembre.	8 du matin.	Éveillée et calme.	Vient de prendre de l'eau sucrée.	144	Enfant robuste, en très bonne santé. Pulsations régulières.
3	Garçon.	1 jour.	Octobre.	8½ du matin.	Éveillé et calme.	½ d'heure.	132	Enfant robuste, en très bonne santé. Pulsations régulières.
4	Fille.	36 heures.	Novembre.	3 après midi.	Éveillée et calme.	¼ d'heure.	120	Enfant robuste, en très bonne santé. Pulsations régulières.
5	Fille.	2 jours.	Septembre.	Midi.	Endormie.	Demi-heure.	114	Enfant robuste, en très bonne santé. Pulsations régulières.
6	Fille.	2 jours.	Octobre.	8½ du matin.	Éveillée et calme.	¼ d'heure.	132	Enfant de force moyenne, en bonne santé. Pulsations regulières.
7	Garçon.	2 jours.	Octobre.	8½ du matin.	Éveillé et calme.	¼ d'heure.	132	Enfant très robuste, en très bonne santé. Pulsations regulières.
8	Fille.	3 jours.	Septembre.	Midi.	Endormie.	2 heures.	138	Enfant de force moyenne, en bonne santé. Pulsations régulières.
9	Garçon.	4 jours.	Octobre.	8½ du matin.	Éveillé et calme.	¼ d'heure.	150	Enfant robuste, en bonne santé. Pulsations régulières peu développées.
10	Garçon.	4 jours.	Octobre.	8½ du matin.	Endormi.	1 heure.	106	Enfant de force moyenne, en bonne santé. Pulsations irrégulières.
11	Fille.	4 jours.	Octobre.	9 du matin.	Endormie.	Demi-heure.	120	Enfant de force moyenne, en bonne santé. Pulsations régulières.
12	Fille.	4 jours.	Octobre.	8½ du matin.	Endormie.	1 heure.	120	Enfant de force moyenne, en bonne santé. Pulsations régulières.
13	Garçon.	4 jours.	Novembre.	9 du matin.	Éveillé et calme.	¼ d'heure.	120	Enfant robuste, en bonne santé. Pulsations régulières.

	Sexe.	Âge.	Mois.	Heure.	État.	Durée.		Observations.
14	Garçon.	5 jours.	Septembre.	Midi.	Endormi.	$\frac{1}{4}$ d'heure.	126	Enfant robuste, en bonne santé. Pulsations régulières.
15	Fille.	5 jours.	Septembre.	8 du matin.	Éveillée et calme.	1 heure $\frac{1}{2}$.	156	Enfant robuste, en bonne santé. Pulsations régulières.
16	Garçon.	5 jours.	Septembre.	8 $\frac{1}{2}$ du matin.	Endormi.	$\frac{1}{4}$ d'heure.	138	Enfant robuste, en bonne santé. Pulsations régulières.
17	Garçon.	5 jours.	Octobre.	8 $\frac{1}{2}$ du matin.	Endormi.	1 heure.	96	Enfant très robuste, en très bonne santé. Pulsations irrégulières.
18	Fille.	6 jours.	Septembre.	Midi.	Éveillée et calme.	$\frac{1}{4}$ d'heure.	114	Enfant de force moyenne, en bonne santé. Pulsations régulières.
19	Garçon.	7 jours.	Octobre.	8 $\frac{1}{2}$ du matin.	Endormi.	$\frac{1}{4}$ d'heure.	114	Enfant de force moyenne, en bonne santé. Pulsations régulières.
20	Fille.	8 jours.	Septembre.	8 $\frac{1}{2}$ du matin.	Endormie.	Demi-heure.	114	Enfant robuste, en bonne santé. Pulsations régulières, très développées.
21	Garçon.	8 jours.	Octobre.	8 du matin.	Endormi.	2 heures.	140	Enfant robuste, en bonne santé. Pulsations régulières.
22	Garçon.	14 jours.	Septembre.	8 du matin.	Éveillé et agité.	Il tette.	156	Enfant de force moyenne, a eu le muguet, n'a plus rien depuis quelques jours. Pulsations régulières.
23	Garçon.	14 jours.	Octobre.	8 du matin.	Endormi.	$\frac{1}{4}$ d'heure.	138	Enfant robuste, en bonne santé, a eu le muguet. Pulsations régulières.
24	Fille.	13 jours.	Décembre.	9 du matin.	Endormie.	Vient de teter.	132	Enfant délicat, jumelle, en bonne santé. Pulsations régulières.
25	Garçon.	13 jours.	Décembre.	9 du matin.	Éveillé et calme.	Vient de teter.	132	Enfant robuste, en bonne santé. Pulsations régulières.
26	Fille.	15 jours.	Janvier.	9 du matin.	Éveillée et calme.	Vient de teter.	138	Enfant robuste, en très bonne santé. Pulsations régulières.
27	Garçon.	15 jours.	Septembre.	Midi.	Endormi.	Demi-heure.	120	Enfant robuste, en bonne santé, a eu le muguet. Pulsations régulières.
28	Fille.	15 jours.	Septembre.	8 du matin.	Éveillée et calme.	Vient de teter.	150	Enfant robuste, en très bonne santé, a eu le muguet. Pulsations régulières.
29	Garçon.	16 jours.	Septembre.	Midi.	Endormi.	2 heures.	126	Enfant délicat, en bonne santé aujourd'hui, a eu le muguet et la diarrhée. Pulsations régulières.

	SEXE.	AGE.	MOIS.	HEURE DU JOUR.	ÉTAT DE L'ENFANT au moment de l'examen.	Temps depuis lequel l'enfant a teté.	Nombre des pulsations.	OBSERVATIONS.
30	Fille.	16 jours.	Septembre.	8 du matin.	Éveillée et calme.	Vient de teter.	108	Enfant de force moyenne, en bonne santé aujourd'hui, a eu le muguet et la diarrhée. Pulsations régulières.
31	Garçon.	18 jours.	Septembre.	Midi.	Endormi.	Il vient de s'endormir au sein.	150	Enfant robuste, en bonne santé, a eu le muguet. Pulsations régulières.
32	Fille.	19 jours.	Septembre.	8 du matin.	Éveillée et calme.	Demi-heure.	156	Enfant de force moyenne, en bonne santé, a eu le muguet. Pulsations régulières.
33	Fille.	21 jours.	Septembre.	8 ½ du matin.	Endormie.	1 heure.	156	Enfant faible, en bonne santé, a eu le muguet et la diarrhée. Pulsations régulières.
34	Fille.	25 jours.	Septembre.	8 ½ du matin.	Éveillée et calme.	½ d'heure.	174	Enfant né avant terme, en bonne santé; il poussait une selle au moment de l'examen. Pulsations régulières.
35	Fille.	28 jours.	Octobre.	9 du matin.	Éveillée et calme.	Vient de teter.	132	Enfant de force moyenne, en bonne santé, a eu le muguet, mais il n'a rien depuis dix jours. Pulsations régulières.
36	Fille.	38 jours.	Octobre.	2 après midi.	Éveillée et calme.	Vient de teter.	132	Enfant de force moyenne, en bonne santé. Pulsations régulières.
37	Garçon.	46 jours.	Février.	9 du matin.	Éveillé et calme.	Vient de teter.	132	Enfant de force moyenne, en bonne santé, a eu un muguet léger. Pulsations régulières.
38	Garçon.	54 jours.	Septembre.	8 du matin.	Endormi.	1 heure.	132	Enfant délicat, en très bonne santé. Pulsations régulières.
39	Garçon.	21 jours.	Décembre.	9 du matin.	Éveillé et calme.	1 heure.	120	Enfant délicat qui a eu le muguet, mais il n'est plus malade. Pulsations régulières.
40	Garçon.	21 jours.	Décembre.	9 du matin.	Endormi.	1 heure ¼.	120	Enfant de force moyenne, en bonne santé, il a eu un léger muguet. Pulsations régulières.

Tels sont les nombres que j'ai obtenus chez quarante enfants
de l'hospice de la Charité. Mais je ne m'en suis pas tenu à mes
observations ; j'ai été bien aise que les mêmes recherches fussent
faites en ville par un autre que moi, afin que, d'une part, on
ne pût pas dire que j'avais pris pour type du pouls normal
celui d'enfants qui, par leur position dans l'hospice, sont souvent
sous le coup de diverses maladies, et d'autre part, afin qu'un
contrôle fût exercé par un second observateur sur les résultats
obtenus par le premier. M. le docteur Magail fils, chirurgien adjoint à la Maternité de Marseille, professeur suppléant à l'école
de médecine, a eu l'obligeance de vouloir bien se charger de ce
travail que je reproduis dans le tableau suivant :

[tableau illisible]

État du pouls chez des enfants observés en ville, dans de bonnes conditions hygiéniques.

	SEXE.	AGE.	MOIS.	HEURES DU JOUR.	ÉTAT DE L'ENFANT au moment de l'examen.	Temps depuis lequel l'enfant a teté.	Nombre des pulsations.	OBSERVATIONS.
1	Garçon.	Demi-heure.	Novembre.	7 du matin.	Éveillé et calme.	N'a pas teté.	160	Né à la suite de la version.
	Le même.	12 heures ½.	Id.	7 du soir.	Id.	Id.	146	
2	Garçon.	7 heures.	Octobre.	9 du matin.	Éveillé et agité.	N'a pas teté.	134	Enfant en bonne santé.
	Le même.	16 heures.	Id.	6 du soir.	Éveillé et calme.	Id.	120	
	Le même.	20 jours.	Id.	10 du matin.	Endormi.	3 heures.	104	
3	Fille.	13 heures.	Octobre.	10 du matin.	Endormie.	N'a pas teté.	124	Enfant en bonne santé.
	La même.	20 heures.	Id.	5 du soir.	Id.	1 heure.	130	
	La même.	7 jours.	Id.	9 du matin.	Id.	1 heure.	116	
	La même.	11 jours.	Id.	9 du matin.	Id.	2 heures.	116	
4	Fille.	1 jour.	Janvier.	10 du matin.	Endormie.	3 heures.	140	Enfant en bonne santé.
	La même.	1 jour ½.	Id.	3 du soir.	Éveillée et calme.	Vient de teter.	140	
5	Fille.	1 jour.	Janvier.	2 du soir.	Éveillée et agitée.	N'a pas teté.	148	Enfant en bonne santé.
	La même.	5 jours.	Id.	8 du matin.	Éveillée et calme.	2 heures.	140	
6	Fille.	1 jour.	Janvier.	6 du soir.	Éveillée et calme.	N'a pas teté.	128	Enfant bien portante.
7	Fille.	1 jour.	Février.	8 du matin.	Éveillée et calme.	N'a pas teté.	136	Enfant en bonne santé.
	La même.	1 jour ½.	Id.	5 du soir.	Id.	Elle tette.	136	

8	Garçon.	1 jour.	Décembre.	9 du matin.	Endormi.	2 heures.	120	Enfant en très bonne santé.
	Le même.	Id.	Id.	5 du soir.	Éveillé et agité.	Vient de teter.	128	
9	Fille.	2 jours.	Décembre.	9 du matin.	Endormie.	1 heure.	120	Enfant en très bonne santé.
	La même.	Id.	Id.	5 du soir.	Éveillée et agitée.	Vient de teter.	124	
10	Fille.	2 jours.	Février.	9 du matin.	Éveillée et calme.	Elle tette.	128	En bonne santé.
	La même.	Id.	Id.	7 du soir.	Endormie.	1 heure.	128	
11	Fille.	2 jours.	Décembre.	4 du soir.	Eveillée et calme.	Elle tette.	140	En très bonne santé.
12	Garçon.	3 jours.	Octobre.	11 du matin.	Endormi.	1 heure.	144	Enfant en très bonne santé.
	Le même.	4 jours.	Id.	4 du soir.	Id.	1 heure.	140	
13	Garçon.	3 jours.	Janvier.	8 du matin.	Éveillé et calme.	Vient de teter.	132	Enfant en très bonne santé.
	Le même	Id.	Id.	8 du soir.	Id.	Depuis 1 heure.	132	
14	Garçon.	4 jours.	Janvier.	9 ½ du matin.	Endormi.	Demi-heure.	128	Enfant très bien portant.
15	Garçon.	3 jours.	Février.	10 du matin.	Endormi.	3 heures.	112	Enfant en très bonne santé.
	Le même.	7 jours.	Id.	5 du soir.	Id.	Id.	108	
16	Garçon.	5 jours.	Décembre.	11 du matin.	Endormi.	2 heures.	132	Enfant en très bonne santé.
17	Garçon.	7 jours.	Février.	8 du matin.	Endormi.	1 heure.	116	Enfant en très bonne santé.
	Le même.	Id.	Id.	5 du soir.	Id.	2 heures.	116	
18	Fille.	4 minutes.	Février.	11 du matin.	Éveillée et agitée.	N'a pas teté.	148	Belle enfant, bien portante.
	La même.	5 jours.	Id.	9 du matin.	Endormie.	Demi-heure.	138	

	SEXE.	AGE.	MOIS.	HEURES DU JOUR.	ÉTAT DE L'ENFANT au moment de l'examen.	Temps depuis lequel l'enfant a teté.	Nombre des pulsations.	OBSERVATIONS.
19	Fille.	9 jours.	Janvier.	9 du matin.	Éveillée et calme.	Vient de teter.	116	Muguet léger pendant quelques jours, très bonne santé aujourd'hui.
20	Garçon.	9 jours.	Octobre.	9 du matin.	Éveillé et calme.	½ d'heure.	120	Enfant très bien portant.
	Le même.	9 jours.	Id.	3 du soir.	Endormi.	1 heure.	130	
	Le même.	10 jours.	Id.	8½ du matin.	Id.	2 heures.	120	
21	Garçon.	17 jours.	Octobre.	10 du matin.	Éveillé et calme.	1 heure.	140	Très bien portant.
	Le même.	Id.	Id.	5 du soir.	Endormi.	2 heures.	140	
22	Fille.	21 jours.	Octobre.	10 du matin.	Éveillée et calme.	½ d'heure.	140	Elle avait eu le muguet peu de jours après sa naissance ; mais aujourd'hui elle est en parfaite santé.
	La même	22 jours.	Id.	5 du soir.	Id.	1 heure.	140	
23	Garçon.	22 jours.	Octobre.	9½ du matin.	Éveillé et calme.	2 heures.	164	Très bien portant ; il s'est éveillé pendant l'exploration.
	Le même.	24 jours.	Id.	4 du soir.	Endormi.	4 heures.	140	
24	Garçon.	29 jours.	Octobre.	8 du matin.	Endormi.	2 heures.	112	En très bonne santé.
	Le même.	Id.	Id.	3 du soir.	Id.	1 heure.	112	
25	Garçon.	2 jours.	»	8 du matin.	Endormi.	2 heures.	140	Très bien portant.
26	Garçon.	1 jour.	»	10 du matin.	Endormi.	1 heure.	120	Très bien portant.

27	Fille.	1 jour.	»	10 du matin.	Éveillée et calme.	Tetant pendant l'examen.	144	Très bien portante.
	La même.		»	5 du soir.	Endormie.	Id.	144	
28	Garçon.	1 jour.	»	7 du soir.	Éveillé et calme.	1 heure.	80	Très bien portant. Le résultat a été semblable plusieurs jours de suite, à des heures différentes.
29	Garçon.	3 jours.	»	5 du soir.	Éveillé et calme.	Vient de teter.	116	Très bien portant.
	Le même.	4 jours.	»	9 du matin.	Endormi.	1 heure.	116	
30	Fille.	1 jour.	»	9 du matin.	Endormie.	2 heures.	124	Très bien portante.
	La même.	Id.	»	4 du soir.	Id.	2 heures.	120	
31	Fille.	4 jours.	»	8 du matin.	Endormie.	3 heures.	108	Très bien portante.
	La même.	7 jours.	»	5 du soir.	Id.	4 heures.	106	
32	Fille.	1 jour.	»	3 du soir.	Éveillée et calme.	Tetant pendant l'examen.	128	Très bien portante.
	La même.	2 jours.	»	7 du matin.	Endormie.	1 heure.	124	
33	Fille.	6 jours.	»	10 du matin.	Endormie.	Vient de teter.	136	Très bien portante.
34	Garçon.	1 jour.	»	5 du matin.	Éveillé et calme.	N'a pas encore teté.	140	Très bien portant.
	Le même.	2 jours.	»	6 du soir.	Endormi.	3 heures.	132	
35	Garçon.	qq. minutes.	»	7 du soir.	Éveillé et calme.	N'a pas encore teté.	160	Enfant bien portant, extrait avec le forceps et examiné immédiatement après la naissance.
	Le même.	9 jours.	»	8 du matin.	Endormi.	4 heures.	140	

De l'étude attentive de ces tableaux, découlent plusieurs vérités relatives au pouls des enfants âgés de quelques minutes à deux mois, que je formulerai de la manière suivante :

L'existence de 164 pulsations chez un nouveau-né au repos n'indique pas à elle seule un état de maladie ; en effet, son pouls peut varier, dans l'état de santé et de calme, de 80 à 164 pulsations par minute.

Cependant les nombres compris entre 120 et 140 sont ceux qu'on rencontre le plus souvent, dans près de la moitié des cas ; puis viennent ceux compris entre 140 et 160, puis il faut placer les nombres compris entre 100 et 120, puis ceux qui sont au-dessus de 160 ; enfin viennent les nombres qui sont au-dessous de 100.

Le pouls des nouveau-nés est habituellement régulier, quelquefois cependant il présente des irrégularités, c'est-à-dire que plusieurs pulsations se succèdent rapidement, puis plusieurs autres marchent avec lenteur, et ainsi de suite. Deux des enfants que j'ai cités se sont trouvés dans cette catégorie; dans ces cas, on compte moins de pulsations dans la minute : ainsi l'un n'en avait que 96, et l'autre 106.

Le sexe, la constitution, le plus ou moins de salubrité du lieu d'habitation, l'époque de l'année, n'exercent aucune influence sur la fréquence du pouls.

Le pouls est plus fréquent pendant les premières heures de la vie; puis, d'un jour à deux mois, on ne peut plus noter de différences qui puissent réellement être attribuées à l'âge.

L'heure de la journée n'influe en rien sur le pouls, car les enfants examinés le même jour le matin, puis le soir, ont généralement présenté le même nombre de pulsations dans les deux épreuves.

L'action de teter donne un peu plus de fréquence au pouls qui conserve ce caractère environ pendant un quart d'heure, après que l'enfant a quitté le sein ; passé ce temps, cette augmentation de fréquence disparaît.

Le sommeil, la veille, le calme ou l'agitation de l'enfant exercent une influence marquée sur le nombre des pulsations ; durant le sommeil, le pouls est moins fréquent, il s'accélère un peu quand le nouveau-né est éveillé, mais calme, et encore plus lorsqu'il s'agite et crie. Le n° 2 du second tableau, en fournit un bon exemple et établit parfaitement la différence de fréquence qui existe dans ces différents états. Dans ce cas, le nouveau-né, endormi, avait 104 pulsations ; il en avait 120 éveillé, mais tranquille, et 134 éveillé, mais agité : on voit qu'il y a une différence de 14 à 16 pulsations entre chacun de ces états.

Une impression brusque, un effort, augmentent immédiatement la fréquence du pouls, qui alors s'élève rapidement de 20 à 25 pulsations et même plus, ainsi qu'on l'a vu pour le n° 34 du premier tableau, qui, se livrant à un effort pendant l'examen, m'a offert 174 pulsations, circonstance qui m'a empêché de le compter comme maximum du pouls normal.

Tels sont les résultats que l'analyse fait sortir de l'observation sévère des faits qu'il m'a été donné d'étudier.

CHAPITRE II.

MUGUET.

Le muguet, comme tout le monde le sait, est une maladie caractérisée par l'apparition de points blancs, sur la membrane muqueuse de la bouche, d'où est venu le nom de *blanchet* donné à cette affection par quelques auteurs. Celui de *millet*, donné par d'autres, vient de ce que l'éruption blanche est, dans les premiers temps de son existence, en grains de la grosseur de ceux de millet. On a aussi donné à cette maladie le nom de *stomatite pseudo-membraneuse*, désignation qui consacre une erreur, car elle doit être réservée à une autre affection. On l'a aussi désignée sous le nom de *stomacace*. Enfin le nom de *muguet*, sous lequel cette maladie est généralement connue, raison pour laquelle il faut le conserver, lui vient de la ressemblance qu'on a cru trouver entre les fleurs du muguet et les parcelles de matière blanche dont la bouche est parsemée.

Le muguet joue un rôle très important dans la pathologie des nouveau-nés, surtout dans les hôpitaux destinés à la première enfance ; aussi cette maladie a-t-elle fixé mon attention d'une manière toute spéciale. Je l'ai observée pendant plusieurs années, avant de me décider à écrire, et la description que j'en donne aujourd'hui est basée particulièrement sur l'analyse de 402 cas enregistrés dans tous leurs détails durant douze mois consécutifs. C'est donc sur une masse imposante de faits, à la relation desquels j'ai porté tous mes soins, que je puis appuyer mes opinions.

Le muguet n'est pas l'apanage exclusif de l'enfance, on peut l'observer à tout âge. Ainsi, MM. Trousseau et Delpech ont vu assez fréquemment cette affection apparaître chez des adultes affectés de phthisie ou de fièvre puerpérale (1); MM. Rayer et Charcot l'ont observée dans un cas de phlébite des membres inférieurs ; M. Depaul et M. Verneuil ont signalé un cas analogue chez une femme jeune et de bonne constitution, atteinte de phlébite, suite de couches. M. Depaul a fait remarquer qu'il avait vu plusieurs fois le muguet se développer dans les phlébites graves, suite de couches (2). J'ai vu moi-même un vieillard de quatre-vingts ans, atteint de pneumonie, et une phthisique, être pris de muguet quelques jours avant leur mort ; d'autres médecins ont fait les mêmes observations. J'ai observé tout récemment un muguet intense chez une dame atteinte de fièvre typhoïde ; l'examen microscopique m'a démontré, dans ce cas, que le produit qui le constitue est le même chez l'adulte que chez l'enfant.

Le muguet peut donc exister chez l'adulte, mais chez lui il est toujours la conséquence d'une maladie ; c'est le contraire chez l'enfant qui vient de naître.

(1) *Du muguet chez les enfants à la mamelle* (*Journal de médecine*, Janvier 1845).

(2) *Procès-verbaux de la Société de biologie.*

ARTICLE I. — CAUSES,

Pour se faire une idée exacte des causes des maladies, il faut chercher à apprécier les circonstances au milieu desquelles a lieu leur développement ; or, voici les conditions qui ont présidé à la production du muguet dans la grande majorité des cas que j'ai eu l'occasion d'observer. Tantôt l'enfant atteint de cette maladie était dans un hôpital, tantôt il habitait un logement insalubre, tantôt il recevait une alimentation qui n'était pas suffisamment réparatrice. Quelquefois ces différentes circonstances étaient réunies.

J'ai rarement vu le muguet se développer sans l'existence d'une de ces conditions.

Quelques moments de réflexion suffisent pour faire comprendre que les causes, sous l'influence desquelles semble naître cette affection, sont de nature débilitante. En effet, y a-t-il une cause de plus profonde débilitation, surtout pour le nouveau-né, que le séjour dans un hôpital ? Qui pourrait contester que la respiration d'un air vicié par l'agglomération d'un grand nombre d'individus, et par la présence des malades, a pour résultat l'appauvrissement du sang et la dépression de l'innervation, alors qu'on voit le typhus, des affections charbonneuses, des pourritures dites d'hôpital, se développer sous cette influence ? Aussi les nouveau-nés, quelle que soit la force de leur constitution, tombent-ils presque tous malades quand ils séjournent dans un hospice. Sur 547 enfants entrés dans le cours d'une année à la Charité de Marseille, 402 ont été atteints du muguet.

Les enfants logés dans des lieux insalubres se trouvent placés dans des conditions physiques semblables.

Ceux dont l'alimentation n'est pas suffisamment réparatrice sont aussi dans des conditions dont les résultats sur l'économie sont les mêmes. Les enfants qu'on alimente avec des bouillies, ceux qu'on nourrit au biberon, se trouvent dans ce cas. En effet, le lait, tel qu'il est élaboré dans le sein de la femme, étant la

seule nourriture qui convienne à tous les enfants, qui suffise à
toutes les exigences du jeune âge, l'oubli de cette loi de la nature
a une influence positive sur le développement d'un grand nombre de maladies, et particulièrement du muguet. Les bouillies
étant incomplétement digérées, ainsi que l'a fort bien observé
M. Natalis Guillot, fatiguent les organes digestifs, l'assimila-
tion se fait mal, la nutrition est alors en souffrance, l'enfant
s'affaiblit, et le muguet survient. Il en est ainsi, à Marseille du
moins, lorsque le nouveau-né est nourri au biberon. Ainsi, j'ai
toujours observé à l'hospice de la Charité que les sujets épar-
gnés par le muguet étaient particulièrement ceux qui, dès leur
admission, étaient placés au sein de la nourrice ; j'ai remarqué
au contraire qu'il arrivait avec d'autant plus de promptitude et
de facilité, que l'enfant était plus tôt et pendant plus longtemps
nourri au moyen du biberon. Au reste, cette pratique est toujours suivie à Marseille des plus déplorables résultats, même
lorsque l'enfant est d'ailleurs placé dans les meilleures conditions hygiéniques ; non-seulement le nouveau-né est atteint du
muguet, mais il pâlit, maigrit, tombe dans le marasme, et succombe, quelquefois après avoir présenté les symptômes de
l'entérite, souvent sans avoir offert d'autres phénomènes que
ceux d'un affaiblissement progressif.

Il est donc incontestable que les nouveau-nés atteints de muguet se trouvent sous l'influence de causes essentiellement dé-
bilitantes.

Je considère cet ordre de causes comme indispensable au
développement de la maladie, et il y a, à ce sujet, une remarque importante à faire, c'est qu'elle ne se développe aussi chez
l'adulte que sous l'influence d'un état morbide qui a eu pour
effet de débiliter profondément l'individu. Voilà une coïncidence
qui corrobore mon opinion sur la cause essentielle du muguet.

Indépendamment des circonstances que je viens de mentionner, il en est d'autres qui doivent trouver ici leur place, parce
que quelques-unes d'elles jouent un rôle dans la production
de la maladie.

Constitution. —Des auteurs très recommandables, Billard et Guersant entre autres, considèrent la faiblesse de la constitution comme une des causes du muguet ; M. Valleix croit, au contraire, que les enfants robustes y sont plus particulièrement disposés : en effet, les vingt-quatre sujets dont les observations ont servi de base au travail important publié par lui en 1838 étaient d'une complexion vigoureuse. Pour moi, je ne pense pas que l'état de la constitution puisse être considéré comme une prédisposition au muguet, car j'ai vu, parmi les enfants atteints de cette maladie, des sujets de toute complexion : ainsi, sur les 402 muguets dont j'ai recueilli l'histoire, 201 enfants étaient robustes, 140 de force moyenne, et 61 faibles. Ce résultat donnerait plutôt gain de cause à l'opinion de M. Valleix ; mais, à mon avis, il ne prouve qu'une chose, c'est que les enfants faibles ne sont pas plus disposés au muguet que les autres, et que ce n'est pas dans la constitution qu'il faut chercher les causes de cette maladie.

Age. — Il est incontestable, d'après ce que j'ai dit précédemment, que le muguet a été observé à toutes les époques de la vie ; pourtant on peut dire que, très commun chez les enfants à la mamelle, il est rare à un autre âge.

Y a-t-il, parmi ces derniers, une époque où on l'observe plus spécialement ?

Dans un travail publié en 1825 (1), **M. L.** Véron a manifesté l'opinion que cette maladie pouvait prendre son origine dans le sein de la mère. Rien ne m'a prouvé la possibilité de ce fait, car j'ai examiné la bouche de plusieurs milliers d'enfants, quelques heures après leur naissance, sans jamais rencontrer la moindre trace de muguet.

Comme MM. Baron, Valleix et d'autres, j'ai observé cette affection particulièrement chez des enfants âgés de moins de deux mois. Sur 402 nouveau-nés, 394 avaient une hui-

(1) *Observations sur les maladies des enfants. (Des altérations organiques et du muguet des nouveau-nés*, Paris, 1825.)

2

.tâine de jours, 1 avait dix jours, 1 douze jours, 4 avaient quinze jours, 1 était âgé de dix-sept jours, 1 d'un mois.

M. Lélut a vu le muguet sur un enfant de sept mois, MM. Trousseau et Delpech, sur 56 enfants, en ont noté 16 âgés de deux mois et demi à vingt-deux mois.

J'ai rarement rencontré le muguet chez les enfants âgés de deux ans et au-dessus, bien que j'en aie constamment un très grand nombre sous les yeux; chez eux, lorsque la bouche est malade, il s'agit d'aphthes ou de stomatite ulcéro-membraneuse. Dans les cas rares que j'ai vus à cet âge, le muguet, comme chez l'adulte, était consécutif à une autre maladie qui avait jeté l'enfant dans un état de marasme.

Il résulte de ce qui précède que le muguet s'observe particulièrement chez les enfants à la mamelle, et que, parmi eux, les plus jeunes y sont les plus disposés.

La première période de la première enfance peut donc être considérée comme une cause adjuvante du muguet.

Acidité de la bouche. — La bouche de l'adulte, qui est alcaline, lorsqu'il est en bonne santé, peut devenir acide dans l'état de maladie : ainsi, M. Donné a reconnu que dans le cours des gastrites, la salive était acide (1); on sait de plus que dans le muguet de l'adulte, la bouche présente un état d'acidité bien prononcé. Cette acidité a été aussi constatée dans le muguet des nouveau-nés; en effet, on trouve dans une note de M. Gubler sur le muguet, insérée dans la *Gazette médicale* du 26 juin 1852 : « Je m'assurai que les enfants affectés de cette singulière altération ont toujours une extrême acidité de la bouche. Le mucus qui tapisse la langue, les joues, ou toute autre partie de la cavité bucco-pharyngienne rougit énergiquement le papier de tournesol, même au moment où l'enfant vient de teter. Cette réaction se montre avant qu'on aperçoive aucune trace de muguet; mais alors il existe déjà une rougeur framboisée très intense des membranes muqueuses qui tapissent cette première

____

(1) *Histoire physiologique et pathologique de la salive*, Paris, 1836.

portion des voies digestives; en sorte que l'on peut prévoir l'invasion du cryptogame quand on trouve réunies ces deux particularités. » Mais il était, avant tout, important de savoir si, chez le nouveau-né en bonne santé, la bouche est alcaline, comme elle l'est chez l'adulte; ce fait ignoré méritait d'être vérifié. Pour être complétement édifié sur ce point, je me suis livré à de nombreuses recherches, desquelles il résulte que la bouche des enfants au lait en bonne santé est *habituellement acide*. J'ai vérifié ce fait un grand nombre de fois, soit en ville, soit à l'hôpital, tant au moment de la naissance que quelques jours et même quelques mois après celle-ci; je l'ai retrouvé, quel que fût le degré de force de l'enfant et quelles que fussent les conditions hygiéniques au milieu desquelles il se trouvât. Mes observations ont été suivies du même résultat chez les enfants qui sont toujours restés bien portants, comme chez ceux qui, plus tard, ont été malades.

Non content d'avoir constaté le fait par moi-même, j'ai prié M. le docteur Magail fils de se livrer aux mêmes recherches, et les résultats obtenus par lui ont été conformes aux miens.

Toutes les observations que j'ai eu l'occasion de faire n'ont pas été écrites, mais voici les détails qui résultent des notes que je possède à ce sujet.

Ces notes sont relatives à 100 enfants en bonne santé âgés de quelques minutes à dix mois. Sur ces 100 sujets, 87 étaient à l'hospice de la Charité, et 13 en ville. Chez 5 seulement, la bouche n'a pas présenté de traces d'acidité au premier examen fait quelques heures après la naissance; mais, à un second examen fait chez 3 d'entre eux deux jours après, la bouche était acide. Chez les 95 autres enfants, il y a toujours eu la preuve de l'acidité, dès le premier examen.

Je divise ces enfants en trois catégories : ceux qui n'avaient pas encore teté, ceux qui avaient teté et qui s'étaient toujours bien portés, ceux qui avaient teté et qui avaient eu le muguet. 49 se trouvent dans la première catégorie, 38 dans la seconde, et 13 dans la troisième.

Chez les 49 premiers, la bouche a été examinée chez 11 immédiatement après la naissance; chez 8 quelques heures après; chez 30, de deux à trois jours après.

Pour les 38 de la seconde catégorie, l'examen a été fait : chez 34, de deux à quinze jours après la naissance; chez 3, de quinze jours à un mois après; chez 1, un peu plus d'un mois après.

Pour les 13 de la troisième catégorie, j'ai fait l'examen de la bouche chez 9 à l'âge de quinze jours à un mois, chez 2 à deux mois, chez 1 à quatre mois, chez un autre à dix mois.

Je me suis servi, pour constater l'acidité de la bouche, d'un papier de tournesol rendu plus sensible par l'addition de quelques gouttes d'acide ; ce papier conservait sa couleur violette, lorsqu'on l'introduisait dans la bouche d'un adulte en bonne santé. Chez les enfants des trois catégories, ce papier a rougi plus ou moins, tantôt plus faiblement, tantôt avec plus d'énergie. Je n'ai pas remarqué de différence dans le degré de réaction du papier, entre les enfants qui avaient teté et ceux qui n'avaient pas encore pris de lait, pas plus qu'entre les enfants qui venaient de quitter le sein, et ceux qui ne l'avaient pas pris depuis longtemps. Je n'en ai pas trouvé non plus entre les enfants qui n'avaient pas encore été malades, et ceux qui avaient eu le muguet. Mais une différence notable a toujours existé entre les enfants de divers âges. Ainsi, au moment de la naissance, le papier rougissait faiblement, au bout de quelques jours, et surtout après la première quinzaine, il rougissait avec énergie, et à deux mois et plus, il devenait d'un rouge encore plus prononcé.

Il m'est arrivé aussi plusieurs fois d'examiner en même temps des nouveau-nés du même âge, les uns ayant le muguet, les autres n'ayant rien ; chez tous, le papier prenait la même teinte rouge ; chez les enfants d'un mois surtout, le fait était facile à apprécier, parce qu'à cet âge le papier réagit fortement.

Je conclus de ce qui précède :

1° Que la bouche des nouveau-nés en bonne santé est acide;

2° Que cette acidité normale est d'autant plus prononcée que les nouveau-nés sont avancés en âge ;

3° Que l'allaitement n'est pour rien dans cette acidité.

Le fait de l'acidité normale de la bouche du nouveau-né étant bien établi pour moi, je me trouve amené à considérer cette disposition comme une cause prédisposante du muguet, car personne n'ignore aujourd'hui que l'élément végétal qui constitue cette production, dont je m'occuperai longuement dans un autre article, se développe de préférence au milieu des acides. Cette acidité normale de la bouche chez le nouveau-né pourrait alors expliquer la prédilection du muguet pour cet âge.

Dès lors il est probable que l'acidité de la bouche chez l'adulte atteint de muguet précède cette affection, en est peut-être une cause, et non la conséquence. Il sera, au reste, facile de vérifier si, chez lui, dans les maladies chroniques qui amènent quelquefois à leur suite le muguet, la bouche est acide avant le développement de ce dernier.

Les faits que je viens de signaler appellent de nouvelles observations, et pour ma part, je ne négligerai pas les occasions de compléter les recherches que j'ai commencées à ce sujet. Ainsi, il serait important de savoir à quel âge de l'enfance la bouche devient alcaline. Pour le moment, mon but était de reconnaître le rôle de l'acidité de la bouche dans le muguet du nouveau-né, je crois l'avoir atteint en disant qu'elle doit être considérée comme cause, et non comme effet de la maladie, puisque cette acidité constitue l'état normal.

Action du biberon sur la bouche. — A propos des causes du muguet, on trouve les lignes suivantes dans l'excellent ouvrage de MM. Rilliet et Barthez (1) : « Dans les cas que nous avons observés en ville, le muguet sporadique bénin s'est développé sur des enfants appartenant à des femmes primipares, dont les bouts de sein étaient peu formés, et nous avons cru pouvoir attribuer l'éruption buccale à ce que les enfants étaient obligés d'exercer souvent à faux une succion très fatigante. »

(1) *Traité des maladies des enfants*, 2ᵉ édition, Paris, 1853, t. Iᵉʳ, p. 211.

Je ne crois pas à cette cause locale du muguet. Dans les cas cités par MM. Rilliet et Barthez, la maladie s'est développée sous l'influence d'une alimentation rendue insuffisante à cause de la mauvaise conformation des bouts de sein, qui ne laissaient pas arriver dans la bouche de l'enfant une suffisante quantité de lait. Il y a là une action générale positive, mais l'effet local est trop insignifiant pour déterminer à lui seul une maladie. Il en est de même pour les nouveau-nés qu'on nourrit au bibe-ron : comme je l'ai dit en débutant, dans ces circonstances l'enfant ne reçoit pas une alimentation convenable, et il tombe malade ; mais l'instrument, dont l'action pour la bouche est tout aussi douce que celle du sein de la mère, ne peut être pour rien dans ce résultat.

Entérite. — On pense généralement que chez le nouveau-né, le muguet est souvent une maladie symptomatique de l'entérite.

L'inflammatiom intestinale qu'on observe quelquefois avec le muguet n'étant pour moi que le degré le plus élevé de la ma-ladie, je ne crois pas qu'on puisse dire que chez le nouveau-né, l'entérite soit une cause de l'affection dont je m'occupe. Au reste, le point de doctrine que je viens de toucher étant d'une grande importance, je m'en occuperai plus longuement dans une autre partie de mon travail.

Saisons et climats. — Généralement, on n'a point attaché d'importance à l'influence des saisons et des climats sur le dé-veloppement du muguet. Blache et Guersant se contentent de dire qu'ils croient l'avoir observé plus fréquemment pendant l'hiver et les temps humides. M. Baron dit avoir vu régner cette maladie avec plus ou moins d'intensité, sans avoir pu en attri-buer là cause à la température. Billard même a écrit, dans son *Traité des maladies des enfants*, qu'on ne pouvait assigner dans l'année une époque particulière au développement du muguet; pourtant, d'après ses relevés statistiques, il est évident que pen-dant l'été, la maladie a atteint un nombre d'enfants bien plus considérable que durant les autres saisons. M. Valleix est porté à croire que le muguet est beaucoup plus fréquent dans les mois les plus chauds. M. Bouchut dit, dans son *Traité pratique des maladies des nouveau-nés*, qu'on observe plus souvent le muguet en hiver et dans les temps humides.

Pour moi, c'est toujours durant les chaleurs que j'ai vu les cas de muguet se multiplier dans la section d'allaitement de la Charité. Le relevé suivant, qui comprend une année du 1er février 1852 au 1er février 1853, fera cesser toute espèce de doute à ce sujet :

En février, température froide : sur 54 enfants, 24 cas de muguet.

En mars, température froide les premiers jours, douce et humide le reste du mois : sur 56 enfants, 39 cas de muguet.

En avril, température variable, souvent de la pluie : sur 40 enfants, 33 cas de muguet.

En mai, température variable, mais le plus souvent chaude, pluie fréquente : sur 48 enfants, 31 cas de muguet.

En juin, température très chaude : sur 47 enfants, 31 cas de muguet.

En juillet, température encore plus élevée : sur 37 enfants, 31 cas de muguet.

En août, même température que le mois précédent : sur 34 enfants, 29 cas de muguet.

En septembre, température très chaude, excepté vers la fin du mois, où elle se rafraîchit un peu : sur 43 enfants, 38 cas de muguet.

En octobre, la température redevint chaude comme en été, malgré la pluie qui dura tout le mois : sur 49 enfants, 49 cas de muguet.

En novembre, température froide dans les premiers jours, puis douce avec pluie : sur 38 enfants, 28 cas de muguet.

En décembre, température douce pour la saison : sur 45 enfants, 29 cas de muguet.

En janvier, même température que le mois précédent : sur 56 enfants, 36 cas de muguet.

L'étude des chiffres qui précèdent prouve de la manière la

plus évidente l'influence exercée par les saisons et la température sur la production du muguet; évidemment l'été, ou, si l'on
aime mieux, la chaleur de l'atmosphère, surtout celle qui est
humide, facilite son développement.

Boerhaave avait dit qu'un temps chaud et humide rendait
plus fréquents les aphthes des enfants.

Non-seulement les saisons influent sur le nombre des cas de
muguet, mais encore sur leur intensité : ainsi, de même que
durant les saisons chaudes et humides les cas se multipliaient,
de même aussi ils s'accompagnaient de phénomènes plus
graves.

Le tableau suivant prouvera cette assertion :

*Nombre des cas de muguet avec entérite indiqué par chaque mois de
l'année qui s'est écoulée du 1er février 1852 au 1er février 1853.*

Février	1
Mars	4
Avril	4
Mai	3
Juin	11
Juillet	11
Août	9
Septembre	13
Octobre	21
Novembre	7
Décembre	4
Janvier	9
Total	97

Ce qui ne donne pour l'hiver que 14 cas de muguet avec entérite, et pour le printemps 18, tandis que pour l'été il y en a 33,
et pour l'automne 32; il ne faut pas oublier que le mois d'octobre de l'année 1852 a été aussi chaud qu'un mois d'été, et
pluvieux : il est donc évident qu'une température chaude, et
surtout chaude et humide, augmente non-seulement les cas de
muguet, mais encore leur intensité.

Quant à l'influence du climat, elle n'a guère été signalée que par Van-Swiéten, qui s'en tient, à ce sujet, au dire de quelques médecins voyageurs qui, parcourant le Nord après avoir pratiqué dans les pays chauds, semblaient rencontrer dans le muguet une affection toute nouvelle pour eux. Boerhaave dit aussi qu'on observe les aphthes dans les régions boréales.

Mes observations, comparées à celles qui ont été faites dans le Nord, me donnent, au sujet de l'influence du climat, une opinion diamétralement opposée.

Un coup d'œil jeté sur les tableaux suivants expliquera cette opinion.

Relevé fait par Billard à l'hospice des Enfants trouvés de Paris.

Trimestre de janvier,	sur 290 enfants,	34 cas de muguet.
— avril,	sur 235 —	35 —
— juillet,	sur 213 —	101 —
— octobre,	sur 189 —	48 —
	927	218

M. Valleix fait remarquer dans sa *Clinique des maladies des nouveau-nés*, page 205, que le quart environ des enfants envoyés dans les infirmeries est atteint de muguet; c'est à peu près la proportion donnée par Billard.

Relevé fait du 1ᵉʳ février 1852 au 1ᵉʳ février 1853 à l'hospice de la Charité de Marseille.

Trimestre de février,	sur 150 enfants,	96 cas de muguet.
— mai,	sur 132 —	97 —
— août,	sur 126 —	116 —
— novembre,	sur 139 —	93 —
	547	402

Quelle énorme différence dans la proportion des cas de muguet! Tandis que dans le nord, à Paris, on ne voit que 23,50 sur 100 des enfants atteints de cette maladie; dans le midi, à Marseille, on en voit 73,50.

Ces tableaux non-seulement prouvent l'influence des saisons et de la chaleur sur le développement du muguet, mais démontrent aussi celle qu'exerce le climat. Au reste, la raison indiquait d'avance que, puisque la chaleur de l'atmosphère facilite la naissance de cette maladie, il était naturel de penser qu'elle devait être plus fréquente dans les pays chauds que dans les pays froids, dans le midi de la France, par exemple, que dans le nord. L'expérience a donné gain de cause à la théorie dans cette circonstance.

Il résulte donc de ce qui précède que les saisons et le climat exercent une influence positive sur le développement du muguet, et que cette affection est beaucoup plus fréquente durant les mois les plus chauds que pendant les saisons froides, et dans le midi que dans le nord. On ne doit pas oublier que je ne parle ici que des cas de muguet observés dans les hospices, car dans la pratique privée cette maladie est assez rare à Marseille. Il m'est impossible de donner une proportion sur ce point : toujours est-il que cette rareté, en dehors de l'hospice de la Charité, prouve que les saisons et les climats ne suffiraient pas à eux seuls pour faire naître la maladie, et que leur rôle, quoique positif dans l'étiologie, n'est que secondaire comme celui des autres circonstances dont je m'occupe en ce moment.

Quoique les cas de muguet soient plus nombreux dans certains moments de l'année que dans d'autres, on ne peut pourtant pas dire qu'il règne jamais sous la forme d'une épidémie proprement dite; car, s'il en était ainsi, on verrait prendre à la maladie ce caractère dans la pratique privée : or, en dehors de l'hôpital, je l'ai toujours vue à l'état sporadique.

Sexe. — Je ne crois pas qu'on ait fait de recherches à ce sujet : c'est pourquoi je vais consigner ici les chiffres suivants, qui pourront servir aux statistiques, si l'on est tenté d'en faire sur ce point. Sur les 547 enfants qui, dans le cours d'une année, ont séjourné dans la section d'allaitement, il y avait 265 garçons et 282 filles. Sur ce nombre, ainsi que je l'ai dit, 402 enfants ont eu le muguet, dont 197 garçons et 205 filles. Que conclure de ces chiffres, si ce n'est que le sexe n'est pour rien dans la production du muguet?

Contagion. — La question de la contagion du muguet est fort difficile à traiter, parce que, d'une part, si l'on observe cette maladie dans les hôpitaux, il est impossible de séparer la part qu'a positivement l'influence du lieu de celle que peut avoir l'influence des enfants malades sur ceux qui ne le sont pas encore; d'autre part, si l'on observe dans la pratique pri_ vée, on n'a sous les yeux que des enfants isolés, séparés les uns des autres. Il est donc réellement difficile de traiter à fond cette question. Guersant et M. Blache, dans le *Dictionnaire* en 25 volumes, article Muguet, disent : « Du reste, il ne paraît pas contagieux; dans cet hôpital (Enfants trouvés), où tous les orphelins, réunis dans les mêmes salles, boivent souvent dans les mêmes vases, on ne remarque point qu'il se communique de l'un à l'autre. Dugès prétend que le mal se propage aisément d'un enfant malade à un enfant bien portant, s'ils tettent la même nourrice. Mais les faits observés par nous, ceux de M. Baron, ceux que Billard et M. Valleix ont mentionnés, sont contraires à cette assertion. » Auvity, Doublet, Gardien croyaient à la contagion du muguet. Sluyter cite Frank, Wendt, Leutin, Burns et M. Andral, comme ayant noté qu'il est transmissible d'un individu à l'autre (1). M. Bouchut pense que le muguet se transmet par contact direct, comme certaines affections cutanées, la gale ou la teigne, par exemple (2). MM. Trousseau et Delpech sont aussi disposés à croire que cette affection est transmissible par contagion directe (3). Pour que j'explique toute ma pensée au sujet de la contagion du muguet, quelques développements me paraissent indispensables.

Il ne peut y avoir que deux espèces de contagion : ou bien

(1) Ch. Robin, *Histoire naturelle des végétaux parasites*, 2ᵉ édition, Paris, 1853, p. 510.

(2) *Traité pratique des maladies des nouveau-nés*, 3ᵉ édition, Paris, 1855.

(3) *Journal de médecine*, janvier 1845 : *Du muguet chez les enfants à la mamelle.*

une maladie se communique au moyen de l'air ambiant, c'est l'infection miasmatique; ou bien par le contact direct, c'est la contagion immédiate, la véritable contagion.

Rien ne prouve que le muguet se propage au moyen de la première voie. Il est constamment entretenu dans les salles d'un hôpital, parce qu'il y existe des causes permanentes d'insalubrité : la réunion d'un grand nombre d'individus dans le même lieu suffit pour le faire naître en modifiant leur organisation; mais si un de ces individus atteints de muguet est transporté dans un lieu salubre, à la campagne, par exemple, à côté d'enfants de son âge, sa présence ne fait pas naître le muguet chez ses petits voisins. De pareils faits n'ont jamais été signalés à l'administration des hôpitaux de Marseille, qui envoie ses enfants trouvés en nourrice dans divers villages des départements voisins. Les médecins de ces localités n'ont jamais vu le muguet qu'à l'état sporadique. Les médecins inspecteurs des enfants trouvés, dans trente-trois cantons, ont répondu à mes demandes que jamais ils n'avaient vu le muguet se propager lorsqu'un enfant leur arrivait atteint de la maladie. Or, si cette affection se propageait en faisant de chaque individu un véritable foyer d'infection, elle se communiquerait dans les circonstances que je viens d'indiquer. Le muguet ne se propage donc pas par infection miasmatique.

Se communique-t-il par le contact direct?

La preuve la plus évidente de cette communication du muguet serait la transmission de la maladie de l'enfant à la nourrice.

Des médecins dignes de la plus grande confiance disent avoir été témoins de ce fait. M. Bretonneau a vu plusieurs fois le mamelon de la nourrice recouvert d'une exsudation semblable à celle de la bouche de l'enfant. MM. Bouchut et Rayer ont cité des cas de transmission du muguet de l'enfant à la nourrice, et M. Empis a constaté également le même fait. Baum a constaté, à l'aide du microscope, la nature végétale du produit

transmis par un enfant atteint de muguet au mamelon de sa
nourrice (1).

Pour moi, depuis plusieurs années, je me tiens pour ainsi dire
à la piste de cette transmission ; j'ai observé avec persévérance
et régularité, dans leurs rapports avec les nourrices, plus de
1,600 enfants atteints de muguet. Jamais je ne l'ai vu se développer sur le sein de ces femmes. Elles ont souvent eu sur le
mamelon des excoriations, des ulcérations, quelquefois de petites plaques pelliculaires blanches, appelées vulgairement
mal fou, mais jamais un véritable muguet. En effet, examinées
au microscope par M. Derbès, professeur d'histoire naturelle à
la Faculté des sciences de Marseille, et par moi, ces pellicules
nous ont paru constituées par des filaments tout à fait semblables à ceux que M. Charles Robin considère comme appartenant à l'algue filiforme de la bouche (*Leptothrix buccalis*), et
dont il donne le dessin planche I, figure 2, de son bel *Atlas de
l'histoire naturelle des végétaux parasites*. Or, telle n'est pas la
constitution intime du muguet. Mon expérience personnelle ne
m'a donc pas prouvé que le muguet pût se transmettre de la
bouche de l'enfant au sein de la nourrice. Mais le mamelon de
la nourrice, sans être atteint de muguet, ne pourrait-il pas lui
servir de véhicule de la bouche d'un enfant malade à celle
d'un enfant bien portant ? Dugès croyait à la possibilité du fait,
et il disait en avoir fait la triste expérience sur l'un de ses
enfants. M. Bretonneau assure avoir vu une femme, dont un
nourrisson avait le muguet, transmettre à un autre nourrisson
la maladie du premier. Hœnerkopf a vu un enfant allaité par
une femme dont un autre nourrisson était affecté de muguet,
être pris de cette affection (2). Un fait semblable aux précédents
m'a été raconté par M. Roux, inspecteur des établissements de
bienfaisance du département des Bouches-du-Rhône, qui le tenait de M. le docteur Rocanus, d'Apt (Vaucluse). Une nourrice,

(1) Ch. Robin, p. 510, *loc. cit.*
(2) Ch. Robin, p. 510, *loc. cit.*

après avoir fait teter provisoirement et pendant quelques jours un enfant atteint de muguet, a vu le nourrisson qui lui fut confié ensuite pris à son tour de cette maladie. Ce fait a d'autant plus d'importance à mes yeux, qu'il s'est passé à la campagne, en dehors de tout foyer de muguet. L'expérience semble donc prouver que le muguet peut se communiquer d'un enfant à l'autre par le mamelon de la nourrice, sain en apparence. Je suis d'autant plus porté à croire à cette voie de propagation, que la théorie est tout à fait d'accord avec la pratique sur ce point. En effet, dans l'état actuel de nos connaissances, il serait tout à fait illogique de ne pas croire que les semences du végétal qui constitue le muguet ne pussent pas être transportées au moyen du mamelon de la nourrice ou de tout autre corps, un biberon surtout, de la bouche d'un enfant dans celle d'un autre. Il serait tout aussi illogique de ne pas admettre que, lorsque ces semences trouvent la bouche de l'enfant dans certaines conditions, elles ne pussent pas germer et prospérer comme le grain dans une terre préparée à le recevoir. La raison ne se refuse pas non plus à laisser croire que le mamelon de la nourrice puisse, dans ses nombreux replis, recéler quantité de spores microscopiques prises dans la bouche d'un enfant malade, sans que l'œil puisse s'en apercevoir, par conséquent sans maladie pour le sein de la femme.

La pratique et la théorie font donc penser que le muguet peut se transmettre d'un enfant à un autre au moyen d'un corps intermédiaire. Dès le moment que cette voie de communication indirecte peut être suivie, il est évident qu'à plus forte raison le contact direct peut faire naître la maladie.

Sans doute de nouvelles recherches, faites loin des lieux où le muguet est endémique, sont nécessaires; toutefois je crois pouvoir dès aujourd'hui conclure de ce qui précède, qu'assurément le muguet ne se communique pas au moyen de l'air dans lequel se trouvent les malades, mais qu'il peut se communiquer par le contact soit médiat, soit immédiat.

Épidémies de fièvres puerpérales. — MM. Trousseau et

Delpech pensent que l'influence puerpérale épidémique est une
cause de muguet, et ils appuient leur opinion sur des faits
qu'on ne saurait trop méditer, tellement leur importance me
paraît grande pour les études relatives à l'étiologie en général (1).
Mon opinion sur les causes et la nature du muguet me rapproche beaucoup de la manière de voir de MM. Trousseau et
Delpech, car ces causes sont les mêmes que celles qui produi-
sent les fièvres puerpérales; il n'est donc pas étonnant que,
sous leur influence, on voie se développer en même temps d'un
côté le muguet chez les nouveau-nés, et de l'autre la fièvre
puerpérale chez les femmes. De plus, il n'est pas illogique de
croire que, sous l'influence des miasmes qui se dégagent autour
des femmes atteintes de fièvre puerpérale, les enfants placés
au milieu de ce rayonnement puissent être plus facilement atteints de muguet. Cependant je dois dire que, plus de fois, la
fièvre puerpérale a existé à l'hospice de la Charité de Marseille,
dans lequel se trouve la Maternité, et que jamais, dans ces moments, je n'ai remarqué un plus grand nombre de cas de
muguet.

En résumé, les causes du muguet sont de deux ordres :

Dans le premier se rangent celles qui, agissant sur l'organisme entier, déterminent un état général particulier sous
l'influence duquel se développe la maladie.

Dans le second viennent se ranger celles qui facilitent ou
hâtent ce développement.

ARTICLE II. — TABLEAU DE LA MALADIE, VARIÉTÉS, MARCHE,
DURÉE, TERMINAISONS, COMPLICATIONS,

Mes observations m'ont démontré que, dans le muguet, tantôt l'intestin ne présentait aucun signe de maladie; que tantôt,
au contraire, il y avait tous les symptômes d'une entérite.

(1) Voyez le numéro de février 1845, du *Journal de médecine*, article sur
le Muguet.

De là deux variétés de muguet, muguet sans entérite et muguet avec entérite.

Sur les 402 enfants dont j'ai recueilli l'histoire, 305 m'ont
présenté la première variété, et 97 la seconde. La première
ayant été de beaucoup la plus fréquente, je vais commencer
par elle.

Première variété. — Dans cette variété, j'ai reconnu deux
formes.

Première forme. — La maladie se manifestait par une rougeur érythémateuse qui siégeait le plus souvent au bout de la
langue, et quelquefois aussi sur les joues et le palais. Cette
rougeur de la bouche était un signe certain de l'invasion du
muguet. Au bout d'un temps qui variait de quelques heures à
quelques jours, apparaissaient sur le bout de la langue un plus
ou moins grand nombre de points blancs très déliés, ayant une
grande ressemblance avec de petits fragments de caséum, sauf
cette différence que, lorsqu'on cherchait à les enlever, on ne
pouvait y parvenir, vu leur adhérence à la membrane muqueuse. Quelquefois le muguet restait borné à la langue; alors
la maladie se terminait au bout de quelques jours : 23 enfants
ont été dans ce cas. Ordinairement de nouveaux points paraissaient sur les gencives, le palais, les joues et les lèvres. Sur le
palais, le muguet avait souvent l'aspect d'un nuage peu épais;
en même temps, d'après l'ordre dans lequel ils étaient venus,
les grains s'agrandissaient, prenaient l'aspect de grains de semoule, puis s'élargissaient et devenaient lenticulaires au point
de former de petites plaques blanches plus ou moins éloignées
les unes des autres, qui faisaient contraste avec le fond rouge
sur lequel elles étaient placées. A mesure que la maladie marchait, on voyait le plus ordinairement, du côté des joues, une
plaque blanche de la grandeur d'un à deux centimètres qui, au
bout de quelques jours, prenait souvent une teinte légèrement
jaune. Quelquefois aussi les lèvres présentaient une bordure
blanche qui s'étendait uniformément en membrane jusqu'à la
peau. Il n'est pas nécessaire de faire remarquer que le nombre

des grains et des plaques était très variable. Si la maladie ne
s'étendait pas davantage, l'enfant continuait à teter, bien que
quelquefois, surtout quand les lèvres étaient envahies par le
muguet, ce ne fût pas sans peine; l'estomac et les intestins
remplissaient leurs fonctions habituelles, les selles restaient
naturelles; l'enfant n'avait ni chaleur à la peau, ni mouvement
fébrile; il dormait à peu près comme de coutume, et ses cris
n'avaient rien d'anormal. Au bout de quelques jours, les grains
et les plaques de muguet se détachaient dans l'ordre où ils
s'étaient formés; alors la membrane muqueuse était rouge,
mais non excoriée; l'enfant, pour un jour ou deux, avait un
peu plus de peine à teter; on voyait que sa bouche était sensible au point que souvent il refusait le sein en criant. C'était
ordinairement à cette période que souvent la marge de l'anus,
les fesses et les cuisses étaient atteintes d'érythème; quelquefois, lorsque la bouche s'était bien dépouillée de ses pellicules
blanches, on voyait de nouveaux grains se former, puis se détacher bientôt. Dans ce cas, après être restée rouge pendant
quelques jours, la bouche reprenait peu à peu sa couleur habituelle; l'érythème des fesses persistait souvent pendant un certain nombre de jours après la cessation du muguet.

Telle est la forme la plus légère de la maladie, celle que j'ai
rencontrée le plus souvent; en effet, 286 de mes petits malades
me l'ont présentée, et tous ont guéri, à l'exception d'un seul,
qui a succombé à une hépatite. Je parlerai de ce fait à l'article
des complications.

Lorsque la maladie se terminait sans érythème, sa durée, à
partir de l'apparition de la rougeur de la bouche, était de trois
à quinze jours(1); lorsqu'elle était accompagnée d'érythème,
elle durait, à partir de l'apparition de la rougeur de la bouche
jusqu'à la disparition de l'érythème, de dix à vingt-cinq jours
et plus. (Voir les dix premières observations.)

(1) Je ne donnerai pas la moyenne de la durée, parce que, par ce procédé,
on ne donne jamais un chiffre qui soit l'expression de la vérité.

Deuxième forme. — Quelquefois, au lieu de conserver l'aspect que je viens d'indiquer, les petites plaques blanches du muguet s'étendaient de plus en plus, s'épaississaient, se rapprochaient, et bientôt se touchaient au point de ne former qu'une seule membrane qui recouvrait toute la cavité buccale, depuis le bord externe des lèvres jusqu'à la luette, et même au delà. Dans ces cas, la langue était enveloppée dans un étui membraniforme; quelquefois le mal laissait libres le frein de la langue, la luette, quelques points des lèvres. En même temps que le muguet prenait ce degré d'intensité, l'enfant avait d'abord beaucoup de peine à prendre le sein, puis toute succion devenait impossible; mais la déglutition des liquides introduits dans la bouche se faisait encore avec assez de facilité. Le pouls alors prenait de l'élévation et de la fréquence, l'érythème se montrait quelquefois sur les fesses et les cuisses. La substance adhérente d'un blanc jaunâtre, qui, dans ces cas, constituait le muguet, après avoir recouvert toute ou presque toute la cavité buccale pendant un temps qui variait de quelques heures à quelques jours, finissait par s'ébranler sur quelques points, puis se détachait et laissait à nu des portions plus ou moins étendues de membrane muqueuse, dont la rougeur contrastait avec les parcelles de muguet encore adhérentes. La bouche se dépouillait ainsi peu à peu. Généralement une seconde, quelquefois une troisième éruption de muguet avaient lieu à un intervalle de quelques jours, mais elles étaient moins intenses que la première. A cette période, l'enfant reprenait le sein; il avait d'autant plus de facilité à le faire, que le muguet diminuait, et surtout que la bouche perdait de sa rougeur. Enfin le pouls revenait à son rhythme normal, la bouche reprenait sa couleur habituelle; en un mot, la maladie se terminait par le retour à la santé, sans que jamais les voies digestives eussent présenté le moindre trouble, sauf quelques vomissements sans importance, tels qu'on les remarque souvent chez les jeunes enfants.

19 nouveau-nés m'ont présenté cette forme; l'affection a eu

aussi chez eux, comme pour la première, une durée de vingt à vingt-cinq jours, et plus lorsqu'il y avait érythème, et de dix à quinze lorsqu'il n'y en avait pas. (Voir les 11ᵉ et 12ᵉ observations.)

Je dois ajouter qu'en dehors des dix-neuf faits dont je viens de parler, j'ai eu une fois l'occasion de voir le muguet, confluent sans entérite, se terminer par la mort; l'observation 38ᵉ, donnée dans l'article consacré à l'anatomie pathologique, en fournit un exemple. Dans ce cas, le muguet, au lieu de rester borné à la bouche, s'étend au pharynx, puis à l'œsophage; le petit malade avale avec les plus grandes difficultés; le plus souvent même rejette immédiatement ce qu'on cherche à faire pénétrer dans son gosier; il maigrit, pàlit, son pouls s'accélère, puis s'efface, et la mort a lieu ordinairement après huit à dix jours de maladie. L'enfant périt parce qu'il devient impossible de l'alimenter.

J'entrerai dans de plus amples développements sur l'expression symptomatique du muguet, du pharynx et de l'œsophage, en m'occupant du muguet avec entérite.

Deuxième variété. — Le muguet qui était accompagné de phénomènes gastro-intestinaux ne débutait pas toujours de la même manière : tantôt ces phénomènes ne se montraient qu'après l'apparition du muguet, tantôt ils se développaient en même temps que lui, tantôt ils paraissaient avant. 55 enfants se sont trouvés dans la première catégorie, 23 dans la seconde, 19 dans la troisième, d'où trois formes dans cette deuxième variété.

Première forme. — La maladie commençait comme dans la première variété, c'est-à-dire que les premiers symptômes consistaient dans l'apparition du muguet. Au bout d'un nombre de jours qui variait de un à dix, survenaient les phénomènes intestinaux. Alors l'affection suivait différentes marches :

1° Le muguet restait discret, et, sauf le dévoiement, un peu de tension au ventre, plus de fréquence au pouls qu'à l'état normal, quelques cris plaintifs, un peu d'altération dans la physionomie, en un mot les symptômes d'une entérite légère, la maladie marchait comme dans la première forme de la première variété, et se terminait heureusement au bout de dix à vingt-cinq jours, tantôt après avoir été accompagnée d'érythème aux fesses, tantôt sans l'avoir présenté. (Voir l'observation 13°.) Chez 27 enfants, la maladie a suivi cette marche; sur ce nombre, 18 ont eu l'érythème. Je dois observer qu'un de ces enfants a succombé à la suite d'une gangrène des oreilles; je parlerai de ce fait à l'article des complications.

2° Le muguet restait discret comme dans les cas que je viens d'indiquer; mais l'entérite prenait un caractère grave, soit qu'elle marchât avec rapidité, soit qu'elle se prolongeât un certain nombre de jours. Alors le muguet se détachait assez rapidement, au point que, même plusieurs jours avant la terminaison de la maladie, on n'en trouvait plus ou presque plus de traces. Mais des vomissements plus ou moins fréquents se joignaient au dévoiement, le ventre se météorisait, paraissait douloureux; souvent, quoique la bouche fût libre, l'enfant refusait le sein pendant un certain nombre d'heures, puis le reprenait pour un jour ou deux. Dans cet état, le pouls s'accélérait, la physionomie s'altérait profondément. Vers la fin de la maladie, la diarrhée cessait, était même remplacée par des selles assez épaisses; mais l'enfant ne tetait plus, avalait avec peine; ses cris, fréquents jusque-là, cessaient, ou bien sa voix était tout à fait éteinte; le pouls devenait petit, inappréciable, la peau se refroidissait, et le malade succombait bientôt.

Chez 3 enfants, la maladie a suivi cette marche; elle a duré chez l'un sept jours, chez l'autre neuf jours, chez le troisième dix-sept; chez aucun d'eux il n'y eut d'érythème. (Voir les observations 31°, 32°, 36°.) J'ai vu d'autres fois l'affection se prolonger jusqu'à vingt-cinq à trente jours sous cette forme. Dans ces cas, vers la fin de la maladie, les enfants présentaient autour des malléoles un œdème qui était le résultat de l'appauvrissement du sang; car, alors même que les petits malades reprenaient parfois le sein, qu'ils ne vomissaient plus, que la diarrhée paraissait suspendue, les altérations intestinales étaient trop profondes pour que la nutrition pût s'exécuter.

3° L'entérite une fois établie, les grains de muguet augmentaient en nombre et en étendue, de petites plaques blanches se formaient sur tous les points de la bouche, et le muguet devenait ou très abondant, ou tout à fait confluent. Après un laps de temps qui variait de quelques heures à quelques jours, peu à peu la bouche se dépouillait de son muguet; mais bientôt celui-ci reparaissait, habituellement avec moins d'intensité; pourtant, dans un cas, je l'ai vu se reproduire la seconde fois plus confluent que la première, puis se détacher, reparaître une troisième fois, puis disparaître, et revenir vingt-cinq jours après, durer quelques jours, enfin s'en aller pour jamais. (Voir l'observation 15ᵉ.) Dans un autre cas, au moment de sa reproduction, il s'étendit jusqu'au pharynx, d'où il se détacha bientôt sans retour. (Voir l'observation 14ᵉ.) Généralement, après s'être reproduit une fois, le muguet disparaissait peu à peu; en même temps, l'entérite cessait graduellement, et l'enfant guérissait après avoir présenté, d'une part, les symptômes dont j'ai parlé à propos de la deuxième forme de la première variété, et, d'autre part, ceux d'une entérite légère. La guérison s'effectuait au bout d'un nombre de jours qui variait de douze à trente-cinq. 18 enfants se sont trouvés dans cette heureuse catégorie, 10 ont eu un muguet abondant, 8 l'ont eu tout à fait confluent, 10 seulement ont été atteints d'érythème. (Voir les observations 14ᵉ, 15ᵉ et 16ᵉ.)

4° L'entérite une fois établie, que le muguet fût confluent ou simplement abondant, après s'être détaché en tout ou en partie, il reparaissait de nouveau avec encore plus d'intensité et s'étendait au pharynx, où, quoique avec peine, on pouvait en apprécier l'existence. Cette extension avait quelquefois lieu dès la première éruption de muguet; dès lors, l'enfant non-seulement ne pouvait plus teter, mais avait même beaucoup de peine à avaler; cette difficulté était d'autant plus grande, que la couche de muguet était plus épaisse. A cette période, le mal changeait de couleur, il prenait une teinte d'un blanc sale, souvent jaunâtre, qui devenait brune, et même noirâtre quand la mort approchait. En même temps, les phénomènes de l'entérite se dessinaient davantage; le ventre, qui se ballonnait, paraissait douloureux au toucher; la diarrhée persistait; l'enfant se plaignait constamment, mais ses cris devenaient étouffés, sa voix se voilait à mesure que le muguet encombrait le palais et le pharynx. Souvent un érythème plus ou moins intense se montrait autour de l'anus, sur les fesses, les cuisses, et même sur la partie postérieure des jambes; le pouls avait un caractère fébrile, mais la peau présentait toujours plutôt de la tendance au refroidissement que de la chaleur. Ces différents phénomènes ne pouvaient exister sans que la physionomie de l'enfant s'altérât profondément : aussi non-seulement le corps maigrissait-il beaucoup, mais encore la figure prenait-elle une expression toute particulière : on aurait dit, le plus souvent, le visage terreux et ridé d'un vieillard décrépi. Généralement, à cette époque le muguet s'étendait du pharynx à l'œsophage; je l'ai vu de la bouche gagner celui-ci, en laissant le pharynx libre. A cette période de la maladie, la déglutition devenait plus difficile, les liquides ingérés étaient rejetés bientôt après leur introduction, quelquefois des vomissements de matières jaunâtres avaient lieu, des débris de muguet et du sang se trouvaient au milieu des matières vomies; les petits malades tombaient dans un état de profonde prostration, ils ne criaient plus, leur pouls s'effaçait complétement, la peau était froide et violacée; en un mot, on aurait cru avoir sous les yeux de véritables cadavres, si un gros râle muqueux, résultat de l'engouement guttural, ne s'était pas fait entendre, même à distance. Quelquefois, au contraire, il fallait s'approcher tout à fait des enfants pour s'assurer s'ils vivaient, tellement leur respiration était peu gênée. Dans ce cas, j'ai vu la vie se prolonger encore pendant quelques jours. A cette période, la déglutition devenait impossible, les enfants ne serraient plus le doigt introduit dans la bouche, ce qu'ils avaient fait jusque-là, bien

qu'ils ne pussent plus teter. Il n'y avait plus ni excrétion urinaire, ni diarrhée; quelquefois les petits malades rendaient des
matières épaisses : j'en ai vu un rendre par l'anus une matière
assez consistante, couleur chocolat, dans laquelle on reconnaissait du muguet. Arrivés à cet état de prostration, les enfants
ne tardaient pas à succomber. Dans les dernières heures de la
vie, ils étaient assez souvent pris de mouvements convulsifs.
Une fois, le dernier jour, il m'a été donné d'observer des pétéchies sur l'abdomen.

Chez 7 enfants, la maladie a suivi la marche que je viens d'indiquer, sa durée a varié de six à quinze jours; 3 n'ont pas eu
d'érythème. (Voir les observations 22ᵉ, 23ᵉ, 24ᵉ, 27ᵉ, 28ᵉ;
34ᵉ, 35ᵉ.)

Deuxième forme. — Le jour où le muguet se montrait, les
enfants étaient pris d'entérite : le muguet était tantôt discret,
tantôt confluent; l'entérite restait légère ou devenait intense en
suivant la marche que j'ai indiquée. Selon le degré d'intensité
de l'un et de l'autre, la guérison ou la mort s'ensuivait. Comme
je l'ai dit, 23 enfants m'ont présenté cette forme; sur ce nombre, 5 sont morts, 3 avaient un muguet discret, mais leur entérite était intense, 2 avaient un muguet confluent; 3 sont morts
le sixième jour, 1 le septième, 1 le quatorzième. La maladie,
chez ceux qui ont guéri, a duré de huit à vingt-deux jours.
Chez un seul, l'érythème s'est montré le premier jour de l'affection, par conséquent en même temps que les autres phénomènes; chez 13 enfants, il n'a paru que quelques jours après;
chez 9, il n'y en a jamais eu. (Voir les observations 17ᵉ, 18ᵉ,
25ᵉ, 29ᵉ, 30ᵉ, 37ᵉ.)

Troisième forme. — Les enfants étaient pris des symptômes
de l'entérite aiguë quelques jours avant l'apparition du muguet.
Comme je l'ai indiqué, 19 nouveau-nés ont été atteints de cette
forme. Chez eux, le muguet paraissait de un jour à dix jours
après l'entérite; quelquefois l'érythème des fesses se montrait
aussi avant le muguet. 4 sujets seulement ont été dans ce cas.
Pour les autres, 8 ont eu l'érythème après; 7 n'en ont pas eu

du tout. Le muguet restait discret ou devenait confluent; l'enfant guérissait, si l'entérite et le muguet n'étaient pas trop intenses; il succombait dans le cas contraire. Une fois, quoique le muguet fût confluent et qu'il eût gagné le pharynx, l'enfant guérit. (Voir l'observation 20ᵉ.) 16 enfants ont guéri; leur maladie a eu de dix à vingt-six jours de durée. 3 ont succombé : l'un, le neuvième jour : il avait un muguet confluent; l'autre, le trentième : il avait un muguet abondant, une entérite intense, et, les derniers jours de sa vie, les membres inférieurs s'étaient œdématiés; le troisième est mort des suites d'un érysipèle phlegmoneux des parois abdominales. (Voir les observations 19ᵉ, 20ᵉ, 21ᵉ, 26ᵉ, 33ᵉ.)

Cette forme est celle qui a été si bien décrite en 1838 par M. Valleix, et que cet observateur consciencieux a considérée comme le type du muguet. Ce que je viens de dire au sujet de la marche de la maladie prouve qu'il y a eu erreur de sa part sur la manière dont il l'a envisagée : je me contente ici de signaler ce fait; dans une autre partie de mon travail, je chercherai à l'expliquer.

Il arrive quelquefois qu'après l'invasion des symptômes gastro-intestinaux, au moment où l'on croit voir commencer l'éruption du muguet, les papilles de la langue rougissent, mais le mal blanc ne paraît pas, et la maladie ne présente pas d'autres symptômes que ceux d'une entérite.

Peut-on considérer ces cas comme appartenant au muguet?

M. Valleix est le premier qui ait fixé l'attention sur ce point(1), et il n'a pas hésité à répondre par l'affirmative; pourtant son opinion n'a pas été généralement adoptée. Pour moi, je ne crois pas qu'on puisse donner le nom de muguet à une maladie dans laquelle la production qui le constitue n'existe sur aucun point du tube digestif; les cas dont il est ici question ne peuvent être considérés que comme des exemples d'entérite.

____

(1) Voyez sa *Clinique des maladies des nouveau-nés*, p. 423 et suivantes, et le chapitre sur l'ENTÉRITE.

Tout ce qu'on peut se permettre d'assurer, c'est que les entérites et le muguet naissent sous l'influence des mêmes causes ;
c'est là leur véritable point de ressemblance. Je ne m'étends pas
davantage sur cette question, me proposant de la traiter plus
longuement, quand je m'occuperai de l'entérite simple.

L'étude attentive de la marche de la maladie démontre, ainsi
que je l'ai dit au commencement de cet article, qu'on doit, chez
le nouveau-né, admettre deux variétés de muguet. Celle dans
laquelle l'intestin ne présente aucune espèce de trouble, et celle
dans laquelle cet organe est atteint d'inflammation.

Cette division est d'une grande importance, sous le triple
rapport des symptômes, du pronostic et du traitement, et c'est
la seule qui me paraisse basée sur l'observation pure et simple
des faits.

Les noms de discret et confluent qu'on donne au muguet ne
servent qu'à désigner le plus ou moins d'abondance de l'éruption buccale, mais ne peuvent former la base d'une bonne division ; il en est de même des noms de muguet bénin et malin.

Quant au muguet idiopathique et symptomatique, j'avoue que,
chez le nouveau-né, je n'ai jamais rencontré que le premier ; du
reste, je m'occuperai de nouveau de cette question dans une
autre partie de mon travail.

Complications. — Le plus souvent, le muguet marchait,
comme je viens de l'indiquer, mais quelquefois, soit avant son
apparition, soit durant son cours, se montraient différentes
affections, tout à fait indépendantes de lui, sur lesquelles je
dois fixer l'attention.

L'ictère, des inflammations phlegmoneuses, la gangrène
cutanée, la pneumonie, l'ophthalmie purulente, des maladies
de peau, les convulsions, constituaient plus ou moins fréquemment des complications sur lesquelles je vais donner quelques
détails.

Ictère. — L'ictère était la complication la plus fréquente ; je
l'ai observé dans cinquante-cinq cas de muguet. Cette proportion de 55 sur 402 ne doit pas surprendre, quand on sait com-

bien l'ictère est fréquent chez le nouveau-né. Onze fois seulement il s'était développé après l'arrivée du muguet, tandis que
dans 44 cas, il s'était montré quelques jours avant lui. Cette
antériorité habituelle de l'ictère prouve qu'il était indépendant
du muguet ; ce qui, du reste, le prouve encore mieux, c'est que
jamais je ne l'ai vu exercer la moindre influence sur ce dernier,
et la seule différence que j'aie constatée entre les enfants atteints
d'ictère et ceux qui ne l'avaient pas, est la teinte jaune de la
peau et de la conjonctive qui existait chez les premiers.

L'ictère était donc bien une complication du muguet, et non
pas un phénomène qui eut avec lui le moindre rapport ; d'autant
plus que dans 347 cas sur les 402, il n'y avait pas la moindre
apparence de jaunisse. Ordinairement l'ictère était une complication qui n'entraînait avec elle aucune espèce de gravité ;
cependant une fois il amena la mort du sujet, et dans ce cas, il
ne fut pas permis de douter que la terminaison fâcheuse de la
maladie n'eût été occasionnée par lui. En effet, le muguet fut
d'une grande bénignité, sans entérite, et disparut complétement
cinq jours avant la mort. La jaunisse au contraire fut intense,
et les altérations trouvées à l'autopsie dans le foie dénotèrent
d'une manière positive que c'était une hépatite qui avait déterminé la mort de l'enfant.

Phlegmons. — Chez cinq enfants, j'ai observé un phlegmon
plus ou moins étendu. Quelques mots sur les circonstances au
milieu desquelles cette complication s'était développée feront
juger le rôle qu'elle a pu jouer durant le muguet, et l'influence
qu'elle a exercée sur lui.

Chez deux enfants, un abcès s'était formé, chez l'un, sur le
sternum, chez l'autre, sur le sein gauche, une huitaine de jours
avant l'arrivée du muguet ; ces abcès n'exercèrent aucune influence sur la maladie, qui fut bénigne, et qui guérit au bout de
quelques jours.

Chez deux autres, un petit abcès s'était montré chez l'un sur
le sac lacrymal, chez l'autre sur la tête, au moment où le muguet se détachait ; la maladie fut bénigne et guérit au bout de

quelques jours. Ces suppurations ne modifièrent d'aucune manière la marche du muguet.

Chez le cinquième enfant, le muguet était grave, accompagné
d'ictère et d'entérite, mais il aurait pu guérir, lorsqu'un érysipèle phlegmoneux se développa sur les parois abdominales et
entraîna rapidement la mort du sujet. (Voir l'observation 21°.)

Gangrène des oreilles. — Dès l'arrivée des enfants à l'hospice
de la Charité, on leur perce le lobule de l'oreille, pour y passer
un anneau qui porte leur numéro d'ordre ; il arrive assez fréquemment qu'autour de ce corps étranger, se développe une
inflammation qui prend rapidement le caractère gangréneux,
bien que dès le début du mal, on ait le soin d'enlever
l'anneau.

Un enfant atteint, dans le mois d'août, d'un muguet abondant avec entérite et érythème, m'a présenté cette complication :
dès le cinquième jour de la maladie, les deux oreilles ont été
atteintes d'une violente inflammation autour de la petite ouverture du lobule, et au bout de deux ou trois jours, celui-ci était
complétement sphacélé. La maladie principale, quoique intense,
a guéri au dix-huitième jour, mais le mal gangréneux s'étant
étendu sur la plus grande partie des oreilles, l'enfant a succombé 26 jours après l'apparition du muguet, et 21 jours après
le début de l'inflammation gangréneuse.

C'est là le seul fait de complication de gangrène cutanée que
j'aie vu dans le muguet, et comme je l'ai fait observer assez souvent, j'ai rencontré la même altération chez des enfants qui
n'avaient pas le muguet. J'en conclus que cette gangrène était
tout à fait indépendante de celui-ci, et que, de plus, c'était une
complication purement accidentelle.

Pneumonie. — Rarement la pneumonie a compliqué le muguet, je ne l'ai observée que trois fois chez les enfants atteints
de cette maladie. Une fois l'inflammation du poumon était guérie depuis quelques jours, lorsque le muguet a commencé ; il a
été bénin et sans entérite. Les deux autres fois, la pneumonie
était survenue durant le cours de muguets graves, avec enté-

rite, qui furent suivis de mort, sans que celle-ci eût pu être attribuée à la complication. (Voir les observations 22° et 25°.)

Ophthalmie purulente. — Cette affection, très fréquente chez les nouveau-nés, surtout dans les hôpitaux, compliquait quelquefois le muguet à différentes époques de son cours, sans jamais exercer la moindre influence sur sa marche : ainsi 34 enfants ont eu l'ophthalmie purulente en même temps que le muguet, et chez tous les deux maladies ont marché séparément, la première se prolongeant habituellement beaucoup plus que la seconde. Ainsi que l'ont fait MM. Trousseau et Delpech, je ne reconnais pas de lien évident entre l'ophthalmie et le muguet ; comme M. Lélut, je ne vois, dans l'existence simultanée de ces deux maladies, qu'une simple coïncidence, et l'ophthalmie n'est pour moi qu'une complication qui ne modifie en rien la marche du muguet dont je la sépare complétement en tant que phénomène morbide, tout en reconnaissant l'identité des causes de ces deux maladies.

Maladies de peau. — Vingt-quatre enfants m'ont présenté différentes éruptions qui ne m'ont pas semblé être sous la dépendance du muguet, d'autant plus qu'elles se sont montrées indifféremment dans toutes les formes de la maladie et à toutes ses périodes. Ces affections cutanées étaient constituées quatre fois par un érythème du cou, cinq fois par des bulles de pemphigus, une fois par des furoncles, une fois par des pustules d'ecthyma, une fois par des pustules d'impétigo, dix fois par des pustules sans caractère évident, une fois par une roséole, une fois par des taches livides répandues sur tout le corps. Cette fois seulement, les macules de la peau étaient évidemment sous l'influence d'un muguet à forme maligne suivi de mort au dixième jour. (Voir l'observation 32°.) Je ne dis rien de l'érythème des fesses, qui fixera mon attention d'une manière spéciale à cause de l'importance que M. Valleix lui a donnée comme phénomène propre au muguet.

Convulsions. — Je ne parlerai que des mouvements convulsifs survenus soit au début, soit dans la période d'état du muguet, laissant à dessein de côté ceux qui survenaient quelquefois dans les dernières heures de l'existence, et qui constituent un des phénomènes de l'agonie dans une foule de maladies de l'enfance.

Deux nouveau-nés seulement ont été pris de convulsions durant le cours du muguet. Chez l'un, il avait été discret sans entérite, mais avec érythème, et touchait à sa fin, lorsque survinrent de véritables accès d'éclampsie qui se montraient quatre à cinq fois dans les vingt-quatre heures, et duraient chaque fois de deux à trois minutes; ces accès revinrent pendant six jours, puis disparurent complétement avec le muguet. Chez l'autre, quelques convulsions beaucoup moins intenses s'étaient montrées au début d'un muguet discret, sans entérite, qui guérit au bout de huit jours.

La rareté des convulsions dans le muguet prouve qu'elles constituaient un phénomène tout à fait indépendant de lui, et conséquemment une véritable complication.

En résumé, je puis dire que les différentes maladies dont je viens de parler n'ont pas de relation directe avec le muguet; je ne les ai signalées que pour ne rien oublier des circonstances au milieu desquelles s'est développée et a marché l'affection dont je m'occupe en ce moment.

Quelques observations compléteront les détails dans lesquels je suis entré sur la marche de la maladie; elles auront de plus l'avantage de faire apprécier la valeur des bases sur lesquelles s'appuie mon travail.

Obs. 1. — *Muguet sans entérite, érythème. Guérison.*

Le n° 10399, garçon très robuste, est entré dans la section d'allaitement le 4 octobre 1852, quelques heures après sa naissance. Le lendemain il a été donné à la nourrice.

Le 9 au soir, on s'est aperçu d'un commencement de muguet. Jusque-là l'enfant s'était parfaitement bien porté, il n'avait eu ni diarrhée, ni rougeur sur aucun point du corps. Le 10, quelques points de muguet très déliés existent au bout de la langue. Le 11, elle est cou-

verte de points rapprochés de la grosseur de grains de semoule; il y
en a aussi sur les lèvres; la bouche est rose, l'enfant tette bien, ne
vomit pas, a le ventre souple; ses selles sont jaunes et épaisses. Son
pouls est à 126 pulsations, et la peau fraîche. Du 11 au 16, le muguet
a gagné le reste de la bouche; il consiste en gros grains de semoule
partout, excepté sur la partie correspondante aux joues, où il forme
des plaques; le reste *ut suprà*, si ce n'est qu'il est survenu un *erythema populatum* à la partie interne des cuisses. On ajoute des bains
au traitement, qui avait consisté en applications fréquentes de mauve
faites dans la bouche au moyen d'un pinceau de charpie. Le 18, tout
le muguet s'est détaché, la bouche est humide, quoique un peu rouge;
rien à noter du côté du tube digestif, l'érythème pâlit. Le 20, l'enfant
est guéri sans avoir eu un seul jour de diarrhée.

Obs. II. — *Muguet sans entérite, érythème. Guérison.*

Le n° 10340, fille robuste, est entrée dans la section d'allaitement
le 17 août 1852, peu d'heures après sa naissance; le lendemain elle
a été donnée à la nourrice.

Le 23, quelques grains de muguet ont paru au bout de la langue
sans autre phénomène précurseur. Le 25, le bout de la langue, qui est
rouge, est couvert de points de muguet de la grosseur de grains de
semoule; la base est occupée par plusieurs petites plaques ayant la
forme et la grosseur de lentilles; au palais il existe un léger nuage
blanc; l'enfant d'ailleurs tette bien, ne vomit pas, n'a ni diarrhée, ni
rougeur sur aucun point de la peau. Le pouls est à 132 pulsations, la
peau fraîche. Le 27, la langue est couverte d'une plaque de muguet
épaisse et blanche; le reste *ut suprà*. Le 30, le muguet a envahi toute
la langue en forme d'étui, et de nombreux grains existent au palais,
aux joues, sur les lèvres; la petite fille tette bien, ne vomit pas, n'a pas
de diarrhée, son pouls est à 132 pulsations. Les fesses sont envahies
par un *erythema lœve*. Humecter la bouche avec de la mauve, bains. Le
4 septembre, le muguet s'est détaché; il ne reste qu'une plaque mince
à chaque joue, la bouche est rouge; le reste *ut suprà*. Le 6, la bouche
est moins rouge, un ou deux grains de muguet à chaque joue, rien
ailleurs. L'érythème est devenu très intense. Mauve dans la bouche
et bains. Le 8, la bouche est dans l'état normal, l'érythème est moins

vif. Le 12, l'enfant est tout à fait guérie, sans jamais avoir eu de diarrhée.

Obs. III. — *Muguet sans entérite, érythème très léger autour de l'anus. Guérison.*

Le n° 10375, fille de force moyenne, est entrée dans la section d'allaitement le 16 septembre, quelques heures après sa naissance; on l'a donnée à la nourrice le 19.

Le 20, sans aucune espèce de prodromes, quelques grains de muguet paraissent au bout de la langue. Le 22, la langue est rouge, couverte de nombreux points très fins de muguet; il y en a comme des semoules sur les lèvres et le palais; l'enfant tette bien, ne vomit pas, a le ventre souple et n'a point de diarrhée. Le pouls est à 120 pulsations, la peau fraîche. Mauve dans la bouche.

Le 24, le muguet a envahi toute la bouche, depuis les lèvres jusqu'à la luette, mais il se présente partout sous l'aspect de nombreux grains de semoule; les grandes lèvres et l'anus sont d'un rouge érythémateux, le ventre est à l'état normal. Mauve dans la bouche et bains. Le 27, le muguet s'est détaché de la langue, des lèvres et du palais; il n'en reste que sur les joues; l'érythème n'a pas augmenté. Mauve dans la bouche et bains. Le 1er octobre, la bouche est guérie, l'érythème a disparu sans que l'enfant ait eu un seul jour de diarrhée.

Obs. IV. — *Muguet sans entérite, érythème. Guérison.*

Le n° 10337, fille forte, est entrée dans la section d'allaitement le 14 août, quelques heures après sa naissance; elle a été donnée le lendemain à la nourrice.

Le 21, sans aucun antécédent, le muguet a paru sur le bout de la langue; les jours suivants, il est en forme de plaque sur la langue et en grains comme des semoules sur le palais et les joues, sans qu'il y ait le moindre phénomène morbide du côté du tube digestif; la peau est fraîche, le pouls a 126 pulsations. Mauve dans la bouche. Le 25, il y a de plus un peu de rougeur autour de la vulve. Le 27, le muguet s'est étendu aux lèvres, à la partie interne desquelles il forme une légère bordure blanche; le tube digestif est à l'état normal, les fesses et les cuisses sont le siége d'un *erythema populatum*. Bains et mauve dans la bouche. Le 30, le muguet se détache sur tous les points; bouche rouge, rien de plus, si ce n'est que l'érythème s'est étendu d'une manière uniforme, *erythema læve*. Mauve et bains. Le 4 septembre, guérison complète.

Obs. V. — *Muguet sans entérite ni érythème. Guérison.*

Le n° 10177, fille de force moyenne, est entrée dans la section d'allaitement le 7 avril 1852, quelques heures après sa naissance; le 10, elle est donnée à la nourrice.

Le 11, sans phénomènes précurseurs, elle est prise de muguet sur les lèvres. Le 13, ces parties sont recouvertes de plaques minces ayant la forme de lentilles; il n'y a rien dans le reste de la bouche. Le lendemain, pointillé blanc du bout de la langue. Le 15, les lèvres sont couvertes d'une couche uniforme, jaune, épaisse, qui vient jusqu'à la peau du visage; la langue est aussi recouverte d'une pellicule blanche d'une seule pièce : à peine quelques grains isolés dans le reste de la bouche, qui n'est pas rouge. L'enfant prend d'abord le sein avec peine, puis tette bien, ne vomit pas, n'a pas de diarrhée, point de rougeurs sur la peau. Le pouls est à 132 pulsations, la chaleur normale. Mauve dans la bouche. Le 17, la langue est à moitié dépouillée, le centre surtout; les lèvres se débarrassent, il s'en détache d'épaisses pellicules de muguet; l'enfant prend mieux le sein. Rien de plus à noter. Le 18, quelques points blancs paraissent sur le palais et les joues. Le 19, la langue et les lèvres sont tout à fait dépouillées, mais le palais et les joues sont couverts d'un nuage blanc très léger; pouls à 126 pulsations. Rien du côté du tube digestif, selles naturelles. Mauve dans la bouche. Le 21, même état. Le 22, les joues et le palais se dépouillent. Le 26, tout a disparu, la bouche est rose, et il ne paraît point d'érythème.

L'enfant a quitté l'hospice le 10 mai, en parfait état de santé, n'ayant eu ni troubles digestifs, ni éruption sur la peau.

Obs. VI. — *Muguet sans entérite, érythème. Guérison.*

Le n° 10340, fille robuste, entrée dans la section d'allaitement le 17 août 1852, quelques heures après sa naissance, est donnée à la nourrice le 18.

Jusqu'au 23, l'enfant a été bien. Ce jour-là, la langue se couvre au bout de petits points blancs de muguet, l'enfant tette bien, ne vomit pas, n'a ni diarrhée, ni érythème. Mauve dans la bouche. Le 25, le bout de la langue est rouge, pointillé de blanc, et son dos est recouvert de nombreux points blancs arrondis comme des lentilles ; au palais, léger nuage blanc. L'enfant pousse des selles très épaisses, jaunes. Pouls à 120 pulsations. Mauve dans la bouche. Le 27, plaque épaisse sur toute la langue ; le reste *ut suprà*. Le 30, la langue est dans le même état : de plus, on aperçoit de nombreux grains blancs comme des semoules au palais, sur les joues, aux lèvres ; le ventre est souple, l'enfant ne vient à la selle qu'au moyen de lavements, les fesses sont depuis la veille atteintes d'un *erythema læve*. L'enfant tette bien, ne vomit pas. Pouls de 120 à 126 pulsations. Mauve dans la bouche et bains. Le 4 septembre, le muguet s'est détaché sur tous les points, excepté sur ceux qui correspondent aux joues ; la bouche est rouge, l'enfant prend le sein avec un peu de peine, puis tette bien. Érythème assez vif, rien de plus à noter. Le 6, la bouche est moins rouge, à peine un ou deux grains de muguet vers les joues, selles naturelles jaunes ; l'érythème est très vif ; bains. Le 8, plus rien dans la bouche, l'érythème pâlit ; bains. Le 12, la petite fille n'a plus rien, elle est grasse et fraîche.

Obs. VII. — *Muguet sans entérite, érythème léger. Guérison.*

Le n° 10404, fille de force moyenne, reçue dans la section d'allaitement le 6 octobre 1852, quelques heures après sa naissance, est donnée à la nourrice le lendemain.

Après avoir passé quelques jours dans un état parfait de santé, elle est prise, le 10, de muguet ; le 11, on observe au milieu de la langue plusieurs grains déliés blancs, et sur les lèvres, des grains plus nombreux comme des semoules, la bouche est rose, humide, l'enfant tette bien, il n'y a ni vomissements, ni diarrhée. Je n'ai pu compter les pulsations du pouls, parce que l'enfant criait. Mauve dans la bouche. Le 14, plusieurs grains blancs au palais, bordure en membrane uniforme blanche sur les lèvres, l'enfant tette bien, deux selles jaunes épaisses dans les vingt-quatre heures, point d'érythème, pouls à 144 pulsations, peau normale. Le 16, les lèvres et la langue sont presque entièrement dépouillées de muguet, encore quelques grains au palais,

qui présente de plus une légère excoriation en forme d'aphthe sur
la ligne médiane. Le reste *ut suprà*. Le 18, le muguet s'est détaché
sur tous les points, la bouche est rouge ; depuis la veille, il y a un
peu d'érythème autour de l'anus, l'enfant tette bien, n'a pas de diarrhée, son pouls est de 138 à 140. Mauve dans la bouche et bains.
Le 21, l'enfant est tout à fait bien.

OBS. VIII. — *Muguet sans entérite, érythème léger. Guérison.*

Le n° 10399, garçon très robuste, reçu dans la section d'allaitement
quelques heures après sa naissance, le 4 octobre 1852, est donné le
lendemain à la nourrice.

L'enfant, qui, depuis son entrée, était en très bon état, est pris,
le 9, d'un muguet pointillé blanc au bout de la langue ; le 11, la langue est entièrement couverte de petits grains blancs assez serrés ; de
nombreux grains comme des semoules occupent les lèvres ; le reste de
la bouche est rose, l'enfant tette bien, ne vomit pas, ne pousse que
deux selles jaunes et épaisses dans les vingt-quatre heures, le ventre
est souple, indolore. Rien à la peau. Le pouls est à 126 pulsations.
Le 16, le muguet a envahi toute la bouche, il a la forme de grains de
semoule assez serrés sur tous les points, excepté sur les joues, où l'on
voit de petites plaques minces. Le reste *ut suprà*, si ce n'est un léger
erythema papulatum de la partie interne des cuisses qui a paru depuis
hier. Mauve dans la bouche et bains. Le 18, la bouche s'est complète-
ment dépouillée, elle est un peu rouge, mais humide, l'erythème pâlit,
l'enfant tette bien, et n'a pas l'ombre de la diarrhée. Le 20, tout est
guéri.

OBS. IX. — *Muguet sans entérite, érythème intense. Guérison.*

Le n° 10406, fille robuste, reçue le 8 octobre 1852, dans la section
d'allaitement, le lendemain de sa naissance, est donnée à la nourrice
le 12.

Le même jour, le muguet se manifeste sans aucun symptôme préa-
lable, il est en grains très fins au bout de la langue, qui est rouge, l'enfant tette bien, ne vomit pas, a poussé dans la matinée une selle jaune
liquide, mais le ventre est souple, indolore, il n'y a pas d'érythème, et
le pouls est à 120 pulsations. Mauve dans la bouche. Le lendemain 13,

il y a quelques grains sur les lèvres et les environs de la luette;
ventre souple, selles jaunes épaisses. Le 14, la langue est couverte par
une large plaque blanche déchiquetée vers sa pointe, les lèvres sont
tapissées par une bordure uniforme et mince de muguet blanc, grains
nombreux autour de la luette, pas de diarrhée, pas d'érythème. L'enfant tette bien. Mauve dans la bouche. Le 15, le muguet s'étant étendu
aux joues, étant plus épais sur les lèvres, l'enfant a de la peine à teter;
il ne vomit pas, ventre souple, deux selles jaunes épaisses dans les
vingt-quatre heures, l'érythème commence à se montrer sur les fesses.
Pouls à 132 pulsations, chaleur de la peau naturelle. Mauve dans la
bouche, bains. Le 16, même état, seulement l'enfant vomit un peu de
lait après avoir teté. Le 18, ce vomissement n'a existé que pendant la
journée du 16; aujourd'hui l'enfant tette mieux, bien que le muguet
forme une large bordure grise sur les lèvres, il est confluent sur les
autres points de la bouche, excepté autour de la luette; le pharynx est
libre. Le ventre est souple, indolore, quoiqu'on le presse fortement;
deux selles jaunes épaisses par vingt-quatre heures depuis plusieurs
jours. L'érythème n'a pas augmenté, il est peu intense. Le pouls est à
132 pulsations. Le facies est toujours resté excellent. Le 19, le muguet
commence à se détacher. Mauve dans la bouche et bains. Le 22, il y
a à peine une légère plaque blanche à chaque joue; l'enfant tette bien,
ventre souple, selles jaunes et épaisses, l'érythème a envahi la plus
grande partie des fesses et les cuisses, il est depuis deux jours d'un
rouge très vif. Pouls à 132 pulsations. Bains. Le 26, bouche saine,
l'érythème guérit, il y a exfoliation de l'épiderme sur les points qu'il
occupait.

Obs. X. — *Muguet sans entérite ni érythème. Guérison.*

Le n° 10478, garçon de force moyenne, est entré dans la section
d'allaitement le 30 novembre 1852, quelques heures après sa naissance, il a été donné à une nourrice le 7 décembre.

Pendant qu'il était au biberon, il avait eu quelques légères convulsions qui cédèrent à l'emploi des bains. Le 10 décembre, on s'aperçoit
d'un peu de rougeur au bout de la langue, et de quelques petits points
blancs très déliés. L'enfant tette bien, ne vomit pas, n'a jamais eu ni
diarrhée ni érythème. Le ventre est souple, la peau bonne, et le pouls
donne 132 pulsations. Mauve dans la bouche. Le 12, même état, sauf

l'augmentation du muguet, nombreux grains sur le bout de la langue, grains semblables à de fortes semoules au palais et vers la commissure des lèvres. Même prescription. Le 14, 120 pulsations, peau bonne, ventre souple, deux ou trois selles jaunes épaisses dans les vingt-quatre heures, point d'érythème, ni rougeur nulle part, langue et palais rouges, même état du muguet, l'enfant tette bien. Mauve dans la bouche. Le 16, pouls à 138 pulsations, le muguet se détache, la bouche est rouge, le reste *ut suprà*.

Le 18, tout est à l'état normal, l'enfant tette bien, n'a ni diarrhée, ni érythème.

Je le revois le 28, il est resté en parfaite santé depuis la cessation de son muguet.

Voilà dix observations qui peuvent être considérées comme types du muguet dans sa plus grande simplicité, tel que je l'ai observé très souvent, je puis dire à peu près dans les trois quarts des cas. Alors, la maladie reste bornée à la bouche, les parties des voies digestives, situées au-dessous, ne participent pas à l'inflammation dont elle est atteinte.

Comme on le voit, la maladie, dans ce cas, est toujours restée bénigne.

Obs. XI. — *Muguet confluent, sans entérite ni érythème. Guérison.*

Le n° 10512, garçon robuste, est entré dans la section d'allaitement le 21 décembre 1852, deux jours après sa naissance ; il a été donné à une nourrice le même jour.

Jusqu'au 25, l'enfant n'a rien eu, mais ce jour-là, le bout de la langue est rouge ; rien de plus à noter. Le lendemain, on voit quelques points blancs de muguet sur la langue, l'enfant tette bien, ventre souple, deux selles jaunes épaisses dans les vingt-quatre heures, point de rougeur sur la peau. Le pouls est à 126 pulsations. Mauve dans la bouche. Le 28, sur la langue, muguet sous forme de nombreuses lentilles blanches, au palais sous forme de grains de semoule, le reste *ut suprà*. Le 30, 126 pulsations, peau fraîche sans rougeurs, le muguet recouvre la langue d'une couche uniforme blanche : au palais, les grains sont plus nombreux, plus resserrés, les joues en présentent aussi en assez grand nombre. L'enfant tette bien, ventre souple, deux selles jaunes épaisses par vingt-quatre heures. Mauve dans la bouche. Le 1ᵉʳ janvier 1853, le muguet s'est étendu en largeur, il tend à devenir confluent, le reste *ut suprà*. Le 3, il est tout à fait confluent, la bouche est entièrement envahie par une couche de muguet d'un blanc sale qui s'arrête à la luette d'une part, et de l'autre aux lèvres, qui sont libres; la couche est peu épaisse. L'enfant n'a pas cessé de teter un instant; la veille, il a vomi deux fois du lait; son ventre reste souple, les selles restent naturelles, le pouls est à 138, la peau bonne et sans érythème. Mauve dans la bouche.

Le 5, le muguet se détache de tous côtés, les points découverts sont rouges. Le 7, il ne reste que quelques petites plaques minces çà et là, surtout vers les joues, la membrane muqueuse est rouge, l'enfant s'impatiente au sein, il crie, on voit qu'il souffre pour saisir le mamelon; en un mot, il a un peu de peine à teter. Pouls à 138 pulsations. Rien à la peau, rien au ventre. Mauve dans la bouche.

Le 9, plus de muguet, bouche encore un peu rouge.

Le 10, plus de traces de muguet, peau normale, rien du côté du ventre, pouls à 126 pulsations. Guérison. L'enfant a toujours conservé un bon facies.

Obs. XII. — *Muguet confluent sans entérite, érythème. Guérison.*

Le nᵒ 10222, garçon délicat, est entré dans la section d'allaitement le 14 mai 1852, quelques heures après sa naissance; il a été donné le 16 à une nourrice.

Le 15, on avait remarqué un peu de jaunisse, qui s'est dissipée au bout de quelques jours.

Le 18, rougeur du bout de la langue avec quelques points déliés de muguet. L'enfant tette bien, ventre souple, ni diarrhée ni érythème, pouls à 120 pulsations. Le 20, grains de muguet, comme des semoules, sur toute la langue, sur les gencives et au palais, le reste *ut suprà*. Mauve dans la bouche. Le 22, plaque uniforme sur la langue, muguet sous forme de lentilles au palais, aux joues, de grains de semoule sur les gencives et les lèvres; l'enfant tette bien, rien du côté des voies digestives, pas de rougeurs sur la peau. Pouls à 132 pulsations. Le 24, tendance du muguet à devenir confluent, il s'étale. Commencement d'*erythema papulatum* aux fesses, le reste *ut suprà*.

Le 26, le muguet est d'un blanc sale, confluent depuis la luette jusqu'aux lèvres, qui sont entièrement recouvertes jusqu'à la peau ; il est en couches épaisses ; l'enfant tette avec beaucoup de peine. Ventre souple, deux à trois selles jaunes dans les vingt-quatre heures, l'érythème s'est étendu aux cuisses, à leur partie postérieure. Pouls à 132 pulsations. Température de la peau normale. Bains, gargarisme au borax.

Le 28, le muguet, qui ne formait qu'une seule membrane dans toute la bouche, commence à se détacher, quelques points de la membrane muqueuse sont à découvert. Rien de plus à noter.

Le 30, il ne reste que quelques plaques de muguet, la bouche est d'ailleurs rouge, l'enfant tette avec peine. Pouls à 132 pulsations. L'érythème n'est pas très vif ; ventre à l'état normal ; mauve dans la bouche. Le 1er juin, il ne reste qu'une petite plaque de muguet au palais, mais quelques points comme des semoules ont reparu sur les gencives et les lèvres. Mauve dans la bouche. Le 3 juin, plus de muguet, la bouche est rouge, l'enfant tette pourtant mieux ; ni vomissements, ni diarrhée, l'érythème commence à pâlir, bains et mauve dans la bouche. Le 5, presque plus de rougeur nulle part. Pouls à 120 pulsations. Le 7, guérison complète.

Les deux observations qui précèdent prouvent que le muguet peut devenir confluent, sans que l'intestin soit malade. Cette deuxième forme, degré de l'affection plus avancé, est beaucoup plus rare qu'elle, puisque je ne l'ai rencontrée que 19 fois sur 402 ; elle n'est grave que par l'extension possible du muguet au pharynx et à l'œsophage, ainsi qu'on en verra un exemple dans l'observation 38e, car lorsque la bouche seule est atteinte, le muguet guérit, comme s'il s'agissait d'un muguet discret, la guérison est d'autant plus facile que, chose remarquable, les enfants, malgré la confluence du muguet, continuent presque toujours à teter, surtout quand les lèvres ne sont pas atteintes.

Ces deux observations démontrent aussi que la physionomie de la maladie est à peu près la même que dans le muguet discret ; comme pour lui, l'état général du petit malade reste toujours aussi satisfaisant, car c'est la présence ou l'absence de l'entérite qui amène une différence dans la marche, dans l'as-

pect de la maladie, aussi la division en muguet sans entérite,
et muguet avec entérite, me paraît être d'une grande importance sous tous les rapports.

Obs. XIII. — *Muguet discret, entérite six jours après, léger érythème.*
Guérison.

Le n° 10413, garçon robuste, entré le 9 octobre 1852, trois jours
après sa naissance, est donné le 13 à une nourrice.

Le 13, au matin, on s'aperçoit de quelques grains de muguet très
déliés sur le dos de la langue, sans que le bout soit rouge, les papilles
n'en sont pas développées; le ventre est souple, l'enfant pousse sous
mes yeux une selle jaune épaisse; la peau ne présente point de rougeurs. Le pouls est à 132 pulsations. Le 14, le bout de la langue présente quelques grains de muguet et le dos de petites plaques comme
des lentilles, pas de diarrhée, le reste *ut suprà*. Mauve dans la bouche.
Le 16, mêmes phénomènes, sauf quelques minces pellicules de muguet
sur les lèvres, ce qui n'empêche pas le petit malade de teter.

Le 20, la bouche est complétement dépouillée du muguet qu'elle
présentait; elle n'est pas rouge, mais depuis la veille, l'enfant a poussé
plusieurs selles liquides d'un jaune clair, il tette peu, refusant souvent
le sein, pousse des cris plaintifs, sa physionomie est altérée, il n'y a
pas de vomissements; le ventre est souple, mais chaud; l'enfant crie
quand on le presse, point d'érythème. Le pouls est petit et donne
150 pulsations; lavements amidonnés, bains.

Le 22, retour de quelques grains de muguet vers la commissure
des lèvres, l'enfant tette mieux, mais il vomit quelquefois le lait qu'il
vient de teter, d'autres fois des matières vertes; le ventre est souplé.
Il n'y a eu que trois selles liquides jaunes dans les dernières vingt-
quatre heures. Point de rougeurs sur la peau, moins de cris. Pouls à
132 pulsations; mêmes prescriptions, mauve dans la bouche. Le 23,
quelques grains de muguet épars çà et là dans la bouche, le petit
malade tette bien depuis la veille au soir, pourtant il vomit de temps en
temps, et dans les vingt-quatre heures il a poussé six selles très liquides
et jaunes; le ventre est un peu tendu et chaud, sans qu'il paraisse
douloureux à la pression. La partie postérieure de la cuisse droite présente cinq ou six points d'*erythema papulatum*. Pouls à 132 pulsations;
mêmes prescriptions.

Le 25, encore quelques grains de muguet sur les lèvres et dans la cavité buccale ; l'enfant, qui tette bien, n'a plus vomi, il n'a poussé dans les dernières vingt-quatre heures que trois selles un peu épaisses ; le ventre est souple et la pression n'éveille pas le petit malade, qui est endormi. Sa physionomie est meilleure. Le pouls donne 102 pulsations développées. L'érythème n'a pas augmenté. Mêmes prescriptions.

Le 27, quelques grains de muguet épars dans la bouche, l'enfant tette bien, ne vomit plus, pousse deux selles jaunes épaisses par vingt-quatre heures, plus de cris plaintifs. Pouls à 108 pulsations. Le 30, la bouche, complétement débarrassée du muguet depuis deux jours, est rose et humide, les voies digestives sont à l'état normal ; l'érythème a disparu. Le pouls donne 108 pulsations, guérison.

Voilà un exemple de la première forme de ma seconde variété de muguet ; l'entérite, qui n'est survenue que six jours après le début de la maladie, lui a donné un cachet tout particulier, le pouls s'est considérablement accéléré, la physionomie a pris une expression de souffrance, et quoique le muguet soit resté discret, la maladie a présenté une certaine gravité qui tenait à l'inflammation de l'intestin.

Obs. XIV. — *Muguet confluent jusque dans le pharnyx, entérite, érythème léger. Guérison.*

Le n° 10285, fille robuste, reçue dans la section d'allaitement le 28 juin 1852, quelques heures après sa naissance, est donnée le 1er juillet à la nourrice.

Le 3 juillet, l'enfant, qui n'avait rien eu jusqu'à ce jour, est prise de muguet pointillé au bout de la langue, le ventre est souple, les selles sont jaunes et épaisses, le pouls est à 120 pulsations. Le 4, diarrhée jaune abondante, qui continue le 5 avec la même intensité, sans vomissements. Mauve dans la bouche, lavements amidonnés. Le 6, le muguet occupe toute la langue en large plaque sur le dos et en grains de semoule au bout ; autour de la luette, nombreuses lentilles blanches, l'enfant tette bien, pousse souvent des cris plaintifs, ne vomit pas, le ventre est un peu tendu, la diarrhée continue, l'enfant crie quand on presse le ventre, mais elle en fait autant quand on touche un peu forte-

ment toute autre partie de son corps ; point de rougeur aux fesses ni
ailleurs ; pouls à 138 pulsations ; chaleur de la peau normale. Mauve
dans la bouche, lavements amidonnés, cataplasmes de farine de lin sur
le ventre. Le 8, pas de selles dans la journée. Le 9, deux selles épaisses
jaunes et vertes, vomissement de glaires jaunâtres ; le muguet, qui a
envahi les joues et le palais d'une manière confluente, commence à se
détacher sur plusieurs points qui sont rouges, l'enfant a de la peine à
teter ; mêmes prescriptions. Le 10, le muguet recouvre de nouveau les
points découverts, il est confluent dans toute la bouche, en couches
épaisses d'un blanc sale ; depuis hier l'enfant ne peut teter, mais il
avale bien le lait à la cuiller, vomissements verts, ventre aplati, trois
selles jaunes semi-liquides dans les vingt-quatre heures, point de rougeur à l'anus ni ailleurs ; pouls à 138 pulsations, chaleur de la peau
normale, solution de borax pour la bouche, le reste *ut suprà*. Le 11, le
muguet s'est étendu au pharynx. Le 12, la langue s'est dépouillée,
elle est rouge, masses très épaisses de muguet jaune sur les points
correspondants aux joues et derrière les gencives, muguet blanc bien
visible dans le pharynx ; la petite malade ne peut teter, et même
avale avec beaucoup de peine, voix très altérée, voilée, pas de toux ;
vomissements amenant des débris de muguet d'un blanc sale mêlés de
sang, ventre aplati, deux selles vertes assez épaisses dans les vingt-
quatre heures. 138 pulsations, même traitement. Le 13 et le 14, plusieurs points de la bouche se dépouillent, la langue est restée libre,
l'enfant ne tette pas, mais avale un peu mieux ; elle a vomi encore des
débris de muguet ; la voix s'éclaircit un peu, ventre souple, pas de
diarrhée ; érythème léger autour de l'anus ; pouls, idem ; traitement,
idem. Le 16, le visage, qui était profondément altéré, aspect de vieillard, s'épanouit un peu, la bouche est toute dépouillée, sauf la partie
correspondant à la joue gauche, qui est couverte par un paquet de
muguet jaune. La malade commence à teter, point de diarrhée, l'érythème ne s'étend pas ; mauve dans la bouche. Le 17, le pharynx est
débarrassé de tout muguet, la voix a repris son timbre naturel, l'érythème est un peu plus vif, plus de vomissements ni diarrhée, l'enfant
tette bien. Le 20, l'enfant exécute bien toutes ses fonctions, grande
maigreur et plaque blanche de muguet sur le côté gauche de la bouche.
L'érythème pâlit. Le 26, l'enfant n'a plus ni muguet, ni érythème, le
pouls est de 132 à 138 pulsations, la peau fraîche. Le 31, l'enfant est
moins maigre, elle tette bien, n'a ni diarrhée ni rougeurs sur aucun

point de la peau. Elle quitte l'hospice le 17 août, en bon état de santé.

Voilà un autre exemple de la même forme de muguet, seulement cette fois-ci l'éruption fut confluente, et pénétra jusqu'au pharynx, circonstance fort aggravante qui, pourtant, n'empêcha pas l'enfant de guérir.

Obs. XV. — *OEdème des nouveau-nés, muguet confluent, entérite, érythème, guérison au bout de dix-huit jours ; récidive, guérison en cinq jours.*

Le n° 10190, fille très délicate née avant terme, à huit mois environ, est entrée dans la section d'allaitement le 21 avril 1852, quelques jours après sa naissance ; elle a encore le cordon ombilical. Les membres inférieurs sont affectés d'œdème d'intensité médiocre ; le doigt, pressant avec force, laisse son impression sur les points infiltrés. On ne peut sentir le pouls, mais les battements du cœur ont leur fréquence habituelle, la respiration est normale, l'enfant tette bien et n'a point de diarrhée.

Le 24, l'œdème a à peu près disparu, mais il y a un commencement de muguet en grains déliés sur le bout de la langue ; la petite fille tette bien, ne vomit pas, n'a pas de diarrhée. Le 26, le muguet a envahi toute la bouche, il est confluent, sur les lèvres, la langue et le palais en forme de plaque uniforme blanche, la langue est très rouge au bout, les joues n'offrent que quelques grains. L'enfant ne veut plus teter, mais elle avale bien. Rien de plus à noter. Impossible de compter les pulsations ; les battements de cœur sont fréquents. Lait coupé donné à la cuiller, mauve dans la bouche. Le 28, le muguet a pris une teinte jaunâtre, il se détache sur plusieurs points, l'enfant ne peut teter, mais avale bien. Le reste *ut suprà.* Le 30, une partie du muguet s'était détaché, mais il s'est formé de nouveau, il est jaune, tout à fait confluent, et forme comme une seule pellicule épaisse depuis les lèvres jusqu'à la luette. Grande sécheresse de la bouche, l'enfant ne peut teter, mais elle continue à avaler, et ne présente aucun trouble digestif. Toucher la bouche avec une solution de borax. Le 1er mai, survient une diarrhée jaune, abondante, avec érythème papuleux des fesses. Le 3 mai, l'enfant ne peut teter, elle continue à bien avaler, le muguet s'est détaché partout, excepté sur les joues, où existent d'épaisses plaques jaunes ; le reste de la bouche est rouge et présente de nombreux grains très fins de muguet, le cri est bon, le ventre est tendu, la diarrhée continue ; le cou et le sommet de la poitrine sont aussi affectés d'érythème. L'enfant pousse des cris plaintifs. Le pouls est fréquent, mais je ne puis compter les pulsations. Solution de borax pour la bouche, lait coupé, bains, lavements amidonnés, cataplasmes sur le ventre. Le 5, le muguet se détache tout à fait, le cri est bon, la diarrhée est moins forte, et l'érythème moins vif.

Le 7, il se fait une nouvelle éruption de muguet, il est pointillé au bout de la langue sous forme de grains de semoule, au palais et aux joues, mais partout discret. La petite fille avale bien, vomit souvent le lait coupé qu'on lui donne, les selles sont jaunes et s'épaississent, l'érythème pâlit. Grande maigreur. Bains, mauve dans la bouche, et lavements amidonnés. Le 10, la nouvelle éruption de muguet s'est détachée dans son état rudimentaire, la bouche n'est pas rouge, cri bon, plus de vomissements, plus de diarrhée, à peine un peu de rougeur autour de l'anus. Le 12, depuis la veille, l'enfant a pu prendre le sein d'une nourrice, elle n'est que maigre. Le 5 juin, la petite malade avait pris un peu d'embonpoint et était en état de quitter l'hospice, lorsque je m'aperçus d'un retour de muguet sur la langue. Le 6, vomissements de lait et diarrhée verte. Le 7, l'enfant est très pâle, elle respire avec peine, n'a pas de toux, on ne peut sentir son pouls, la peau est fraîche ; nombreux grains de muguet au palais, qui est rouge, plaques aux joues, ventre tendu, l'enfant crie quand on le touche, diarrhée verte abondante ; la petite fille tette pourtant assez bien. Sirop diacode, une cuillerée à café en deux fois, cataplasmes sur le ventre, lavements amidonnés. Le 8, les symptômes gastro-intestinaux sont moins intenses, et le muguet se détache. Le 9, les vomissements ont cessé, et la diarrhée disparaît. *Erythema læve* autour de l'anus. La petite fille est restée pâle et maigre jusque vers la fin de juin, quoiqu'elle tetât bien et n'eût ni diarrhée, ni muguet. A cette époque, je lui fis donner une autre nourrice, et, le 13 juillet, elle put quitter l'hospice en très bon état.

Autre exemple de la même forme de muguet que les deux cas précédents. Ce qui rend cette observation remarquable, c'est la récidive de la maladie après vingt-cinq jours, avec un caractère de gravité tel que je ne m'attendais pas à la guérison.

Obs. XVI. — *Muguet confluent, entérite, pas d'érythème. Guérison le trente-cinquième jour seulement.*

Le n° 10345, garçon faible, est reçu le 21 août 1852 dans la section d'allaitement, quelques heures après sa naissance ; il est donné le 24 à une nourrice.

Le 29, un peu de rougeur au bout de la langue, rien de plus à noter. Mauve dans la bouche.

Le 30, quelques grains de muguet très déliés au bout de la langue, aucun trouble fonctionnel.

Le 1er septembre, la langue est couverte de grains de muguet comme des semoules, il y en a aussi sur les gencives, qui sont rouges ; l'enfant tette bien, ne vomit pas, n'a pas de diarrhée. Le pouls est à 132 pulsations. Mauve dans la bouche.

Le 2, quelques grains de muguet au palais et sur les lèvres. Depuis hier, 3 à 4 selles vertes demi-liquides dans les vingt-quatre heures, ventre souple, pouls à 132 pulsations. Mauve dans la bouche, lavements amidonnés.

Le 4, la langue est recouverte d'une couche épaisse de muguet grisâtre, le palais offre quelques plaques blanches et les lèvres sont recouvertes par une bordure de même couleur, l'enfant tette avec peine, ne vomit pas, mais le ventre est un peu tendu, chaud, les selles sont fréquentes et vertes. Le pouls est à 138 pulsations. Solution de borax dans la bouche, lavements amidonnés.

Le 6, le muguet est tout à fait confluent, il couvre la bouche entière d'une couche uniforme et mince, mais blanche partout, si ce n'est sur la langue. L'enfant n'a pas cessé de teter, mais avec beaucoup de peine. Le reste *ut suprà*.

Le 8, plusieurs larges pellicules de muguet se sont détachées, la bouche est rouge sur ces points, le reste *ut suprà*.

Le 10, la bouche est entièrement dépouillée et rouge, si ce n'est sur la langue, où l'on voit encore une large plaque grise ; l'enfant tette, mais en criant ; les selles sont toujours vertes, elles s'épaississent, et, depuis la veille, il n'y en a eu que deux dans les vingt-quatre heures ; il n'y a de rougeur nulle part sur la peau. Pouls à 138 pulsations.

Mauve dans la bouche, lavements amidonnés. Le 12, quelques grains de muguet blancs et déliés paraissent de nouveau au palais et sur les gencives, ventre souple, selles vertes, mais épaisses. Pouls à 132 pulsations; mauve dans la bouche. Le 14, il y a quelques plaques de muguet blanc sur le palais et les joues; la langue, au contraire, se dépouille. L'enfant tette bien et engraisse, le ventre est souple, les selles jaunissent. Pouls à 132 pulsations. Mêmes prescriptions. Du 14 au 20, le muguet reste à peu près stationnaire, quelques grains se montrent et se détachent tant sur les gencives et les lèvres que sur la langue. Le ventre reste à l'état normal, les selles sont jaunes et épaisses. On s'est contenté d'appliquer de la mauve dans la bouche.

Le 25, la cavité buccale est complétement dépouillée, elle est peu rouge. Rien de plus à noter.

Le 30 septembre, nouveaux grains de muguet au bout de la langue, qui est pâle, et sur les lèvres, mais l'enfant est gras, tette bien, n'a pas de diarrhée. Pouls à 132 pulsations. Mauve dans la bouche.

Le 3 octobre, ces nouveaux points se sont détachés depuis la veille, la bouche est pâle, humide; l'enfant tette bien, n'a pas de diarrhée, ni rougeurs sur la peau. Le pouls est à 132 pulsations. On peut considérer le petit malade comme guéri; en effet, il ne quitte l'hospice que huit jours après, n'ayant plus rien eu.

Même forme de muguet que dans les trois observations précédentes, cas remarquable par la longueur de la maladie.

Obs. XVII. — *Muguet discret, survenu en même temps que l'entérite, érythème léger, excoriation des talons. Guérison.*

Le n° 10423, fille de force moyenne, est entrée dans la section d'allaitement le 15 octobre 1852, deux jours après sa naissance; le 19, elle a été donnée à une nourrice.

Le 20, l'enfant était bien la veille, mais ce matin elle a poussé plusieurs selles jaunes et vertes; la langue est rouge au bout, les papilles sont saillantes, l'enfant tette bien, ne vomit pas, le ventre est souple et ne paraît pas douloureux, pas de rougeurs à la peau. Pouls à 138 pulsations. Lavements amidonnés, mauve dans la bouche.

Le 22, toute la langue présente de nombreux grains de muguet comme des semoules, elle est rouge dans les intervalles, il n'y a rien ailleurs, l'enfant tette bien, ne vomit pas, le ventre est un peu tendu, et la petite malade crie quand on le touche; selles liquides vertes assez fréquentes. La peau des talons est rouge. Comme l'enfant crie, je ne puis compter les pulsations. Lavements amidonnés, bains, cataplasmes sur le ventre, mauve dans la bouche.

Le 24, quelques grains de muguet sur la lèvre inférieure, pouls à 144 pulsations peu développées, peau naturelle, mais les talons sont un peu excoriés au centre de la rougeur, qui existait depuis deux jours. L'enfant est d'ailleurs comme avant-hier, si ce n'est qu'il crie souvent; sa physionomie est peu altérée. Mêmes prescriptions.

Le 26, sur la langue et sur la lèvre inférieure, le muguet est sous la forme de lentilles blanches, la petite malade tette bien, ne vomit pas, son ventre est encore un peu tendu, mais les selles sont moins fréquentes, et, quoique vertes, s'épaississent. Talons, idem. Un peu d'érythème aux fesses depuis hier. Pouls à 144 pulsations. Mêmes prescriptions.

Le 28, la langue et les lèvres se dépouillent, il ne reste que deux lentilles sur la lèvre inférieure, le reste de la bouche est rose, et tout à fait net, le ventre est souple, une seule selle verte épaisse depuis la veille, l'enfant se plaint beaucoup moins, les excoriations des talons se sèchent, l'érythème est peu vif. Pouls à 138 pulsations. Mêmes prescriptions.

Le 30, la bouche est à l'état normal, les selles sont épaisses et jaunes, la peau s'exfolie légèrement sur les points qui étaient rouges. Pouls à 138 pulsations. Guérison.

Obs. XVIII. — *Muguet discret survenu en même temps que l'entérite.*
Mort le sixième jour.

Le n° 10508, garçon jumeau très faible, est reçu dans la section d'allaitement le 16 décembre 1852, peu d'heures après sa naissance; à cause de sa faiblesse, il est immédiatement mis au sein d'une nourrice.

Jusqu'au 20, il n'a rien présenté d'anormal, sauf sa débilité; mais, ce jour-là, il est pris de muguet et de diarrhée, le muguet est en grains très déliés au bout de la langue, la succion est difficile, la diarrhée est d'un jaune clair, le pouls si petit qu'on ne peut compter les pulsations. Mauve dans la bouche. Lavements amidonnés.

Jusqu'au 23, aucun changement à signaler, mais alors quelques grains de muguet se montrent sur les lèvres, et dès ce moment, l'enfant ne peut plus teter.

Le 24, trois grains de muguet sur la lèvre inférieure, ce sont trois gros grains blancs; l'intérieur de la bouche est rose, la langue dépouillée, l'enfant refuse le sein ; il vomit, depuis la veille au soir, le peu de lait qu'il prend à la cuiller, le ventre n'est pas tendu, pas de cris lorsqu'on le presse, plusieurs selles formées par un liquide jaune avec grumeaux verts, point d'érythème; toute la peau est pâle, froide, la figure présente une légère teinte jaune. Le pouls ne peut se sentir, les battements du cœur sont faibles et fréquents.

Le 25, mêmes symptômes, sauf un peu d'augmentation dans la teinte ictérique, qui s'est étendue à la conjonctive et au reste de la peau. Mort le 26, à deux heures après midi.

Autopsie le 17, à neuf heures du matin. Teinte jaune de la peau, jambes violettes.

La membrane muqueuse de la bouche est rosée, sans altération, les quelques grains de muguet de la lèvre s'enlèvent par le frottement ; en dessous, on ne voit ni rougeur, ni épaississement. Le pharynx et l'œsophage sont d'un rose pâle comme la bouche.

L'estomac, distendu par des gaz, contient un liquide jaune clair, le grand cul-de-sac est d'un rouge foncé, les autres points sont rosés comme à l'état normal, la membrane muqueuse n'a pas la moindre consistance, elle s'enlève partout avec la plus grande facilité lorsqu'on la racle avec le dos du scalpel, il est impossible de former le moindre lambeau, le tissu sous-muqueux et les deux autres membranes ne présentent pas d'altération.

L'intestin grêle contient une matière jaune liquide, et le gros intestin des matières de même couleur en petites boules.

Le duodénum et le tiers supérieur du jéjunum offrent des lignes circulaires d'un rouge vif qui correspondent aux valvules conniventes, le reste de l'intestin grêle est d'un gris rosé, et offre à peine quelques rougeurs insignifiantes ; à deux centimètres au-dessus de la valvule iléo-cœcale, on reconnaît une plaque de Peyer d'un centimètre de long sur cinq de large, elle est à peine saillante et grise.

Le gros intestin est grisâtre, on ne trouve qu'une plaque rouge dans le rectum.

Dans tout le tube intestinal du pylore à l'anus, la membrane muqueuse, au moindre frottement, se réduit en pulpe grisâtre, on ne peut nulle part commencer le moindre lambeau , en frottant, on arrive sur la membrane musculeuse, qui est parfaitement saine.

Les ganglions mésentériques sont petits, blanchâtres et assez fermes.

Le foie est d'un rouge jaunâtre, son volume est en rapport avec celui de l'enfant, il a sa consistance normale, sa substance est jaune, il s'écoule assez de sang à la section, la vésicule contient un peu de bille vert foncé, sa membrane interne est blanche et lisse.

La rate a son volume ordinaire, elle est d'un violet clair, et s'écrase assez facilement sous les doigts.

Les reins et la vessie sont à l'état normal.

Les poumons sont crépitants partout, d'un blanc rosé, excepté en arrière, où ils ont une teinte violacée produite par l'hypostase.

Le cœur contient un sang très clair, sans caillots.

Les deux observations qui précèdent, 17e et 18e, sont des exemples de la deuxième forme de la seconde variété de muguet ; le sujet de la seconde observation a succombé, bien que l'éruption de muguet fût très légère ; mais l'entérite était trop intense pour qu'un enfant si débile pût y résister longtemps, aussi la mort a-t-elle été prompte.

Obs. XIX. — *Ictère, entérite, muguet discret, érythème léger. Guérison.*

Le n° 10436, garçon de force moyenne, est entré dans la section d'allaitement le 25 octobre 1852, quelques jours après sa naissance, pourtant il présentait encore le cordon ombilical ; il a été donné le 30 à une nourrice.

Pendant les deux premiers jours après son entrée à l'hospice, cet enfant a eu une forte diarrhrée verte, qui a diminué d'intensité le 28 et le 29, il était aussi atteint d'ictère.

Le 30, trois grains de muguet se montrent sur la partie inférieure de la langue, qui n'est pas rouge ; l'enfant prend bien le biberon, ne vomit pas, le ventre est souple, ne paraît pas douloureux à la pression ; quatre selles jaunes moins liquides depuis la veille. Point d'érythème. Pouls à 138 pulsations. Ictère moins prononcé. Mauve dans la bouche. Lavements amidonnés.

Le 1er novembre, muguet en grains déliés sur toute la langue, sous forme de nuage mince au palais ; le reste de la membrane muqueuse buccale est pâle, l'enfant tette bien. Le reste *ut suprà*.

Le 3, plus d'ictère, muguet en gros grains sur toute la langue, nuage au palais, quelques grains sur la luette, l'enfant tette bien, ne vomit pas, ventre tendu, paraissant indolore, trois à quatre selles liquides, tantôt vertes, tantôt jaunes, dans les vingt-quatre heures ; pas d'érythème. Le sommeil de la nuit est bon, il y a peu de cris. Pouls à 138 pulsations. Mélange de jus de citron et d'eau dans la bouche, lavements amidonnés.

Le 5 novembre, l'enfant est endormi au moment de l'examen, peau naturelle, quelques petites plaques minces de muguet sur les lèvres, ce qui ne l'empêche pas de teter ; ventre encore un peu tendu ; depuis hier quatre selles liquides jaunes, commencement d'*erythema papulatum* sur la cuisse droite, un peu de rougeur sur la malléole interne gauche. Pouls à 138 pulsations. Mêmes prescriptions, plus un bain.

Le 6, il y a dans toute la bouche des grains de muguet comme des semoules, séparés par des points sains. Le reste *ut suprà*.

Le 8, le muguet s'est détaché, la bouche est un peu rouge, mais l'enfant tette bien, le ventre est souple. Depuis les dernières vingt-quatre heures, il n'y a eu que trois *selles jaunes, ayant presque la consistance normale*. L'érythème existe sur les fesses, la partie postérieure des cuisses et celle des jambes ; la malléole gauche est toujours rouge. Pouls à 138 pulsations. Mauve dans la bouche, lavements amidonnés et bains.

Le 11, bouche à l'état normal, l'érythème persiste. Pouls à 138 pulsations. Mêmes prescriptions.

Le 13, l'érythème pâlit, ventre souple, deux selles jaunes épaisses dans les vingt-quatre heures. Pouls à 132 pulsations. Bains. Le 15, l'enfant s'agitant, je ne puis sentir le pouls, l'érythème est très pâle. Bains.

Le 20, l'enfant n'a plus de rougeurs nulle part, la bouche est parfaitement saine, le ventre à l'état normal. Le pouls donne 126 pulsations. Guérison.

Obs. XX. — *Ictère, entérite, muguet confluent étendu jusqu'au pharynx, sans érythème. Guérison.*

Le n° 10359, fille délicate, a été reçue dans la section d'allaite-

5

ment le 6 septembre 1852, trois jours après sa naissance; elle a été donnée le 9 à une nourrice.

Le jour de son arrivée, ictère et diarrhée, qui ont augmenté les jours suivants.

Le 8 septembre, l'ictère est très prononcé, le bout de la langue est rouge, l'enfant prend le biberon avec peine, ne vomit pas ; ventre un peu tendu, cris lorsqu'on le touche, quatre à cinq selles liquides vertes dans les vingt-quatre heures. Pas de rougeurs sur la peau. Facies exprimant la souffrance. Pouls petit, à 132 pulsations. Peau tendant à se refroidir. Bains tièdes, lavements amidonnés, mauve dans la bouche.

Le 10, quelques grains de muguet sur la langue, le reste de la bouche est rouge, l'enfant tette avec peine. Le reste *ut suprà*.

Le 11, le muguet s'est étendu en grains nombreux sur les gencives, la langue, le palais ; l'enfant se lève du sein en criant, voix forte, il a vomi une fois un peu de lait ; ventre tendu, selles moins fréquentes ; pas d'érythème. Pouls petit, à 126 pulsations. Cataplasmes sur le ventre, bains, lavements amidonnés, mauve dans la bouche. Le 13, l'ictère passe, mais l'enfant est très amaigri, il crie presque constamment, et sa voix est faible ; les lèvres, la langue, les joues et le palais sont occupés par un muguet confluent jaunâtre étendu en nappe uniforme. A l'inspection du pharynx, je trouve ce dernier envahi par une large pellicule blanche. Depuis le 11, l'enfant n'a plus tété, mais il avale assez bien le lait qu'on lui donne à la cuiller, il n'a plus vomi ; hier trois selles jaunes liquides, ce matin selle noirâtre, ventre tendu, point d'érythème, peau pâle et froide. Pouls petit, de 132 à 138 pulsations. Applications d'alun en poudre sur tous les points malades, renouvelées toutes les quatre heures. Cataplasmes sur le ventre, lavements amidonnés.

Le 15, la langue et le palais sont dépouillés aux trois quarts, ils sont rouges, pharynx dans le même état que le 13 ; l'enfant ne tette pas, mais il avale le lait ; ventre tendu ; il n'y a eu qu'une selle dans les vingt-quatre heures, elle était noirâtre et un peu épaisse. Le reste *ut suprà*. Le 17, le muguet s'est détaché partout, même dans le pharynx ; la membrane muqueuse est rouge, on aperçoit çà et là des grains de muguet qui reparaissent ; l'enfant pousse des cris fréquents, sa voix est plus forte, il ne tette pas, mais avale bien ; le ventre est moins tendu ; une seule selle encore un peu brune et épaisse dans les

vingt-quatre heures, point d'érythème. Pouls un peu plus développé, à
132 pulsations. Mauve dans la bouche, lavements amidonnés.

Le 19, quelques plaques se sont formées vers les joues, ailleurs le
muguet est insignifiant, la bouche est moins rouge, l'enfant tette depuis
la veille, la voix est bonne, moins de cris, facies meilleur ; ventre
souple, pas de selles depuis vingt-quatre heures. Pouls à 126, 128,
pulsations. Mauve dans la bouche.

Le 22, la bouche est tout à fait libre, sauf quelques grains déliés qui
se montrent de nouveau sur le bout de la langue et les lèvres. Deux
selles jaunes épaisses. Le reste *ut suprà*.

Le 24, l'enfant, qui tette bien, a aujourd'hui un bon facies, malgré
une légère conjonctivite du côté gauche. Mauve dans la bouche, collyre
au sulfate de zinc.

Le 26, plus de traces de muguet, bouche rosée et humide ; ventre
souple, selles jaunes et épaisses. L'enfant est moins maigre. Pouls à
126 pulsations.

Guérison complète, sans que la peau des fesses ou des cuisses ait
été le siége de l'érythème.

Obs. XXI.—*Ictère, entérite, muguet, érythème, érysipèle phlegmoneux
des parois abdominales. Mort.*

Le n° 10266, garçon délicat, entré dans la section d'allaitement le
14 juin 1852, quelques heures après sa naissance, est donné, le 19,
à la nourrice.

A son entrée, cet enfant est atteint d'ictère, et tandis qu'il est
nourri au biberon, il a la diarrhée pendant deux jours ; le 22, il est
pris de muguet en points très déliés au bout de la langue ; le 23, il y a
de plus des grains nombreux comme des semoules sur la lèvre inférieure ; l'enfant tette bien, ne vomit pas, a le ventre souple, mais la
diarrhée a reparu depuis le matin, jaune et abondante ; le pouls est à
126, à 132 pulsations, la peau naturelle et sans érythème, ni rougeurs. Mauve dans la bouche, lavements amidonnés. Le 25, l'ictère a
disparu, le muguet se détache, la diarrhée a cessé depuis la veille,
mais l'enfant est maigre et pâle. Mêmes prescriptions. Le 28, la bouche est tout à fait bien, la diarrhée a été remplacée par des selles vertes épaisses, le ventre est souple, indolore ; le pouls est à 132 pulsations.

Le 3 juillet, l'enfant reste maigre et pâle, quoiqu'il tette bien, les selles sont peu abondantes et épaisses, mais vertes; la nourrice ayant un abcès au sein droit et peu de lait, l'enfant sera donné à une autre femme. Le 6 juillet, retour de muguet discret en grains de semoule sur plusieurs points, le reste *ut suprà*, si ce n'est une rougeur érythémateuse sur les fesses. Mauve dans la bouche et bains. Le 9, le muguet est plus abondant; points nombreux comme des lentilles sur les deux lèvres, large plaque blanche sur les points correspondant aux joues; le petit malade tette bien, mais il vomit du lait; le ventre est un peu tendu et les selles sont fréquentes, quoique jaunâtres et épaisses. Grande maigreur. Les fesses sont moins rouges. Mauve dans la bouche et bains. Le 10, le muguet est le même, il y a de la diarrhée jaune et très liquide, le ventre est tendu et chaud, la marge de l'anus très rouge; 132 pulsations. Bains, lavements amidonnés. Le 12, maigreur extrême, le muguet s'est détaché, la bouche est rouge, l'enfant tette bien, ne vomit plus, et n'a poussé hier que deux selles vertes, liquides, le ventre est brûlant, tendu; le pouls est petit et fréquent, je ne puis compter les pulsations. Bains et lavements amidonnés. Le 13, on s'aperçoit d'un commencement d'érysipèle sur les parois abdominales. Le 14, il s'est étendu aux lombes, les tissus envahis sont tendus et très rouges; la diarrhée persiste, sans vomissements. Frictions mercurielles et cataplasmes, *loco dolenti*. Le reste *ut suprà*. Le 17, plus de selles, fluctuation sensible vers le flanc gauche, incision qui donne issue à beaucoup de pus bien lié, grand décollement des parois abdominales, l'enfant continue à teter, pouls petit et très fréquent. Mort le 18, à huit heures du matin.

Autopsie vingt-quatre heures après.

Teinte violacée de toute la surface cutanée; la peau, siége de l'érysipèle, est décollée dans une grande étendue. Bouche pâle et sans muguet, pharynx et œsophage dans le même état. A l'ouverture de l'abdomen, on remarque quelques plaques noires à travers les parois de l'estomac, l'intestin est pâle. Point de sérosité dans le péritoine; les ganglions mésentériques sont blancs et sans traces d'engorgement. L'estomac contient un liquide filant, glaireux, avec quelques grumeaux marc de café. Sa membrane muqueuse a sa teinte rosée habituelle et sa consistance normale. L'intestin grêle contient une matière liquide, jaune verdâtre. Le jéjunum présente, vers sa partie inférieure, une plaque rouge érythémateuse qui fait le tour de l'intestin et qui a quatre

centimètres de long. L'iléon présente, dans toute sa longueur, une
rougeur pointillée et plusieurs arborisations d'un rouge vif ; on ne peut
reconnaître ni follicule isolé, ni plaque de Peyer ; le gros intestin est à
l'état normal, sauf quelques granulations blanches comme des grains
de millet. Dans tous les points où l'intestin est rouge, il est impossible
de former des lambeaux.

Le foie et la rate ont leur volume habituel, mais le premier de ces
organes est gorgé de sang qui s'écoule en abondance quand on l'incise.
Les poumons crépitent partout et sont parfaitement sains, sauf un peu
d'engorgement hypostatique à leur partie postérieure et inférieure. Le
cœur est à l'état normal, il contient un sang assez fluide. Les autres
viscères ne présentent rien qui mérite d'être noté.

Les observations 19ᵉ, 20ᵉ et 21ᵉ sont des exemples de la troisième forme de la deuxième variété. Dans ces cas, la cause de
la maladie exerce en premier lieu son influence sur l'intestin ;
mais l'éruption du muguet arrive bientôt après. Le génie de la
maladie est le même, quel que soit le point des voies digestives
qui est le premier atteint. Ces différences ne constituent que de
simples nuances : il suffit de lire attentivement les observations
qui précèdent pour en être convaincu.

Les trois dernières observations sont non-seulement des
exemples d'une forme particulière de muguet, mais elles font
aussi apprécier la nature des complications qui l'accompagnent
quelquefois. Dans les trois, il y a eu ictère, et dans l'une érysipèle phlegmoneux, sans lequel la guérison se serait probablement effectuée comme dans les deux autres.

L'observation 20ᵉ offre un cas de guérison remarquable,
malgré la violence de l'entérite et la confluence du muguet
dans la bouche et le pharynx.

Les faits que je viens de citer fournissent des exemples de
presque toutes les formes indiquées dans la description de la
maladie ; les observations qu'on trouvera dans le reste du travail compléteront ce qui peut manquer à ce sujet.

J'avais à ma disposition un grand nombre de faits, mais j'ai
cru inutile de les multiplier, ceux que je donne me paraissant

suffisants pour servir d'appui à la manière dont j'envisage le
muguet.

ARTICLE III. — SYMPTOMES.

Après avoir étudié la maladie d'une manière générale et décrit les symptômes qui la constituent, je vais m'occuper de
chacun d'eux en particulier.

§ 1. Voies digestives.

A. BOUCHE.

- **Coloration.** — Dans la grande majorité des cas, durant un
temps qui variait entre quelques heures et quelques jours avant
l'apparition du muguet, la membrane muqueuse de la bouche
prenait une teinte rouge érythémateuse ; ce phénomène était
tellement fréquent, qu'à son apparition les sœurs chargées de
soigner les nouveau-nés prédisaient l'arrivée du muguet, et il
était rare qu'elles se trompassent. Quelquefois je l'ai vu survenir sans qu'il eût été précédé par cette rougeur, et d'autres fois
j'ai vu cette coloration ne pas être suivie de muguet. Mais ces
faits, complétement exceptionnels, ne sauraient détruire la
règle. C'était ordinairement sur le bout de la langue que paraissait la rougeur ; il était rare qu'avant l'apparition du muguet le
reste de la bouche présentât cette coloration. En même temps
que le bout de la langue rougissait, la base se recouvrait d'un
enduit saburral, tel qu'on le retrouve dans une foule de maladies. J'ai toujous observé cet enduit avant l'apparition du muguet. Une fois ce dernier arrivé, on voyait souvent, surtout au
palais, les points de la membrane muqueuse qui étaient restés
libres rougir vivement ; mais c'était particulièrement quand le
muguet se détachait que la bouche présentait une rougeur intense, qu'il eût été confluent ou discret. Cette rougeur, qui
souvent envahissait toute la cavité buccale non-seulement sur
les points qui avaient été occupés par le muguet, mais encore
sur ceux qui n'en avaient pas présenté, durait pendant quel-

ques jours. Lorsque le muguet se reproduisait un certain nombre de fois, à mesure que la maladie se prolongeait, la rougeur
de la membrane muqueuse diminuait d'intensité. Lorsque l'affection se terminait par la mort, toujours à son approche la
bouche non-seulement perdait cette coloration, mais même
elle pâlissait au point d'être presque blanche sur quelques
points.

Température. — J'ai toujours vu la température de la bouche constamment en rapport avec sa rougeur : ainsi, au début,
elle devenait chaude à mesure que la langue rougissait ; cette
chaleur augmentait encore au bout de quelques jours, lorsque
la plus grande partie de la cavité buccale et souvent toute cette
cavité avait rougi. Cette chaleur était aussi très prononcée
quand le muguet était confluent, mais seulement dans les premiers temps de cette confluence, car lorsqu'elle se prolongeait
et que l'enfant devait succomber, la bouche, au contraire, se
refroidissait. Ce refroidissement était particulièrement très prononcé aux approches de la mort. Ces différentes remarques que
j'ai eu l'occasion de faire un grand nombre de fois sont parfaitement en rapport avec les sensations que la bouche des enfants faisait éprouver aux nourrices.

Développement des papilles de la langue. — En même
temps que le bout de la langue se colorait, ses papilles devenaient rouges et saillantes. Cette tuméfaction augmentait quelquefois à mesure que le muguet se montrait, mais toujours elle
diminuait quand la maladie touchait à sa fin, et elle disparaissait avec la rougeur de la membrane muqueuse, que l'affection
se terminât par la guérison ou par la mort.

Humidité de la bouche. — Durant le cours du muguet,
tantôt la bouche était sèche, tantôt elle présentait son humidité
normale. Je l'ai vue sèche au début, quand la rougeur se manifestait, et lorsque, durant le cours de la maladie, cette rougeur
était intense. La sécheresse était surtout prononcée quand le
muguet devenait confluent, particulièrement dans les cas suivis
de mort ; alors la bouche était comme un parchemin, la langue

dure et sèche comme du bois. La bouche restait humide quand la rougeur n'était pas intense, et dans tous les cas de muguet non confluent; elle conservait aussi son humidité lorsque la confluence ne durait pas, et que le muguet ne présentait pas une grande épaisseur.

Muguet. — Afin qu'on puisse se faire une idée précise de ce symptôme, le plus important de tous, puisqu'à lui seul il caractérise la maladie, je passerai successivement en revue son mode d'apparition, sa forme, sa couleur, sa consistance et son épaisseur, son adhérence à la membrane muqueuse, sa composition intime.

a. *Mode d'apparition.* — A la rougeur dont j'ai parlé plus haut succédait l'apparition, sur le bout de la langue, de petits points blancs excessivement déliés qui recouvraient le sommet des papilles. Sauf de rares exceptions, le muguet commençait sur ces points; quelquefois il débutait par le dos de la langue, quelquefois par le palais, mais très rarement par ce dernier point; puis les parties de la bouche qui étaient successivement atteintes par ordre de fréquence étaient le dos de la langue, les gencives, le palais, les joues, les lèvres, la luette et le voile du palais; une seule fois je l'ai vu se porter sur les amygdales et y rester plusieurs jours sans que le voile du palais eût été atteint. Quand le muguet se montrait dans le pharynx, la bouche avait été, dans tous les cas, atteinte précédemment.

b. *Forme.* — La forme du muguet variait : 1° suivant l'époque de son développement; 2° suivant les points où on le considérait. Ainsi, au début, il se présentait sous la forme de tout petits points blancs presque imperceptibles, puis sous celle de grains de semoule plus ou moins gros; ensuite il prenait l'aspect de petites plaques comme des lentilles, puis ces plaques s'agrandissaient, puis peu à peu, quand le muguet devenait confluent, elles finissaient par se toucher au point de ne former qu'une seule membrane qui recouvrait la cavité buccale entière. Ainsi, points très déliés, grains de semoule, lentilles, plaques de différentes formes, large membrane uniforme, tels étaient les aspects que prenait le muguet aux différentes périodes de son cours.

Suivant les points occupés, il affectait de préférence telle ou telle forme; ainsi, au bout de la langue seulement, il se montrait en points excessivement déliés, c'était pour ainsi dire le sommet des papilles qui blanchissait; sur le reste de la langue, sur les gencives et sur les lèvres, il prenait plus volontiers la forme de grains de semoule; au palais celle d'une plaque mince étendue qui souvent n'était qu'un léger nuage; aux joues, c'étaient de véritables plaques d'une certaine épaisseur; au palais et sur son voile, des lentilles. Il va sans dire que ces différentes formes n'existaient que lorsque le muguet était ou partiel ou discret, dès le moment qu'il devenait confluent tout était uniforme ou à peu près depuis le bord cutané des lèvres jusqu'au pharynx. Dans tous les cas c'était particulièrement sur la langue qu'il prenait le caractère confluent.

c. *Couleur.* — Au début le muguet était d'un blanc de neige, couleur qu'il conservait tant qu'il restait discret; alors même qu'il augmentait cette couleur persistait, et se faisait surtout remarquer sur le bord libre des lèvres, où souvent il formait une bordure d'une grande blancheur; mais dès le moment qu'il devenait confluent, il prenait une teinte ou cendrée ou jaunâtre qui ne se faisait plus remarquer sur le muguet de nouvelle formation quand la maladie devait guérir, mais qui durait jusqu'à la fin dans les cas suivis de mort. Cette coloration, blanc sale ou jaunâtre, ne tient nullement, comme l'ont cru quelques auteurs, aux vomissements qui accompagnent quelquefois la maladie, et à leur nature, car bien souvent elle existait en l'absence de tout vomissement, ou bien lorsque les liquides vomis étaient constitués par du lait ou des matières purement muqueuses. Cette coloration tient, je crois, à l'altération que l'air fait subir à toute substance organique qui s'accumule et séjourne dans la bouche durant les maladies; c'est ainsi qu'on voit, dans la fièvre typhoïde, les mucosités qui recouvrent la langue, les gencives et les lèvres, noircir à l'air, à mesure qu'elles se concrètent en séjournant sur ces points; au reste, cette couleur noire peut s'observer vers la fin des muguets graves. Une fois, les couches de muguet étaient devenues tout à fait brunes chez un enfant qui succomba (voir l'obs. 32e); une fois, le jour de la mort, le muguet prit la couleur rougeâtre du chocolat au lait (voir l'obs. 37e).

d. *Consistance et épaisseur.* — La consistance et l'épaisseur du muguet variaient, comme sa forme : 1° suivant l'époque de la maladie; 2° suivant le point où on l'examinait. Au début, c'était un corps très mince, s'écrasant facilement sous le doigt; à mesure que la maladie avançait, de nouvelles couches s'ajoutant aux premières, il prenait nécessairement une épaisseur assez considérable de 1 à 5 millimètres, mais sa consistance restait la même, il était toujours friable. Tout à fait à la fin de la maladie, quand elle devait se terminer par la mort, le muguet devenait encore plus mou, au point de ne plus former qu'une espèce de pâte, ainsi qu'on pourra s'en assurer dans les observations suivies d'autopsies que je donnerai dans l'article consacré à l'anatomie pathologique; en même temps il diminuait d'épaisseur.

Quant aux points occupés par le muguet, c'était sur les joues qu'il acquérait la plus grande épaisseur, c'est là seulement que je l'ai vu présenter des couches de 4 à 5 millimètres. Sur la langue l'épaisseur des couches était encore assez considérable; les points où elles ne devenaient jamais très épaisses étaient les lèvres, les gencives et surtout le palais.

e. *Adhérence.* — Au début de la maladie, alors que le muguet était sous la forme de grains de semoule, ou de petites plaques pelliculaires, il était adhérent à la membrane muqueuse, et lorsque je voulais l'enlever pour l'examiner de près, j'avais les plus grandes peines à le soulever, soit avec une épingle, soit avec la pointe d'un bistouri. Le plus souvent, après bien des tentatives, je ne pouvais en enlever qu'un petit fragment; au contraire, quelques jours après sa formation, les bords des grains ou des plaques commençaient à se détacher d'eux-

mêmes; alors on pouvait les soulever et les enlever avec
d'autant plus de facilité que la maladie touchait à sa fin. L'adhérence, forte au début, finissait donc par disparaître complétement.

Lorsque j'étais parvenu avec plus ou moins de facilité à
enlever quelques parcelles de muguet encore adhérent, la
membrane muqueuse sous-jacente était rouge, mais jamais saignante et vive. Généralement les auteurs disent que dans ces
circonstances on détermine un petit écoulement de sang; pour
moi, je n'ai obtenu ce phénomène que lorsque volontairement
j'exerçais des tractions violentes et répétées, et surtout après
avoir frotté avec force les points malades. Ce résultat s'explique
alors par la déchirure de l'épithélium sur lequel le muguet est
placé.

Comment expliquer l'adhérence du muguet dans les premiers
moments de son développement, tandis que plus tard elle
n'existe plus? M. Valleix (1) fait observer avec juste raison que
cette circonstance semble donner gain de cause à l'opinion de
M. Lélut, qui croit que *primitivement le muguet existe sous
l'épithélium, ce qui le rend très adhérent, et que plus tard il
rompt cette pellicule et devient facile à détacher.* Mais évidemment là n'est pas la vérité; car, ainsi que je le dirai bientôt, on
peut s'assurer que l'épithélium n'est pas déchiré par le muguet. Berg croit que l'adhérence observée dans les premiers
temps tient à ce que le muguet fait corps avec les cellules épithéliales, et que ce qui fait plus tard cesser cette adhérence,
c'est que de nouvelles cellules se développent au-dessous des
premières, phénomène tout physiologique; celles-ci sont re-
poussées, et le muguet avec elles. Il me paraît plus logique
d'expliquer la mobilité du muguet par les changements que
doit nécessairement lui faire subir l'air à mesure que son évolution avance; il perd peu à peu son adhérence comme il perd sa
couleur, ainsi que je l'ai déjà dit à propos de cette dernière.

(1) *Clinique des maladies des nouveau-nés,* p. 354.

N'en est-il pas de même pour les concrétions muqueuses qui se forment dans la bouche dans le cours des fièvres typhoïdes?

f. *Composition intime.* — Il y a quelques années seulement que le produit connu sous le nom de *muguet* était considéré par les auteurs les plus estimés comme une espèce de fausse membrane, et je comprends très bien qu'il en fût aussi, car la diphthérite et le muguet, à leur période d'état, présentent des ressemblances qui étaient bien faites pour induire en erreur. Mais depuis lors l'emploi fréquent du microscope, qui a fait faire de si belles découvertes en histoire naturelle, a ainsi ouvert un champ fertile à la médecine. Lancés dans cette voie, des observateurs habiles et patients, tels que Berg, de Stockholm, M. Gruby, Vogel, MM. Rayer et Montagne, Sluyter, Bouchut, Empis, Gubler et Ch. Robin, ont reconnu que l'élément essentiel du muguet était un cryptogame dont ils ont donné la description, et il est à noter que ces études, faites par chacun d'eux isolément, ont amené ces observateurs au même résultat. De plus, le microscope a démontré à M. Empis que la véritable diphthérite a une composition toute différente de celle du muguet; de sorte qu'aujourd'hui il n'est plus permis de confondre ces deux productions, dont la composition intime est tout à fait opposée, l'une étant de nature végétale, et l'autre de nature animale fibrineuse.

Pour se convaincre de la vérité de cette assertion, on ne saurait mieux faire que de consulter les travaux suivants :

Gruby, *Comptes rendus des séances de l'Académie des sciences de Paris*, 1842, 1844.

Empis, *Etude de la diphthérite* (*Archives générales de médecine*, ann. 1850).

Bouchut, *Traité pratique des maladies des nouveau-nés*, etc., 1855, 3e édition.

Gubler, *Note sur le muguet* (*Gazette médicale de Paris*, 1852).

Charles Robin, *Histoire naturelle des végétaux parasites qui croissent sur l'homme et sur les animaux vivants*, 1853, pages 488 à 513. Cet ouvrage, plein d'intérêt pour le naturaliste, l'anatomiste, le physiologiste, le médecin, contient sur le muguet un article très remarquable où se trouvent consignées les recherches des micrographes qui se sont occupés de ce sujet.

Après les publications intéressantes qui ont été faites sur le cryptogame du muguet, il semble superflu de redire ce qui déjà a été si bien exposé; cependant, comme, dans un ouvrage classique très répandu (1), on cherche à jeter le ridicule sur un des promoteurs de la nouvelle doctrine, et qu'il peut en résulter au moins du doute pour quelques personnes, je crois qu'il est nécessaire de multiplier les observations qui démontrent la vérité de la découverte. Cette idée me décide à consacrer quelques lignes à l'exposé des recherches auxquelles je me suis livré.

Désireux d'apprécier par moi-même la vérité, mais ne me croyant pas assez versé dans les études microscopiques pour me fier à mes seules observations, je me suis adjoint M. Derbès, professeur d'histoire naturelle à la Faculté des sciences de Marseille. Ce professeur, connu dans le monde scientifique par ses travaux microscopiques sur les algues, ayant eu la bonté de me prêter son concours éclairé, je vais consigner ici le résultat de nos observations.

Elles ont porté sur trois sujets : le premier était un garçon âgé de quinze jours, atteint depuis la veille d'un muguet encore borné au bout de la langue; le deuxième était un garçon de dix jours, atteint depuis trois jours de la maladie qui existait en grains isolés sur les lèvres, et en petites plaques sur la langue; le troisième était une fille de vingt-cinq jours, malade depuis vingt jours; elle avait un muguet confluent revenu pour la troisième fois, sans entérite. Pour le premier sujet, différentes parcelles de muguet plongées soit dans l'eau, soit dans l'éther et l'ammoniaque, ne nous ont laissé voir que des cellules d'épithélium, des globules de lait, quelques filaments ayant l'aspect

_____

(1) Grisolle, *Traité élémentaire et pratique de pathologie interne*, 1855, Ier vol., p. 216.

des racines des cryptogames, plus quelques magmas. Pour le second sujet, un fragment de muguet pris sur la langue et humecté avec de l'eau a été placé sous le microscope, où, bien que soumis à la compression, il nous a paru tellement opaque qu'il était difficile de distinguer clairement les objets. Traité par une solution concentrée de potasse, un fragment semblable, placé dans les mêmes conditions de compression, nous a laissé voir plusieurs filaments tubuleux articulés d'une belle largeur, une certaine quantité de spores, et des cellules épithéliales. Un autre fragment pris sur la langue, et qui avait macéré dans l'eau pendant une demi-heure, soumis au microscope, nous a offert des filaments tubuleux très distincts, ramifiés et articulés, beaucoup de spores et pas de cellules épithéliales. Une goutte de solution concentrée de potasse, versée sur le même fragment, a produit une diminution notable dans la quantité des filaments et des spores, mais a laissé voir de nombreux fragments de membranes chiffonnées ayant toute l'apparence des cellules épithéliales. Un fragment pris sur les lèvres, et traité par la solution concentrée de potasse caustique, nous a offert les phénomènes suivants : des filaments tubuleux très distincts, mais d'un diamètre moindre que ceux précédemment observés, peu d'articulations. Les filaments étaient ramifiés et entremêlés de spores en assez grande quantité, et partout accompagnés de cellules d'épithélium. Pour le troisième sujet, un fragment de muguet pris sur la commissure des lèvres, mis dans l'eau et examiné vingt-quatre heures après, nous a donné les résultats suivants : filaments tubuleux, ramifiés et articulés, entremêlés d'un certain nombre de spores.

M. le professeur Derbès m'a dit que tous les filaments tubuleux que nous avions observés dans les débris de muguet étudiés sous le microscope étaient évidemment pour lui de véritables cryptogames, et que les spores avaient la plus parfaite ressemblance avec les semences des champignons.

Ces observations se trouvent parfaitement en rapport avec celles des savants qui ont donné des descriptions détaillées du

muguet examiné au microscope. Elles prouvent une fois de
plus que ce produit d'aspect pseudo-membraneux n'est pas
une fausse membrane, mais une substance constituée par la
réunion des racines, des tiges, des spores d'un cryptogame et
des cellules d'épithélium, sur lesquelles se développe ce végétal. Ces différents corps, réunis les uns aux autres par le mucus
qui lubrifie les membranes muqueuses, forment ce qu'on est
convenu d'appeler muguet. Le fait n'est plus douteux aujour-
d'hui. Quant au genre du cryptogame, il appartient aux natu-
ralistes de s'occuper de cette question; car si ce sujet est important au point de vue de l'histoire naturelle, il importe peu
au médecin de savoir si le cryptogame du muguet se rapproche
du genre *sporotrichium*, comme le croit M. Gruby, ou bien si
c'est un oïdium, l'*oïdium albicans*, comme le pense M. Charles
Robin, page 488 de son livre.

Mon but était d'apprécier la composition intime du muguet,
il est complétement atteint.

Ulcérations de la bouche, état de l'épithélium. — M. Valleix a décrit, comme un symptôme très important et très fréquent du muguet, puisqu'il l'a observé quinze fois sur vingt-
quatre, l'ulcération de la voûte palatine; MM. Trousseau et
Delpech parlent d'ulcérations plus ou moins profondes, que
l'on rencontre à la voûte palatine et sur le bord des gencives
dans le muguet grave. Quant à moi, j'ai rencontré si rarement
cette altération, que je n'ai pas cru devoir en parler dans la
description de la maladie. Bien plus, sauf dix cas sur lesquels
je vais donner quelques détails, je n'ai jamais observé ni autour des plaques de muguet, ni sous celles-ci, au moment où
elles se détachaient, la moindre destruction de l'épithélium.
Examinée avec la plus scrupuleuse attention, soit à l'œil nu,
soit à la loupe, la membrane muqueuse, durant tout le cours
de la maladie, m'a paru conserver son épiderme parfaitement
intact. Ces observations sont tout à fait contraires aux idées de
M. Lélut, qui pense que, dans le muguet, il y a épaississement
avec ramollissement de l'épithélium.

Afin de faire apprécier à leur juste valeur les altérations que j'ai rencontrées dans les dix cas exceptionnels dont je viens de parler, je donnerai à leur sujet quelques développements indispensables.

Premier cas. — Muguet discret avec entérite légère et érythème, guéri en dix-sept jours. A la chute du muguet, j'aperçus, sur la gencive supérieure, un point de la grosseur d'une lentille sur lequel l'épithélium manquait ; au bout de quatre jours, on ne voyait plus de traces d'excoriation.

Deuxième cas. — Muguet abondant sans entérite, avec érythème, guéri en dix-sept jours. Le sixième jour de la maladie, je vis qu'au centre du palais, sur un point où il n'y avait pas eu de muguet, l'épithélium manquait sur une surface de la grosseur d'une lentille. Réparation en quatre jours.

Troisième cas. — Muguet discret, sans entérite, avec érythème, guéri le quatorzième jour. Le second jour de la maladie, je constatai qu'au palais, trois points, comme des lentilles, étaient dépouillés d'épithélium. Réparation complète quatre jours après.

Quatrième cas. — Muguet abondant avec entérite et érythème, guéri le vingtième jour. Le cinquième jour de l'affection, se montra au centre du palais une légère excoriation comme une grosse lentille où l'épithélium seul manquait. Cinq jours après, elle était guérie.

Dans ces quatre observations, le fond des excoriations fut constamment rouge.

Cinquième cas. — Muguet discret, sans entérite, avec érythème léger, guéri le vingtième jour. A la chute du muguet, j'aperçus huit petites ulcérations arrondies, à fond grisâtre, qui siégeaient sur le dos de la langue ; elles mirent sept jours à guérir.

Sixième cas. — Muguet abondant avec entérite et érythème, guéri le vingt et unième jour. Le sixième jour de la maladie, sous une petite plaque de muguet qui venait de se détacher du palais, je reconnus une très petite ulcération à fond grisâtre,

qui mit vingt jours à se cicatriser, elle fut plusieurs fois cauté-
risée avec le nitrate d'argent.

Septième cas. — Muguet discret, sans entérite, avec érythème,
guéri le quinzième jour ; le septième jour, se forma au centre du
palais une ulcération de la grosseur d'une lentille, qui devint
grisâtre et ne se cicatrisa que le septième jour.

Huitième cas. — Muguet discret, sans entérite, avec érythème léger, guéri le douzième jour. Le sixième jour de la maladie, il se forma au palais, sur la ligne médiane, un véritable
aphthe, guéri en cinq jours.

Neuvième cas. — Muguet discret, sans entérite, avec érythème léger, guéri le quinzième jour. Deux jours avant l'apparition du muguet, le frein de la langue, qui gênait l'enfant,
avait été coupé ; sur l'incision, se développa un aphthe grisâtre
qui mit dix jours à guérir.

Dixième cas. — Muguet discret, sans entérite, sans érythème,
guéri le quatorzième jour. Le sixième jour de la maladie, du
centre du palais se détacha une plaque de muguet comme une
lentille épaisse, sous laquelle se trouvait une ulcération jaunàtre qui ne fut cicatrisée que le septième jour ; avant sa cicatri-
sation, une légère couche de muguet s'était formée sur elle, de
manière à la cacher de nouveau, puis s'était détachée au bout
de deux ou trois jours.

Il y a loin des légères ulcérations que je viens de signaler à
celles qu'on trouve décrites dans la clinique des maladies des
nouveau-nés. D'ailleurs, ainsi que je viens de l'indiquer, les
pertes de substance de la cavité buccale ont été si rares dans
les cas de muguet que j'ai eus sous les yeux, que je n'ai pas
pu les considérer comme propres à la maladie, mais comme
un simple épiphénomène ; au contraire, ce qui doit être considéré comme propre au muguet qu'il m'a été donné d'observer,
c'est la parfaite intégrité de l'épithélium, et les dix cas exceptionnels que j'ai cités semblent ne se trouver là que pour confirmer la règle, bien loin de l'infirmer.

Sensibilité de la bouche. — Il est incontestable que chez

6

les enfants atteints de muguet, la sensibilité de la bouche est augmentée. Les altérations qu'on y rencontre suffiraient à elles seules pour le faire croire, mais ce qui ne permet pas de doute à cet égard, ce sont les signes de douleur locale qui se manifestent plus ou moins, suivant la période de la maladie. Ainsi, j'ai observé que dès le début, lorsque la langue rougissait, les enfants criaient en prenant le sein ; que lorsque la bouche se couvrait de points blancs, ils le quittaient souvent en criant ; mais que c'était surtout quand le muguet se détachait qu'ils paraissaient éprouver la plus grande souffrance, car à cette période je les ai vus rester quelquefois vingt-quatre heures sans vouloir prendre le sein ; après des essais infructueux et multipliés, ils saisissaient le mamelon, mais ils le quittaient bientôt en criant.

Il est donc évident que la succion détermine chez le petit malade une véritable douleur.

Gêne déterminée par le muguet. — On pourrait penser, *à priori*, que la présence du muguet dans la bouche du nouveau-né devrait déterminer chez lui une gêne considérable, pourtant l'expérience n'a pas confirmé à mes yeux cette prévision. Ainsi, je n'ai jamais observé ce mâchonnement continuel, ces mouvements de la langue portée souvent en dehors de la bouche, phénomènes signalés par M. Valleix, qui dénotent un sentiment de gêne que le petit malade cherche à vaincre.

Difficultés des enfants pour teter. — Cette difficulté était d'autant plus prononcée que la membrane muqueuse de la bouche était plus rouge, car, chose remarquable, très souvent, au moment où le muguet arrivait à son plus haut degré de confluence, les enfants prenaient le sein comme s'ils n'avaient pas été malades. Les cas dans lesquels la difficulté paraissait la plus grande, étaient ceux où le muguet envahissait complétement les lèvres.

Refus du sein. — Les petits malades refusaient le sein, lorsque la bouche, vivement enflammée, ne leur permettait pas d'exercer la succion sans douleur. Cependant, quelquefois ce refus avait lieu quoique la cavité buccale ne présentât que des points insignifiants de muguet, et très peu ou pas du tout d'inflammation. A quoi pouvait alors tenir ce refus du sein? On ne peut l'attribuer qu'au manque d'appétit. Cette interprétation me paraît d'autant plus vraie que, toujours dans ce cas, l'intestin était malade. Rien dans la bouche n'expliquait l'éloignement de l'enfant pour le sein; les voies digestives, au contraire, étaient dans un état évident de perturbation; il est naturel de penser que cet état amenait l'inappétence et, par conséquent, le refus de prendre le mamelon.

B. PHARYNX ET ŒSOPHAGE.

Déglutition. — Dans tous les cas où le muguet était borné à la bouche, la déglutition s'exerçait parfaitement bien. Aussi, lorsque les altérations de la membrane muqueuse buccale empêchaient l'enfant de prendre le sein, on le nourrissait au moyen du lait donné à la cuiller, ce qui permettait de l'alimenter jusqu'à ce qu'il pût teter de nouveau. Lorsque le muguet s'étendait au pharynx et à l'œsophage, la déglutition continuait à s'exercer, mais avec une certaine lenteur; les enfants gardaient le liquide assez longtemps au fond de la bouche avant de l'avaler. Si l'on persistait à vouloir les faire boire, ils rejetaient ce qu'on leur donnait, sans efforts, par une vraie régurgitation, phénomène qu'il ne faut pas confondre avec le vomissement. Dans ces cas, une petite quantité de liquide introduite dans le pharynx et l'œsophage, y pénètre et descend lentement dans l'estomac; mais si une nouvelle dose s'ajoute à la première avant que cette opération soit terminée, le canal pharyngoœsophagien, altéré dans sa texture, ne se contracte pas à temps, et le liquide revient dans la bouche par le fait du trop-plein. La régurgitation est, à mes yeux, le symptôme le plus positif du muguet de l'œsophage, bien plus que le vomissement, dont je m'occuperai dans le paragraphe qui va suivre. On peut juger l'intensité et l'étendue du mal par la facilité et la fréquence des régurgitations.

C. VENTRE.

Vomissements. — Dans le cours du muguet, on voit quelquefois survenir des vomissements qui offrent des variétés, tant sous le rapport de l'époque où ils se montrent, que sous celui de leur nature et de leur fréquence. Ainsi, tantôt ils ont lieu au début de la maladie, tantôt au milieu de son cours, tantôt à la fin seulement. Quelquefois il n'y a qu'un vomissement; d'autres fois, ce symptôme se reproduit souvent et pendant plusieurs jours. Sur les 402 enfants atteints de muguet, 52 ont eu des vomissements; c'est dire que ce phénomène n'est pas habituel dans la maladie. L'analyse des cas dans lesquels je l'ai constaté fera encore mieux apprécier la vérité de cette opinion.

Vingt-sept fois le vomissement a été observé dans des muguets sans entérite, alors il n'était constitué que par les matières ingérées, le plus souvent du lait plus ou moins altéré. Vingt-cinq fois, il a coïncidé avec l'entérite, c'était quelquefois du lait, mais ordinairement des matières tantôt glaireuses, tantôt jaunes, tantôt vertes, qui étaient vomies. Sur ces 25 derniers cas, six fois, outre l'entérite, il y avait altération de la membrane muqueuse de l'estomac. Or, l'inflammation de la membrane muqueuse gastro-intestinale rend compte du vomissement; en conséquence, sur 402 cas, vingt-sept fois seulement il pourrait être attribué au muguet. Cette proportion est évidemment trop petite, pour que le vomissement puisse dès lors être considéré comme un symptôme propre à cette maladie. Dans ces cas exceptionnels, il tenait probablement à la perturbation que toute affection morbide apporte dans l'économie, et qui varie en intensité suivant les individus. D'ailleurs, on voit si souvent les jeunes enfants vomir le lait sans qu'ils soient malades, que ce chiffre de 27 est trop insignifiant pour qu'il puisse entrer en ligne de compte.

Il résulte évidemment de ce relevé, que le vomissement n'est pas un symptôme caractéristique du muguet. Puisque l'occasion s'en présente, il me semble digne d'intérêt d'examiner l'influence que les altérations de l'estomac ont pu avoir sur le vomissement. J'ai dit que six fois j'avais trouvé la membrane muqueuse gastrique altérée. Voici en quoi consistaient ces altérations :

1° Grand cul-de-sac rouge, membrane muqueuse ramollie partout. (Voir l'observation 18°.)

2° Membrane muqueuse d'un gris pâle, un peu épaissie, ramollie. (Voir l'observation 22°.)

3° Teinte rouge foncée autour du cardia, arborisations dans le petit cul-de-sac, rougeur érythémateuse de toute la membrane muqueuse sans ramollissement. (Voir l'observation 23°.)

4° Ramollissement gélatiniforme. (Voir l'observation 29°.)

5° Grand cul-de sac rouge pointillé. (Voir l'observation 31°.)

6° Dans le grand cul-de-sac, plaque d'un rouge vif, avec ramollissement de la membrane muqueuse; dans le petit cul-de-sac, rougeur simple. (Voir l'observation 35°.)

Il semblerait, au premier abord, tout naturel de croire que les vomissements observés dans ces six cas tenaient aux altérations que je viens d'indiquer; pourtant, en réfléchissant, on est porté à mettre de côté cette manière de voir; en effet, dans cinq autres cas, dans lesquels jamais il n'y avait eu de vomissement, j'ai constaté à l'autopsie les altérations suivantes :

1° Ramollissement gélatiniforme de l'estomac. (Voir l'observation 28°.)

2° Environs du cardia d'un rouge pointillé vif, sans ramollissement. (Voir l'observation 34°.)

3° Membrane muqueuse d'un rouge brique uniforme partout, sans ramollissement. (Voir l'observation 36°.)

4° Membrane muqueuse d'un rouge pointillé partout, ramollissement dans le grand cul-de-sac. (Voir l'observation 37°.)

5° Membrane muqueuse du grand cul-de-sac de l'estomac réduite en gelée grisâtre.

Voilà des altérations à peu près semblables à celles que j'ai indiquées précédemment, pourtant elles n'ont pas donné lieu au vomissement. J'en conclus que ce symptôme ne doit pas être attribué aux lésions de l'estomac. Du reste, cette opinion est parfaitement en rapport avec les idées adoptées aujourd'hui sur le rôle tout à fait secondaire que jouent les altérations de cet organe, dans les maladies des enfants à la mamelle.

Il se présente encore, relativement aux vomissements, une question fort intéressante, à savoir si l'on ne pourrait pas les attribuer à la position qu'occupe le muguet.

M. Valleix est porté à croire que, lorsqu'il est situé au fond de la bouche, sa position, dans ce point, détermine le vomissement. Telle n'est pas mon opinion : en effet, dans les cas où j'ai constaté ce symptôme, tantôt le muguet était discret, tantôt confluent, tantôt il était borné à la langue et aux joues, tantôt il avait aussi envahi le palais et la luette, et de plus, dans une foule de cas où il occupait spécialement le voile du palais, il n'y avait pas de vomissement. On ne peut donc pas dire que ce phéno-mène soit le résultat de la présence du muguet sur tel point de la bouche plutôt que sur tel autre.

Pour le pharynx, deux fois seulement j'ai vu le muguet y pénétrer, sans que la mort s'ensuivît. Dans ces deux cas, il y avait entérite. Une fois, il y eut des vomissements de lait au moment où la gorge fut envahie ; l'autre fois, il n'y en eut pas du tout. Il n'y a rien à conclure de ces deux faits, d'autant plus que, même s'ils avaient une signification positive, deux faits seraient insuffisants pour qu'on pût en tirer une conclusion. D'ailleurs, il sera très difficile de savoir à quoi s'en tenir sur la part que peut avoir le muguet du pharynx dans le vomisse-ment, parce qu'il est très rare d'observer la maladie dans ce point, sans qu'elle envahisse l'œsophage.

Quant à ce dernier, voici ce que j'ai observé : sur dix cas de muguet du pharynx et de l'œsophage démontrés par l'autop-sie, dans lesquels les symptômes avaient été notés avec la plus grande exactitude, il n'y eut de vomissements que dans trois cas.

Sur deux cas dans lesquels l'œsophage avait été envahi, le

pharynx étant resté sain, il y eut vomissement dans les deux.

Sur ces douze cas, ce symptôme ne s'est donc montré que dans cinq, et il faut remarquer que sur les sept dans lesquels il n'a jamais existé, trois fois le muguet était tout à fait confluent depuis le fond de la bouche jusqu'au cardia.

On doit en conclure que le vomissement n'est pas le résultat de l'altération de l'œsophage.

On ne peut donc pas expliquer ce symptôme par la position qu'occupe le muguet.

Il résulte de ce qui précède, que les vomissements observés quelquefois dans le muguet doivent être attribués au trouble sympathique produit sur l'estomac par la maladie.

Selles. — Les selles présentaient des variétés qu'il est très important de mentionner, avec d'autant plus de raison que c'est particulièrement leur nature qui indique la présence ou l'absence de l'entérite.

Chez 305 enfants, pendant tout le cours de la maladie, elles restèrent constamment épaisses, et leur nombre ne s'éleva pas au-dessus de trois dans les vingt-quatre heures. Le plus souvent elles étaient homogènes et d'une belle couleur jaune, quelquefois elles présentaient quelques stries verdâtres pendant deux ou trois jours, très rarement elles étaient complétement vertes, trois fois seulement elles eurent ce caractère, bien que l'enfant ne présentât aucun autre phénomène de la maladie intestinale.

La bonne consistance des selles coïncidait toujours avec l'absence de tout signe d'entérite.

Chez 97 enfants, il y eut de la diarrhée; dix-neuf fois elle parut de un jour à dix jours avant le muguet buccal, vingt-trois fois en même temps que lui, et cinquante-cinq fois de un jour à dix jours après lui. L'apparition de la diarrhée indiquait l'invasion de l'entérite; sa durée variait de vingt-quatre heures à plusieurs jours. Quand la maladie ne dépassait pas le sixième jour et se terminait par la mort, la diarrhée persistait jusqu'au dernier moment. Au contraire, quand le muguet durait un certain nombre de jours, jamais elle ne continuait jusqu'à la fin : elle présentait une sorte d'intermittence, puis cessait quand la guérison devait avoir lieu, plusieurs jours avant la disparition totale du mal de la bouche. Lorsque la maladie devait se terminer par la mort, la diarrhée cessait deux ou trois jours avant : alors tantôt il y avait suspension complète des selles, tantôt de rares évacuations de matières épaisses.

Dans quelques cas, les selles restaient demi-liquides, mais le plus souvent elles étaient tout à fait liquides. Généralement ce défaut de consistance ne venait que peu à peu et disparaissait de même, de sorte qu'au début et vers la fin les selles étaient semi-liquides ; c'était au moment où l'entérite avait toute son intensité qu'elles étaient liquides comme de l'eau. Leur couleur variait du jaune au vert ; dans la grande majorité des cas, elles avaient cette dernière nuance. Chez quelques enfants, elles présentaient la même couleur durant tout le temps de la maladie ; mais généralement la nuance variait d'un jour à l'autre : tantôt c'était un jaune nuancé de vert, tantôt au contraire la couleur verte dominait.

Dans quelques cas rares, j'ai vu les selles constituées soit par un liquide rougeâtre, lie de vin, soit par un liquide brun ; une fois elles étaient formées par une substance d'un blanc sale, dans laquelle on reconnaissait du muguet. (Voir l'observation 37e.)

Le nombre des selles variait de deux à dix dans les vingt-quatre heures ; généralement il y en avait de cinq à six. Leur fréquence était toujours en rapport avec leur liquidité, et d'autant plus grande, que l'entérite était à son apogée.

Tension. — Chez 305 enfants, le ventre ne présenta dans le cours de la maladie ni tension, ni augmentation de volume dignes d'être notées ; l'absence de ce symptôme coïncidait toujours avec celle de la diarrhée. Au contraire, chez les 97 enfants qui présentèrent des selles liquides, il y eut en même temps une tension plus ou moins considérable du ventre, excepté chez deux, qui moururent l'un le sixième jour, l'autre le dixième de la maladie. (Voir les observations 18e et 23e.)

Cette tension avec augmentation de volume du ventre était généralement en rapport avec la gravité de l'affection intestinale. Arrivant toujours après la diarrhée, elle ne présentait pas le même degré à toutes les périodes; peu prononcée au début, elle devenait plus forte au bout de quelques jours, et ne diminuait pas quand l'affection se terminait rapidement par la mort. Au contraire, si la maladie se prolongeait, elle présentait des alternatives de diminution et d'augmentation, puis souvent disparaissait peu à peu, au point de ne plus exister du tout au moment de la mort. Alors même, au lieu d'être tendu, souvent le ventre était rétracté. Dans les cas suivis de guérison, la tension cessait peu à peu, à mesure que la diarrhée disparaissait.

Douleur à la pression. — La douleur du ventre à la pression n'est pas tout à fait aussi facile à apprécier que le symptôme dont je viens de parler. On sait, en effet, que souvent le jeune enfant crie dès qu'on le touche, à moins qu'il ne soit profondément endormi. Or, le cri étant chez lui la seule voie au moyen de laquelle il puisse communiquer ses impressions, comment juger si la sensibilité est plus exaltée dans un point que dans un autre? On peut ainsi manquer de point de comparaison pour établir si une partie du corps est douloureuse au toucher; en effet, bien des fois il m'est arrivé de déterminer des cris de même nature en exerçant des pressions sur les bras et sur les cuisses, que lorsque je les exerçais sur le ventre. Il n'est donc pas toujours facile de savoir si le ventre est réellement douloureux quand on le touche. Néanmoins, en examinant le petit malade avec certains ménagements, en répétant chaque jour et à plusieurs reprises cet examen, on finit par savoir à quoi s'en tenir sur les points qui sont réellement douloureux.

Ainsi, chez les 97 enfants atteints de diarrhée et de tension du ventre, j'ai reconnu au moins une fois, dans le cours de la maladie, qu'il y avait douleur à la pression, l'enfant ne criant que lorsque le ventre était comprimé. Je crois être d'autant plus dans le vrai, que chez les enfants qui n'avaient ni diarrhée, ni tension du ventre, j'ai pu souvent, en m'entourant de beaucoup de précautions, le comprimer sans exciter le moindre cri. Mais pour arriver à la vérité, il ne faut pas se contenter d'un premier examen, il faut persévérer et souvent recommencer. J'ai donc pu constater bien des fois que le ventre était douloureux à la pression ; mais jamais, comme M. Valleix, je n'ai pu être assez heureux pour apprécier quel était le point douloureux. Je crois cette localisation excessivement difficile, pour ne pas dire impossible, à établir chez le nouveau-né, parce que si l'on exerce des pressions répétées sur le ventre, l'enfant pousse bientôt des cris constants, quelle que soit la partie touchée, et il devient alors d'une difficulté extrême de déterminer si un point est douloureux à l'exclusion des autres.

Chaleur. — Chez tous les enfants atteints de diarrhée, de tension et de sensibilité du ventre, celui-ci m'a présenté une chaleur anormale ; il semblait que, chez eux, toute l'activité vitale était concentrée sur ce point. En effet, tandis que la peau du visage et des membres se refroidissait, celle du ventre était le siége d'une température élevée. Cette augmentation de chaleur variait suivant l'époque de la maladie où on la constatait. Peu prononcée au moment où la diarrhée s'établissait, elle augmentait avec celle-ci et diminuait avec elle. Quand la maladie devait se terminer par la mort, la chaleur du ventre disparaissait quelque temps avant.

§ 2. Peau.

A. ÉRYTHÈME.

L'érythème n'est pas un symptôme propre au muguet ; on le rencontre très souvent chez les nouveau-nés qui, d'ailleurs, ne sont pas malades. Le contact des urines et des matières fécales sur une peau délicate explique la facilité avec laquelle cette inflammation se développe chez eux. Si déjà, à plusieurs reprises, j'ai noté avec soin la présence où l'absence de l'érythème dans les cas que j'ai signalés ; si je consacre à cet exanthème un paragraphe parmi les symptômes du muguet, c'est particulièrement à cause de l'importance que **M. Valleix** lui a donnée dans la marche de cette maladie. En effet, cet auteur estimable l'ayant rencontré dans tous les cas, vingt-quatre fois, le croit intimement lié à l'existence du muguet. Comme lui, je crois sans doute que l'état général sous l'influence duquel naît cette maladie facilite le développement de l'érythème; mais, comme **MM. Trousseau et Delpech**, je crois aussi que la cause essentielle de cet exanthème est le contact irritant de l'urine et des matières fécales.

Voici les preuves de cette opinion :

1° J'ai rencontré mainte fois l'érythème en l'absence du muguet, soit chez des enfants bien portants, soit chez des nouveau-nés malades.

2° Dans un grand nombre des cas de muguet que j'ai observés, l'érythème a manqué; ainsi, sur 402 enfants atteints de cette maladie, je ne l'ai rencontré que deux cent vingt et une fois, 181 n'en ont pas eu la moindre apparence.

3° L'érythème se montre presque toujours sur les points de la peau qui sont en contact direct avec l'urine ou les matières fécales, les fesses, le scrotum ou la vulve, la partie postérieure et interne des cuisses et des jambes; jamais on ne le voit paraître à la partie antérieure et externe des membres inférieurs.

Or, si, d'une part, l'érythème s'observe chez des nouveaunés qui n'ont pas le muguet; si, d'autre part, il ne se montre pas chez un grand nombre de ceux qui ont cette maladie; si, d'un autre côté, il se développe spécialement sur les points de la peau qui sont en contact avec les matières excrémentitielles, on peut assurer que cet exanthème ne peut pas être considéré comme le résultat du muguet, et qu'il naît sous l'influence d'une cause locale d'irritation.

On croit généralement que l'érythème est la conséquence de la diarrhée : c'est une erreur que M. Valleix a le premier relevée en démontrant que souvent il se développait avant elle et disparaissait alors qu'elle existait encore. **Mes observations**

sur ce point sont conformes à celles de M. Valleix ; en effet, sur
221 muguets avec érythème, cent soixante-trois fois il n'y avait
pas de diarrhée, et dans les 97 cas de muguet où celle-ci existait,
trente-neuf fois il n'y avait pas d'érythème. On ne peut donc pas
dire que la diarrhée soit la cause de l'érythème. Ce fait semblerait donner raison à M. Valleix, lorsqu'il attribue la présence de
l'érythème au muguet plutôt qu'à l'irritation locale produite par
les matières excrémentitielles, mais il n'est pas nécessaire qu'il
y ait diarrhée pour que ces matières aient assez d'âcreté pour
enflammer la peau ; l'urine, d'ailleurs, si souvent altérée dans
l'état de maladie, ne serait-elle pas suffisante pour produire
une inflammation sur les points avec lesquels elle est perpé-
tuellement en contact?

Un fait sur lequel M. Valleix a insisté d'une manière particulière, semblerait prouver l'importance de l'érythème comme
symptôme ; c'est qu'il précédait habituellement l'apparition du
muguet dans la bouche ; il en fut ainsi pour lui dans 17 cas
sur 23. MM. Trousseau et Delpech ont fait remarquer que dans
leurs observations, l'érythème ne s'est presque jamais développé
le premier. Je suis arrivé aux mêmes résultats que ces messieurs ;
en effet, sur les 221 enfants qui m'ont présenté l'érythème,
8 seulement l'ont eu avant la formation du muguet, 13 l'ont
eu le même jour, et chez 200 il ne s'est montré qu'après.

Au moyen du tableau suivant, on sera fixé d'une manière
précise sur l'époque où l'érythème s'est montré dans les 221 cas ;
je fais partir le début du muguet du jour de l'apparition de la
rougeur buccale.

Époque de l'apparition de l'érythème.

Nombre d'enfants.	Nombre de jours avant le muguet.	En même temps.	Nombre de jours après le début du muguet.
1	16		
7	1		
13		Le même jour.	
3			1
13			2
11			3
25			4
18			5
28			6
31			7
14			8
15			9
20			10
5			11
5			12
3			13
4			14
1			15
2			16
1			24
1			25
221			

L'intensité de l'inflammation cutanée n'était pas toujours en rapport avec celle de la maladie; je l'ai vue manquer dans quelques cas graves : ainsi, sur les 20 enfants qui succombèrent, 11 n'eurent point d'érythème, preuve nouvelle de l'indépendance de cet exanthème et du muguet.

L'érythème ne se présentait pas toujours avec le même aspect. Je rattache à trois formes celles qu'il m'a été donné d'observer : la plus fréquente se rapportait à la forme appelée par Willan *erythema læve*, puis venait l'*erythema papulatum* (1), enfin la moins fréquente était l'*intertrigo*.

L'*erythema læve* commençait tantôt sur la marge de l'anus,

(1) *Delineations of cutaneous diseases*, London, 1840, pl. XXXI.

tantôt sur le scrotum ou la vulve; il consistait en une rougeur
plus ou moins étendue qui restait rarement bornée à ces points,
mais qui, au contraire, se propageait peu à peu aux fesses, et
très souvent de là gagnait la partie postérieure et interne des
cuisses, quelquefois même les mollets jusqu'aux talons. Dans
cette forme, la peau était d'un rouge intense uniforme, luisante, tendue et douloureuse.

L'*erythema papulatum* débutait ordinairement par les fesses,
puis s'étendait à la partie postérieure et interne des cuisses et
des jambes. Je l'ai vu quelquefois borné aux cuisses, et même
aux jambes, mais très rarement. Cette forme était caractérisée
par de petites taches rouges, rudes et papuleuses en plus ou
moins grand nombre.

L'*intertrigo* débutait toujours par les fesses et s'étendait ensuite au haut des cuisses; il dépassait rarement cette limite.
Il ressemblait beaucoup à l'*erythema lœve*, avec cette différence
qu'il était accompagné d'un suintement séreux avec destruction
de l'épiderme, et quelquefois même avec excoriation saignante
intéressant le derme, et exhalation séro-purulente.

Ces trois formes, qui habituellement existaient isolément, se
combinaient quelquefois : ainsi j'ai vu un *erythema lœve* occuper les fesses, tandis qu'un *erythema papulatum* existait sur la
partie postérieure des jambes.

Dans ces différentes formes d'érythème, au début, l'éruption
était d'un rouge peu intense, et limitée à un point peu étendu,
puis elle prenait une teinte plus vive et gagnait peu à peu les
régions que j'ai indiquées. Elle restait quelques jours stationnaire, et pâlissait ensuite par degrés. Assez souvent alors,
après s'être effacée, la rougeur reparaissait pendant quelques
jours encore, puis pâlissait de nouveau; la fin était, le plus
souvent, caractérisée par une desquamation qui était en rapport avec l'intensité de l'érythème.

Sa durée était de quatre à vingt jours; presque toujours il
existait encore alors qu'il n'y avait plus de muguet, quelquefois
il persistait pendant dix jours et plus après la cessation de ce
dernier.

B. ULCÉRATIONS DES TALONS ET DES MALLÉOLES.

Pas plus que l'érythème, je ne puis regarder cette altération comme propre au muguet; mais M. Valleix y attachant une grande importance, j'ai cru devoir y consacrer quelques lignes. Ce médecin distingué a rencontré des ulcérations soit aux talons, soit aux malléoles, vingt fois sur 24 cas; dès lors il n'est pas étonnant qu'il ait considéré ce phénomène comme un symptôme du muguet. A ces faits, j'en opposerai de bien plus nombreux qui m'obligent d'avoir une opinion tout à fait opposée. Sur 402 cas de muguet, je n'ai rencontré que vingt-neuf fois l'ulcération des parties inférieures du corps, vingt-trois fois elle siégeait aux talons, trois fois aux malléoles internes, trois fois au devant des jambes. Ce chiffre est évidemment trop minime pour qu'on puisse en conclure que l'ulcération des talons et des malléoles naît sous l'influence du muguet. Je suis d'autant moins porté à le croire, que souvent j'ai constaté cette altération dans les cas peu graves : ainsi, sur les 29 malades qui en furent atteints, treize fois le muguet fut bénin, seize fois il s'éleva jusqu'à l'entérite, mais six fois seulement la maladie se termina par la mort. J'ajouterai à cette remarque que souvent on observe l'ulcération des talons ou des malléoles chez des enfants qui ne sont pas malades. On comprend, en effet, que des parties qui sont à peu près constamment maintenues au milieu de linges mouillés par les urines, qui, en même temps, sont soumises à un frottement répété produit par le mouvement des membres inférieurs, on comprend que ces parties s'enflamment et s'ulcèrent par la seule influence des causes locales que je viens de signaler. Je m'explique parfaitement la plus grande fréquence de l'ulcération du talon à cause de sa saillie, qui augmente l'intensité du frottement.

Comme M. Valleix, je pense que la diarrhée n'est pour rien dans la production de ces ulcérations; car, sur les 29 cas dont je viens de parler, treize fois il n'y avait pas de diarrhée, et dix fois elles existaient avant son apparition.

Les ulcérations que j'ai eu l'occasion d'observer siégeaient ou vers le talon, au niveau de l'insertion du tendon d'Achille, ou un peu au-dessus des malléoles internes, ou en avant, vers l'union du pied et de la jambe. Toujours elles débutaient par un peu de rougeur, puis l'épiderme était détruit, puis le derme était attaqué, mais jamais je n'ai vu ce dernier détruit dans toute son épaisseur. Elles étaient ordinairement de la grosseur d'une lentille; j'en ai vu de la largeur d'une pièce de 50 centimes. Habituellement blafardes, elles devenaient rosées quand la maladie devait guérir, bourgeonnaient un peu, et l'épiderme se reformait ensuite. Au contraire, lorsque la mort devait arriver, elles prenaient un aspect croûteux et corné; une fois j'ai vu une véritable eschare.

Ces ulcérations se sont formées sept fois avant l'apparition du muguet dans la bouche, six fois en même temps que lui, seize fois après.

Sur les 20 sujets qui ont succombé à la suite du muguet, 16 ne m'ont point offert d'ulcérations cutanées, ce qui prouve, comme je l'ai dit, qu'elles sont bien plutôt l'effet d'une irritation locale pure et simple que celui d'une disposition générale, car alors on les remarquerait surtout dans les cas suivis de mort.

§ 3. État de la circulation. Chaleur du corps.

Battements du cœur. — L'auscultation de la région précordiale ne m'a jamais fait entendre de bruit anormal.

Dans les cas où je n'ai pu compter les pulsations de l'artère radiale, les battements du cœur m'ont paru avoir plus de fréquence que n'en présentait le pouls dans les mêmes conditions de maladie, ce qui tenait sans doute à l'agitation des enfants quand on plaçait l'oreille sur leur poitrine. Aussi l'auscultation du cœur ne donne-t-elle de résultats bien positifs que dans le dernier jour de la vie, alors que le petit malade est dans un état de prostration complète; car, dans ce moment, l'enfant ne

s'agitant plus quand on l'examine, on peut juger de la fréquence et de la force du mouvement circulatoire que le pouls
n'indique plus.

État du pouls. — Comme chez les nouveau-nés le pouls peut
avoir une grande fréquence, bien qu'à l'état physiologique, il
est difficile de juger dans tous les cas si l'enfant présente une
véritable accélération fébrile. On ne peut avoir de certitude à cet
égard qu'en notant la fréquence du pouls chaque jour de la
maladie, et comparant ensuite; c'est ce que j'ai fait constamment, et voici les résultats auxquels je suis arrivé :

Sur les 286 enfants qui m'ont présenté la première forme de
la première variété, soit un muguet bénin sans entérite, chez
284 le pouls a battu, durant tout le cours de la maladie, de
104 à 160 fois par minute, suivant les sujets, sans présenter de
variations notables d'un jour à l'autre; chez 2 enfants, il a offert
des variations : l'un avait de 96 à 100 pulsations, l'autre avait
de 144 à 180 pulsations; cette élévation du pouls se manifesta
sous l'influence d'une constipation opiniâtre, sans vomissement, ni douleur apparente du ventre.

Chez les dix-neuf nouveau-nés qui ont été atteints de muguet
confluent sans entérite, j'ai remarqué qu'au moment où la
bouche, au lieu de se dépouiller, était envahie par des points
plus nombreux de muguet, le pouls prenait un peu plus d'élévation et de fréquence : ainsi, avant l'invasion de la maladie,
ou dans les premiers jours, donnait-il 120 pulsations; il s'élevait à 132, 140, lorsque le muguet devenait confluent. Donnait-
il 130 les premiers jours, il s'élevait à 142, 148. (Voir les observations 11ᵉ et 12ᵉ.) Puis, quand la maladie était à son déclin,
il revenait à son rhythme habituel.

Dans les 97 cas de muguet avec entérite, le pouls devenait
plus fréquent et plus élevé, au moment où la diarrhée se montrait : de 120 pulsations, par exemple, il s'élevait à 132, et à
mesure qu'elle augmentait d'intensité, il allait quelquefois jusqu'à 150 et 160. Lorsque la maladie se terminait par la guérison, le pouls reprenait son rhythme normal, à mesure que

L'état de l'intestin s'améliorait ; il descendait même quelquefois
un peu au-dessous : ainsi je l'ai vu à 102 pulsations durant la
convalescence, puis, peu à peu, il revenait à 108, 114, 120, à
mesure que l'enfant était rendu à la santé.

Lorsque la maladie se terminait par la mort, voici ce que j'ai
observé sur les 20 enfants qui ont succombé :

Chez 5, à aucune époque je n'ai pu sentir le pouls ; mais
ces enfants, d'une part, étaient si faibles, que les pulsations
échappaient au doigt, et d'autre part, leur maladie était si violente et si rapide, qu'ils se sont trouvés placés immédiatement
dans la catégorie des enfants à l'agonie. Les battements du cœur
étaient, chez eux, faibles et fréquents ; leur fréquence pourtant
était moindre le dernier jour.

Chez les 15 autres, à mesure que les phénomènes tant
bucco-pharyngiens que gastro-intestinaux s'aggravaient, le
pouls s'élevait graduellement à 132, 140 et au delà, suivant les
sujets ; puis, dans tous les cas, il perdait de sa force, était filiforme ; enfin les deux ou trois derniers jours, il devenait imperceptible. Alors les battements du cœur étaient faibles et moins
fréquents que ne l'était le pouls les jours précédents. Une fois
le pouls s'éleva de 96 à 120, 130, 156, 162, puis descendit à
138, puis devint imperceptible.

Le pouls ne m'a jamais présenté ni inégalités, ni irrégularités
positives. Quelquefois des pulsations m'ont paru manquer, mais
j'ai toujours attribué cette absence à une plus forte pression
momentanée du doigt sur une artère très facile à déprimer à
cause de sa petitesse et de sa mollesse.

Chaleur du corps. — Les nouveau-nés ont une grande tendance au refroidissement des extrémités : aussi dans leurs maladies aiguës on ne constate pas chez eux, comme chez
l'adulte, cette chaleur de toute la périphérie qui, chez ce dernier, accompagne l'accélération du pouls ; pourtant, il y a
aussi chez le nouveau-né, à mesure que la circulation s'accélère, un certain développement de calorique, mais je l'ai toujours vu borné à la partie malade. Ainsi dans le muguet, comme

je l'ai dit, la bouche s'échauffait dans tous les cas, la peau du ventre était plus chaude qu'à l'état normal, lorsqu'il y avait entérite; mais la tête, les membres conservaient leur température.

Il en était ainsi, lorsque le muguet était bénin, ou bien lorsque, grave, il se terminait par la guérison; mais quand l'issue devait être funeste, en même temps que le pouls devenait filiforme, puis imperceptible, c'est-à-dire les deux ou trois derniers jours de la vie, la peau du visage se refroidissait ainsi que celle des membres; de fraîche qu'elle était avant, elle devenait glaciale, et se recouvrait, non de sueur, mais de quelque chose de gluant. A cette période, la chaleur de la bouche, celle du ventre disparaissaient aussi peu à peu, de sorte que, souvent vingt-quatre heures avant la mort, l'enfant avait déjà le froid, et je dirai bientôt, l'aspect du cadavre.

D'après ce qui précède, il est évident, comme l'a fait observer M. Valleix, que les nouveau-nés, comme les enfants plus âgés et les adultes, sont susceptibles de fièvre. Mais aussi il n'est pas douteux qu'il n'existe de grandes différences entre l'état fébrile des premiers et celui des derniers. Ainsi, tandis que chez ceux-ci, généralement dans les maladies graves, l'accélération du pouls est très forte, la chaleur intense; chez ceux-là, au contraire, la fréquence de l'artère est proportionnellement beaucoup moins marquée. En effet, quelquefois dans des cas de muguet mortels, le pouls ne s'est pas élevé à plus de 132 à 138 pulsations, comme on peut le voir dans les exemples que j'ai donnés; dans un cas, je l'ai vu rester de 96 à 102, fréquence qui est en dessous de celle de l'état physiologique. Chez les nouveau-nés, la chaleur est aussi beaucoup moins prononcée, puisque je l'ai trouvée toujours bornée à la partie malade. Voilà donc des différences qu'il est important de signaler, et si, de plus, je fais remarquer que dans les cas de muguet bénin, je n'ai jamais rencontré d'accélération notable dans le pouls, je crois pouvoir dire avec assurance que l'état fébrile s'établit

avec plus de difficulté chez l'enfant qui vient de naître que
chez celui qui est plus avancé en âge, ou chez l'adulte.

§ 4. Facies, amaigrissement, état des forces.

Facies. — Au début de la maladie, la face présentait des
différences suivant l'âge des enfants. rouge chez les plus jeunes,
elle avait une teinte rosée chez les plus âgés; quelquefois une
nuance jaune, indice d'un commencement d'ictère, se combinait avec les couleurs que je viens d'indiquer.

Dans les cas de muguet bénin, la face présentait peu de changements; mais dans les cas graves, après quelques jours de
maladie, elle pâlissait plus ou moins, prenait quelquefois un
aspect jaune terne; lorsque la guérison avait lieu, cette pâleur
se dissipait peu à peu, et les joues reprenaient insensiblement
leur couleur rosée.

Lorsque la terminaison devait être fatale, la face, de pâle,
devenait tout à fait terreuse, et se couvrait de rides, ensemble
qui, ainsi que je l'ai déjà dit, donnait à l'enfant l'aspect d'un
vieillard décrépi ou celui d'un singe. Un ou deux jours avant
la terminaison, les lèvres, les joues, le tour des yeux prenaient
une teinte violette qui persistait après la mort.

Amaigrissement. — L'embonpoint variait au début, suivant
les sujets; quand la maladie était bénigne, il n'était nullement
modifié. Il n'en était pas ainsi dans les cas graves, à moins que
la maladie ne fût très prompte, car alors j'ai vu les enfants
conserver à peu près tout leur embonpoint; mais quand l'affection se prolongeait, les enfants maigrissaient peu à peu, au point
d'être réduits à l'état de squelette, lorsque la terminaison était
fatale. Cet état de maigreur était général; on l'observait sur
toutes les parties du corps, mais il était plus remarquable à la
face, à cause de l'aspect vraiment hideux que les rides et la
teinte bistre, mêlée de violet, lui donnaient dans les derniers
moments de l'existence.

État des forces. — Dans les premiers jours de la maladie,

les forces n'étaient pas sensiblement diminuées, c'est-à-dire que
les enfants agitaient leurs membres, lorsqu'on les touchait,
contractaient l'avant-bras sur le bras, quand on voulait tâter
leur pouls. Cette espèce d'opposition qu'ils mettaient à se laisser examiner diminuait peu à peu, et devenait tout à fait nulle
chez ceux qui devaient succomber, au point que, dans les derniers temps de l'existence, la seule opposition qu'ils fissent, était
une espèce de grognement, mais les membres et la tête restaient immobiles : on aurait pu croire avoir sous les yeux un
véritable cadavre, tellement la prostration était poussée loin.

§ 5. Respiration.

Chez les enfants qui ont eu un muguet bénin, ou un muguet
grave suivi de guérison, je n'ai rien remarqué du côté de la
respiration, qui est toujours restée à l'état normal ; mais chez les
20 nouveau-nés qui ont succombé, elle m'a présenté les modifications que je vais signaler.

Dans un cas où il y eut une pneumonie au premier degré,
durant les derniers jours de la vie, la respiration était précipitée
et du râle se faisait entendre dans les deux poumons. (Voir
l'observ. 25e.)

Dans un autre où la pneumonie était au deuxième degré,
mais circonscrite, il n'y eut point de gêne appréciable dans la
respiration, mais on entendait du souffle bronchique et du râle
sous-crépitant. (Voir l'observ. 22e.)

Chez les 18 autres malades, je n'ai apprécié dans la respiration une différence avec l'état normal, que dans les derniers
moments, c'est-à-dire de un à trois jours avant la mort. Alors
dans tous les cas, à l'exception d'un seul, la respiration se ralen-
tissait au point que je trouve dans mes notes, pour le dernier
jour de la maladie : « il semble que l'enfant ne respire plus, »
circonstance qui, jointe à l'état du facies et à l'immobilité du
corps, faisait du malade un cadavre anticipé. Chez un de ces
enfants, la respiration était gênée, fréquente pendant les trois

derniers jours. Chez tous, durant cette dernière période de
l'existence, il n'y avait pas de toux, mais on entendait, vers la
par ie postérieure et intérieure de la poitrine, des deux côtés, du
râle sous-crépitant humide; chez un de ces enfants le râle était
plutôt sonore sibilant, et chez un autre on pouvait l'entendre à
distance le dernier jour.

Il est évident, d'après ces observations, que dans le muguet,
les organes de la respiration ne sont pas habituellement malades, et que les phénomènes observés à la fin de cette affection
doivent être attribués, d'une part, à l'adynamie profonde dans
laquelle sont plongés les malades, et, d'autre part, à l'engorgement pulmonaire résultat du décubitus dorsal.

§ 6. Plaintes et cris.

Sur les 286 enfants qui ont été atteints de muguet bénin sans
entérite, je n'ai jamais eu à noter des cris plaintifs.

Je puis en dire autant des 19 sujets qui m'ont présenté un
muguet confluent sans entérite.

Au contraire, les 97 nouveau-nés chez lesquels l'inflammation a aussi occupé l'intestin ont présenté des cris particuliers
et des plaintes sur lesquels je dois appeler l'attention. Au
reste, ce que j'ai à en dire est à peu près la reproduction de ce
qu'a observé M. Valleix à ce sujet.

Dans tous les cas il y avait des cris et des plaintes spontanés;
c'est à-dire que l'enfant, étant couché dans son berceau, poussait tout à coup un cri plaintif, et en même temps son visage
exprimait la douleur. A cet état caractéristique de la souffrance
succédait un calme dont la longueur variait suivant les individus : ainsi, tandis que, chez les uns, il n'y avait entre chaque
cri qu'un intervalle de quelques minutes, chez d'autres il était
de quelques heures. La fréquence de ces cris était en rapport
avec l'intensité de l'entérite. Ces plaintes étaient plus fréquentes
la nuit que le jour; dans les cas suivis de mort, à chaque
minute de la nuit, l'enfant se faisait entendre, tandis que dans

le jour il avait des heures entières de repos. Quant à la force du
cri, il est évident qu'au début de l'affection il avait plus d'énergie qu'à la fin, et que cette énergie allait progressivement en
diminuant à mesure que le mal augmentait. Cet affaiblissement
était même tel que l'enfant finissait par ne plus faire entendre
qu'un simple grognement. La diminution dans la force du cri
se faisait remarquer dans tous les cas ; mais dans ceux où le
pharynx était occupé par le muguet, il y avait altération dans
le timbre de la voix, raucité, et le cri était tout à fait étouffé.

Quelle était la cause de ces cris plaintifs? Dès le moment
qu'ils n'étaient poussés que par les enfants chez lesquels il y
avait entérite, il est évident qu'ils étaient le résultat de douleurs
intestinales, de véritables coliques.

Je n'ai jamais vu les petits malades donner d'autres signes
d'agitation que ceux manifestés par les plaintes ; ils étaient
généralement immobiles dans leur berceau, comme le sont
des enfants de naissance qui ne savent manifester leurs douleurs que par les cris.

ARTICLE IV. — ANATOMIE PATHOLOGIQUE.

Les altérations qu'on rencontre à la suite du muguet sont
multiples ; en conséquence, il convient, pour les décrire avec
précision, de passer chaque organe successivement en revue.
26 observations, suivies d'autopsie, vont me servir à faire cette
description.

§ 1. Peau et tissu cellulaire sous-cutané.

Dans l'article consacré aux symptômes, j'ai longuement
insisté sur les phénomènes que, pendant le muguet, on observe
souvent à la surface du corps ; en conséquence, je me contenterai ici d'ajouter quelques courts développements à ceux dans
lesquels je suis entré.

La maigreur des cadavres était toujours en raison directe de
la durée de la maladie.

Dans tous les cas, les parties les plus déclives du corps m'ont présenté des lividités plus ou moins étendues ; quelquefois elles existaient aussi sur d'autres points. Ainsi, sur 6 cadavres, elles occupaient toute la surface cutanée ; sur 1, les quatre membres en étaient couverts ; sur 2, les membres inférieurs seulement ; sur 1, les lividités occupaient la face et la poitrine ; sur 4, les parois abdominales.

L'érythème avait disparu un peu avant la terminaison fatale dans les 8 cas où je l'ai observé : une fois à l'endroit où il siégeait, il existait une excoriation saignante.

Sur 9 cas, dans lesquels il y avait eu ictère, cinq fois après la mort on n'en trouvait pas de traces, trois fois la teinte ictérique se reconnaissait encore d'une manière très distincte ; mais dans un cas, l'ictère ne s'était montré que deux jours avant la mort, une fois la teinte jaune n'existait que sur les parois abdominales.

Dans un cas, les bras et les jambes du cadavre étaient fortement œdématiés, et des incisions s'écoulait beaucoup de sérosité : l'œdème n'avait paru qu'à la fin de la maladie, qui avait duré trente jours.

En fait d'éruptions, une fois de nombreuses pétéchies existaient sur l'abdomen ; une autre fois des taches violettes, qui s'étaient montrées pendant la maladie, avaient pâli, mais se reconnaissaient encore.

Dans les cas où il y avait eu ulcération des talons ou des malléoles, on trouvait à la place une surface cornée et sèche ayant l'épaisseur de la partie du derme détruite.

Dans un cas il y avait eu un érysipèle phlegmoneux des parois abdominales du côté gauche ; sur le cadavre il existait un vaste décollement de la peau.

§ 2. Voies digestives.

A. ÉTAT SAIN.

La membrane muqueuse qui tapisse les voies digestives étant le siége principal de la maladie, une connaissance exacte des conditions dans lesquelles se trouve cette membrane à l'état sain est nécessaire pour qu'on puisse apprécier exactement les ravages que le muguet exerce sur elle; mais comme dans les affections des nouveau-nés, il est très rare que l'intestin ne soit pas atteint d'inflammation, tantôt primitivement, tantôt secondairement, on n'a pas souvent l'occasion, dans les autopsies qu'on est appelé à faire, de rencontrer un tube digestif sans altérations. En conséquence, ayant été à même d'examiner après leur mort deux nouveau-nés chez lesquels aucun trouble fonctionnel ne s'était manifesté dans toute l'étendue du tube digestif, je crois bien faire en exposant ici l'état dans lequel se trouvait, chez eux, la membrane muqueuse de l'appareil de la digestion. Inutile d'insister sur l'importance d'une pareille étude.

Dans les deux cas il s'agissait de nouveau-nés morts de pneumonie; le sujet de la première observation était une fille délicate, âgée de cinq semaines au moment de la mort, et celui de la seconde une fille robuste, âgée de sept semaines.

Voici l'état des voies digestives : chez la première, l'autopsie fut faite le 16 avril, cinq heures après la mort. La bouche ne présente aucune trace de muguet, la membrane muqueuse est pâle dans tous les points de la cavité buccale; les pinces peuvent saisir cette membrane et former des lambeaux très minces de 2 à 3 millimètres de long. Le pharynx est d'un rouge très pâle, et ne présente rien de particulier à noter; l'œsophage a une teinte rosée. La membrane muqueuse est, dans ces deux organes, lisse, souple, mince, et donne des lambeaux de 2 à 3 centimètres de long; la membrane musculeuse est d'un rouge clair, elle offre une certaine résistance. A l'ouverture de l'abdomen, le paquet intestinal est remarquable par sa blancheur, il est distendu par des gaz; le péritoine ne contient point de sérosité; les ganglions mésentériques ont la grosseur de fortes lentilles, sont blancs et ne s'écrasent pas sous les doigts. L'estomac contient une cuillerée à bouche, environ, d'un liquide jaune verdâtre peu épais; sa membrane muqueuse est d'un blanc légèrement rosé, et

donne des lambeaux qui, dans le grand cul-de-sac, ont 1 centimètre de long, et dans le petit de 2 à 3 centimètres. Il va sans
dire que, dans tous les cas où j'ai cherché à obtenir des lambeaux de muqueuse, j'ai pris toutes les précautions nécessaires
pour ne pas entraîner la moindre lame de tissu sous-muqueux,
car, en augmentant l'épaisseur des lambeaux, la présence du
tissu cellulaire les rend beaucoup plus faciles à obtenir. L'intestin grêle contient un peu de matière jaune épaisse; sa membrane muqueuse est d'un bout à l'autre d'un blanc sale avec
quelques arborisations rosées à peine visibles de loin en loin;
il y a dans l'iléon, près de la valvule iléo-cœcale, deux plaques
de Peyer parfaitement visibles, leur couleur est la même que
celle de la muqueuse; elles sont à peine saillantes et présentent
1 centimètre de long sur 4 millimètres de large. Je puis obtenir
des lambeaux de membrane muqueuse dans toute l'étendue de
l'intestin, dans le duodénum et le jéjunum; ils ont jusqu'à
1 centimètre de long, dans l'iléon ils ne sont que de 4 à 5 millimètres. Le gros intestin contient quelques matières jaunes très
épaisses. Sa membrane muqueuse est d'un blanc sale; elle donne
des lambeaux de 3 centimètres de long dans le cœcum, et de
1 centimètre seulement dans le côlon et le rectum. D'un bout à
l'autre du tube digestif, le tissu cellulaire sous-muqueux et
le tissu musculeux sont décolorés et offrent une certaine
résistance.

Chez le second sujet, voici ce que j'ai observé : l'autopsie fut
faite le 14 mai, vingt-deux heures après la mort. La bouche est
pâle, ne présente aucune altération; sa membrane muqueuse
fournit dans tous les points de petits lambeaux de quelques
millimètres. Le pharynx et l'œsophage sont rosés; la membrane
muqueuse y est lisse, se sépare avec facilité du tissu cellulaire
sous-jacent en lambeaux de 1, 2 et 3 centimètres de long. Je dois
dire ici que, dans toutes les autopsies où l'œsophage m'a paru
sain, je n'ai jamais pu obtenir de lambeaux de toute la longueur
de l'organe, ce qui m'est arrivé souvent lorsqu'il était atteint de
muguet. La membrane musculeuse est pâle, mais résistante. A

l'ouverture de l'abdomen, tout le paquet intestinal est blanc et rétracté sur lui-même; il ne présente aucune apparence de gaz, et se trouve refoulé en arrière. Les ganglions mésentériques sont nombreux, rosés, aplatis; le plus gros a la largeur d'une pièce de 20 centimes. Le péritoine ne contient point de sérosité. L'estomac contient quelques mucosités épaisses, transparentes et filantes, difficiles à enlever. Sa membrane muqueuse, qui est d'une teinte rosée, présente une foule de plis sous forme de colonnes allant du cardia au pylore; elle résiste aux frottements et aux tractions, et fournit des lambeaux de 1 centimètre 1/2 de long dans le grand cul-de-sac, et de 3 à 4 centimètres près du pylore. L'épaisseur de toutes les membranes de l'estomac est de 2 millimètres dans le grand cul-de-sac et de 1 millimètre 1/2 dans le petit. Le duodénum et le jejunum contiennent une matière d'un jaune foncé, liquide épais qui, une fois enlevé, laisse sa teinte sur les valvules conniventes. La membrane muqueuse est d'un blanc sale rosé; elle résiste partout aux frottements, et donne dans le duodénum des lambeaux de 5 millimètres, et dans le jejunum de 2 millimètres au plus. L'épaisseur de ces deux parties de l'intestin est de 1/2 millimètre. L'iléon ne contient pas de matières dans ses deux tiers supérieurs; dans le tiers inférieur, elles sont jaunes et plus épaisses que celles du jejunum. La membrane muqueuse est d'un blanc sale rosé, avec quelques très légères arborisations; elle présente plusieurs plis longitudinaux; on y compte, dans les deux tiers inférieurs, dix-huit plaques de Peyer, dont la plus grande a 3 centimètres de long et 5 millimètres de large, et la plus petite 1 centimètre de long et 2 millimètres de large; elles ont la même couleur que le reste de la membrane muqueuse, et sont formées par de petits mamelons à peine saillants, séparés les uns des autres par d'étroites sinuosités : le tout circonscrit par un bord régulier un peu relevé. Dans les deux tiers supérieurs de l'iléon, la membrane muqueuse fournit des lambeaux de 3 millimètres, et dans l'inférieur, surtout près de la valvule iléo-cœcale, ils ont jusqu'à

7 millimètres de long; sur les plaques de Peyer, ils ne sont que
de 1 millimètre; au delà de cette longueur, le tissu sous-
muqueux est entraîné, et toute la plaque avec lui. Je ne puis
distinguer de follicule isolé. L'épaisseur de l'iléon est de
1/2 millimètre. Le gros intestin contient une petite quantité
de matières jaunes très épaisses; sa membrane muqueuse est
rosée; elle présente une foule de plis saillants longitudinaux et
transversaux, formant des carrés de différentes grandeurs;
dans le cœcum et le côlon, elle me fournit des lambeaux de
1 centimètre de long; dans le rectum, ils sont de 1 centimètre
8 millimètres. Je ne distingue aucun follicule muqueux. L'épaisseur de l'intestin est de 1 millimètre dans le cœcum et le côlon,
de 1 millimètre 1/2 dans le rectum.

Les tissus sous-muqueux et musculeux sont tout à fait blancs
et résistants d'un bout à l'autre du tube digestif.

L'appareil de la digestion était-il à l'état normal dans les
deux autopsies que je viens de citer? L'absence de tout symptôme de maladie du côté de cet appareil, celle des altérations
qu'on rencontre ordinairement à la mort des individus dont les
organes digestifs ont été malades, en donnent la certitude. Dès
lors, la présence dans l'intestin de matières jaunes épaisses, la
teinte d'un blanc sale rosé de la membrane muqueuse, la résistance qu'elle offre lorsqu'on la frotte soit avec les doigts, soit
avec le dos du scalpel, la facilité avec laquelle on peut en obtenir des lambeaux dont la longueur varie suivant les régions,
un nombre très variable de plaques de Peyer de couleur grise
et à peine saillantes (1), l'impossibilité de distinguer les follicules isolés, l'état de pâleur et une certaine consistance des
tissus sous-muqueux et musculeux, sont les caractères qu'on
peut assigner aux organes de la digestion exempts de toute
altération (2).

Deux observations ne sont certainement pas suffisantes pour

____

(1) Souvent on ne trouve pas la moindre trace de plaque de Peyer.

(2) M. le docteur Hervieux pense qu'à l'état normal, l'œil le plus
exercé n'aperçoit aucune tuméfaction, aucun changement de couleur qui lui

qu'on établisse sur elles une loi ; mais comme l'état que je viens de décrire est opposé à ce qu'on rencontre après les maladies, je crois qu'on peut dire que les conditions dans lesquelles j'ai trouvé l'appareil digestif sont celles qui se rapprochent le plus de l'état physiologique.

B. ALTÉRATIONS CADAVÉRIQUES.

Bouche. — Souvent, dans le muguet, la bouche offre peu d'altérations à étudier après la mort. Le fait peut paraître extraordinaire ; pourtant, si l'on réfléchit que, lorsque la mort a lieu, bien souvent la cavité buccale est débarrassée en tout ou en partie du mal dont elle était le siége, on ne sera plus surpris de l'assertion que je viens d'émettre.

Sur 22 cadavres d'enfants morts du muguet, chez lesquels la bouche a été examinée avec attention, sept fois seulement la membrane muqueuse était encore tapissée en entier par le produit morbide, onze fois il n'en existait que quelques débris, et quatre fois on n'en trouvait plus de traces.

On aurait une idée bien incomplète des altérations que le muguet produit dans la cavité buccale, si l'on se contentait de les étudier sur le cadavre : c'est surtout pendant la vie qu'on doit observer ces lésions, qu'il est alors si facile de suivre de l'œil, et dont on se fait une idée très exacte, soit au moyen de la loupe, soit avec le microscope.

Ce que je vais dire ne doit donc être considéré que comme un complément des altérations que j'ai décrites en parlant des symptômes.

Dans les sept cas où la membrane muqueuse était entièrement couverte par le muguet, ce produit avait la consistance d'une bouillie épaisse de couleur tantôt jaune sale, tantôt grisâtre ; une fois on aurait dit une couche de chocolat au lait épaissi.

révèle la présence des glandules (*Mémoire sur l'altération des plaques de Peyer et des follicules isolés chez les nouveau-nés*, dans *Gazette médicale* du 16 février 1855).

Cette bouillie, qui avait 1 millimètre d'épaisseur sur la langue, les gencives, le palais, et 2 à 3 millimètres vers les joues, s'enlevait toujours en entier lorsqu'on la raclait avec le manche du scalpel.

La membrane muqueuse présentait des altérations qui semblaient varier suivant la couleur du produit morbide : ainsi, dans un cas où il était jaunâtre, la membrane était pâle et pouvait être saisie par les pinces sans se déchirer; dans un autre cas où le muguet était d'un blanc sale jaunâtre, elle était dans les mêmes conditions, si ce n'est qu'on voyait sur les côtés de la luette deux plaques de la grandeur d'une pièce de 50 centimes, où la membrane muqueuse était sèche, noirâtre comme brûlée, mais sans aucune trace de ramollissement, d'ulcération ou de gangrène. (Voir l'observation 38e.) Dans le cas où le produit morbide ressemblait à une couche de chocolat au lait, la membrane était rouge, injectée, mais non ramollie. Enfin, dans quatre cas où il était grisâtre, trois fois la membrane muqueuse était d'un jaune gris, sèche, dure, comme parcheminée, résistant aux tractions des pinces (voir les observations 24e, 25e, 27e); une fois elle était pâle et sans lésions.

Sur les 11 sujets chez lesquels la bouche ne présentait que quelques débris de muguet, huit fois la membrane muqueuse était pâle ou rosée, sans aucune altération, et le muguet, généralement d'un blanc jaunâtre, s'enlevait par un léger frottement; deux fois, sous les restes de muguet, qui alors était un peu adhérent, la membrane muqueuse avait une teinte violette, mais sans épaississement ni ramollissement; une fois les petites plaques de muguet qu'on trouvait du côté des joues étaient brunâtres, peu adhérentes, et en dessous la membrane était sèche, résistante, brune, de plus le palais était injecté.

Dans les quatre cas où il n'y avait plus traces de cryptogame, la membrane muqueuse était ou très pâle, ou à peine rosée et sans altérations. La langue, soit qu'elle fût entièrement débarrassée de son muguet, soit qu'elle en conservât une certaine couche, était habituellement comme ratatinée, pâle et exsangue, plutôt sèche et dure que ramollie. Une fois, dans un cas de muguet très confluent (voir l'observation 22e), la langue, dépouillée de son enduit, était rouge à sa surface; en l'examinant attentivement, on reconnaissait l'existence de l'épithélium; de plus on apercevait à la pointe quelques papilles à peine saillantes. Elle avait son volume ordinaire; sa membrane muqueuse n'était ni épaissie, ni ramollie, et son parenchyme, moins rouge que sa surface, ne saignait pas du tout quand on le divisait en tranches. Une deuxième fois (voir l'observation 39e), la langue présentait exactement le même aspect; mais, dans ce cas, il n'y avait de muguet qu'à sa surface et sur les joues. Les papilles étaient toujours peu saillantes, ce qui s'explique par l'existence prolongée du muguet en nappe sur la langue chez la plupart des sujets dont j'ai été appelé à faire l'ouverture; car, comme l'a fort bien observé M. Valleix, dans ce cas les papilles finissent par s'effacer. Généralement, au reste, c'est seulement au début de la maladie qu'elles sont rouges, tuméfiées, saillantes, et ce n'est pas alors qu'on fait de l'anatomie pathologique.

La membrane muqueuse buccale ne m'a jamais présenté sur le cadavre ni ulcérations, ni épaississement, ni ramollissement. J'ai eu beau chercher ces pertes de substance occupant la partie antérieure de la voûte palatine, et si bien décrites par M. Valleix, je ne les ai jamais rencontrées; jamais non plus je n'ai trouvé de destruction de l'épithélium, jamais la moindre érosion de la membrane muqueuse, particularités que j'ai observées quelquefois sur le vivant, ainsi que je l'ai dit à l'article des symptômes.

Sur le vivant, le muguet s'enlève avec beaucoup de peine, surtout quand il ne s'est pas encore étalé; jamais, dans la bouche des cadavres, je n'ai éprouvé une pareille difficulté. Ce fait tient sans doute à ce que, quelque temps avant la mort, la couche de muguet prend la consistance d'une bouillie, ce qui fait tout de suite voir, d'après ce que j'ai dit ailleurs, les différences qui existent, sous le rapport de la consistance et de l'adhérence, entre le muguet confluent observé pendant la vie et celui qu'on étudie sur le cadavre.

Placé sous le microscope, du muguet recueilli dans la bouche m'a présenté les phénomènes suivants :

Le muguet avait été pris par moi sur la langue et la partie interne des joues d'un garçon de quatorze jours, mort à la suite d'un muguet confluent avec entérite, je fis l'autopsie vingt-quatre heures après la mort, le 13 juin 1853. Le muguet observé sous le microscope par M. le professeur Derbès et moi, après avoir séjourné trente heures dans l'eau, nous présenta la structure suivante :

Nous vîmes à plusieurs reprises, et sur différents fragments, des filaments tubuleux cylindriques, les uns droits, les autres incurvés, présentant une ou plusieurs ramifications. Ces filaments étaient constitués par de nombreuses cellules plus ou moins longues réunies les unes aux autres par des articulations. Près de ces articulations, et surtout dans l'angle formé par les ramifications, on voyait un certain nombre de spores, corps sphériques ou un peu allongés, à bords nets. Entre les filaments on distinguait quelquefois des espèces de lamelles, de forme carrée ou à peu près, cellules épithéliales de la membrane muqueuse. Quelquefois on n'apercevait que ces cellules sans filaments. Indépendamment de ces objets, on voyait aussi des globules de lait et quelques magmas, formés probablement par le liquide visqueux qui doit réunir tous ces corps, et en faire le produit qui constitue le muguet.

Évidemment, nous avions sous les yeux un cryptogame et absolument le même que celui observé sur le vivant.

Sur un autre enfant, mort dans les mêmes conditions, nous fîmes exactement les mêmes observations.

Dans tous les cas que j'ai eus sous les yeux, le muguet s'est toujours montré dans la bouche ; j'assurerais même qu'il ne peut pas en être autrement, si je ne trouvais dans la *Clinique des nouveau-nés* de M. Valleix, un cas de muguet borné à l'œsophage.

Pharynx et œsophage. — Les altérations que j'ai rencontrées dans cette partie du tube digestif sont bien plus nombreuses et surtout plus importantes à étudier que celles de la bouche ; depuis la simple injection jusqu'à l'ulcération et même la destruction totale des parois par la gangrène, j'ai eu l'occasion de tout observer.

Sur les vingt-six autopsies, dix fois le pharynx et l'œsophage étaient sains, une fois ils étaient violacés, ce qui tenait à une sorte d'hypérémie du tissu sous-muqueux (voir l'observation 31ᵉ); treize fois, ils étaient atteints simultanément de muguet, et deux fois, l'œsophage seul présentait cette altération. Par conséquent, le pharynx n'était atteint de muguet que treize fois, et l'œsophage était envahi quinze fois. Si, pour avoir une proportion établie sur un plus grand nombre de faits, je réunis les vingt-deux cas indiqués par M. Valleix (1) à mes vingt-six, ce qui fait quarante-huit, je trouve que sur ce nombre, le pharynx ne présentait du muguet que vingt-trois fois, et l'œsophage en était atteint trente-deux fois. Si l'on concluait d'après ces faits seuls, il en résulterait que le pharynx serait envahi par le muguet dans moins de la moitié des cas, et l'œsophage dans les deux tiers; mais, à mon avis, quarante-huit faits ne sont pas suffisants, pour qu'on puisse en tirer une loi de proportion générale, cependant ils me paraissent assez nombreux pour qu'on soit porté à croire que le muguet est plus fréquent dans l'œsophage que dans le pharynx.

Quant à l'état de la bouche dans les treize cas où le pharynx et l'œsophage étaient malades, onze fois, elle avait été atteinte d'un muguet confluent, deux fois celui-ci était resté sous forme de lentilles ou de petites plaques, et dans les deux cas où l'œsophage avait été envahi sans que le pharynx y eût participé, le muguet avait été confluent dans la bouche; au contraire, dans les onze cas où le canal pharyngo-œsophagien ne contenait pas de cryptogames, la cavité buccale avait présenté un muguet peu intense. D'où il résulte que plus le muguet a été abondant

(1) *Clinique des maladies des enfants nouveau-nés*, Paris, 1838, p. 235 à 237.

dans la bouche, plus le pharynx et surtout l'œsophage ont paru disposés à être envahis.

Dans la grande majorité des cas , onze fois sur quinze, le canal pharyngo-œsophagien était incomplétement occupé par le muguet. Tantôt celui-ci se présentait sous la forme de grains ou de lentilles qui formaient comme des îlots sur la membrane muqueuse, tantôt il était sous la forme de plaques plus ou moins étendues, tantôt sous celle de larges zones circulaires occupant une grande étendue du conduit, le tiers ou les deux tiers. Toujours le muguet s'arrêtait brusquement autour de l'ouverture postérieure des fosses nasales d'une part, et dans tous les cas, à l'exception d'un seul, à sept ou huit millimètres du cardia, d'autre part ; cette fois, je l'ai vu se terminer sur le cardia lui-même en languettes ayant la forme de la fin de l'épithélium, deux fois l'orifice de l'estomac offrait immédiatement au-dessous du muguet une bande d'un rouge cerise circulaire et dentelée.

Quelquefois la membrane muqueuse était saine dans les intervalles où il n'y avait pas de muguet, d'autres fois au contraire elle était rouge, injectée, tantôt d'une manière uniforme, tantôt sous la forme de stries.

La couleur du muguet variait du blanc sale jaunàtre au gris noiràtre.

Son adhérence n'était pas toujours la même: ainsi, quand il existait en grains isolés, on avait de la peine à l'enlever ; c'était ordinairement plus facile, quand il existait en nappe ; pourtant, dans un cas, il me présenta, dans quelques points encore, une certaine adhérence, puisqu'en voulant l'enlever avec des pinces, toute la partie de membrane muqueuse envahie se sépara du tissu sous-jacent, en se déchirant à l'endroit où elle était saine (voir l'observation 39e). Une deuxième fois, il était aussi adhérent dans plusieurs points (voir l'observation 34e). Sa consistance était en rapport avec son adhérence : adhérent, il présentait un certain corps, facile à détacher, on aurait dit une sorte de bouillie ; le muguet une fois enlevé, la portion de membrane muqueuse qu'il recouvrait était d'un rouge plus ou moins vif, ayant souvent l'aspect de l'érythème, c'était particulièrement sous le muguet jaunâtre que la membrane se présentait dans ces conditions; au contraire, sous celui dont la couleur se rapprochait du noir, elle était plutôt sèche, comme parcheminée d'un jaune sale ou presque noir.

Toujours la membrane muqueuse a fourni de longs lambeaux, soit dans les endroits sains, soit dans les points injectés; elle présentait alors sa consistance normale; mais elle était plus dense, plus résistante, se laissait largement séparer du tissu sous-jacent, alors qu'elle avait cette sécheresse, qu'elle prenait cette teinte jaune ou noire, cet aspect parcheminé dont je viens de parler.

Quelquefois le tissu sous-muqueux était rouge, injecté, dans les points correspondants à ceux où la membrane muqueuse était elle-même atteinte de rougeur; il en était ainsi du tissu musculeux.

Trois fois la membrane muqueuse était ulcérée. Dans un cas, l'épithélium seul était détruit sous la forme d'érosions circulaires siégeant au nombre de trois un peu au-dessus du cardia. Dans les deux autres cas, il s'agissait de véritables ulcérations qui avaient détruit toute l'épaisseur de la membrane. Dans l'un de ces cas, la partie supérieure de l'œsophage, occupée par des grains de muguet jaune, présentait, au-dessous de ceux-ci, deux ulcérations de la grosseur d'une lentille, dont les bords étaient saillants, rouges, dont le fond était rose et reposait sur la membrane musculeuse. Dans l'autre, tout l'œsophage était d'un rouge intense, uniforme, et un peu au-dessus du cardia, existait une ulcération semblable à celles dont je viens de parler.

Deux fois, la membrane muqueuse était ramollie; une fois, le ramollissement existait dans l'étendue d'un centimètre carré à quelques millimètres du cardia, il était de couleur verdâtre avec épaississement; la seconde fois, il existait dans la même région, mais la membrane était rouge et boursouflée.

» Une fois, dans un cas de muguet du pharynx et de l'œsophage que je n'ai pas compté parmi les vingt-six, parce que
l'observation est incomplète, j'ai rencontré à la partie supérieure de l'œsophage un état gangréneux des plus manifestes.
Dans l'étendue d'environ deux centimètres carrés, il y avait une
perte de substance de toute l'épaisseur du canal, un détritus
noirâtre d'odeur franchement gangréneuse occupait le centre
de la plaie. Cette altération avait la plus grande analogie avec
celle que Billard a décrite sous le nom de gangrène de l'œsophage dans la vingt-septième observation de son *Traité des maladies des nouveau-nés.*

» Dans quatre cas sur les quinze, le pharynx et l'œsophage
étaient le siége d'un muguet confluent, c'est-à-dire que le canal
était entièrement recouvert depuis le fond de la bouche jusqu'à
quelques millimètres au-dessus du cardia par une couche
épaisse et uniforme ayant la consistance d'une bouillie de couleur jaune sale. Cette couche, qui diminuait considérablement le
calibre du canal pharyngo-œsophagien, formait elle-même une
espèce de tube intérieur dont le diamètre permettait à peine le
passage des liquides, tellement il était petit. L'enduit pultacé
s'enlevait facilement en raclant avec le dos du scalpel ; en-des-
sous, la membrane muqueuse présentait un aspect bien remarquable. Une fois, on aurait dit un marbre rose veiné de noir :
c'était un fond rose avec des stries noires de formes variées ;
dans ce cas, le tissu sous-muqueux était sain. Les trois autres
fois, la membrane muqueuse était d'un gris noirâtre, sèche,
comme brûlée ; alors le tissu sous-muqueux et même le tissu
musculeux du canal étaient rouges. Dans les quatre cas, j'ai pu
séparer, sans la déchirer et d'une seule pièce, la membrane
muqueuse de la musculeuse ; elle était dense, sans transparence,
avait l'épaisseur d'une feuille de papier à cloche, et résistait aux
tractions qu'on exerçait sur elle ; une seule fois, c'était dans le
cas où la membrane muqueuse avait l'aspect veiné d'un marbre, il m'a été possible de reconnaître d'une manière positive
l'existence de l'épithélium, que j'enlevai en petits fragments au

moyen des pinces ; dans les trois autres cas, il ne m'a pas été permis d'en reconnaître la moindre trace, il me paraissait se confondre avec le reste de la membrane muqueuse.

Sur les quatre sujets chez lesquels le pharynx et l'œsophage étaient entièrement occupés par le muguet, chez trois, il était confluent dans la bouche, chez un seul, il y était un peu moins abondant.

Le muguet recueilli dans le pharynx et l'œsophage m'a présenté, sous le microscope, exactement la même structure que celui qui venait de la bouche (voir le passage consacré à la bouche et l'observation 39°).

Pour faire apprécier à leur juste valeur les diverses altérations que j'ai rencontrées dans la bouche, le pharynx et l'œsophage, je crois devoir donner les principales observations qui les ont offertes.

Obs. XXII. — *Muguet de la bouche, du pharynx et de l'œsophage; ramollissement de la membrane muqueuse de l'estomac, colite, pneumonie. Mort le quinzième jour.*

Le n° 10,421, garçon de force moyenne, reçu dans la section d'allaitement le 15 octobre 1852, quelques heures après sa naissance, a été donné à la nourrice le 19.

Depuis la veille, il avait un commencement de muguet sans diarrhée ni éryththème. Le 20, muguet en grains de semoule rapprochés sur toute la langue, deux ou trois aux lèvres : l'enfant a de la peine à prendre le sein, mais il finit par bien teter, il ne vomit pas ; ses selles sont jaunes et épaisses, il en pousse deux par vingt-quatre heures; le ventre est souple ; ce matin, le tour de l'anus, les talons et les malléoles internes sont un peu rouges. Le pouls est à 120, la peau naturelle. Mauve dans la bouche, bains. Le 22, la langue est dans le même état, mais le muguet a envahi le palais et la partie interne des joues, où il se montre sous la forme de gros grains de semoule rapprochés ; l'enfant tette avec peine. Le reste *ut suprà*, si ce n'est que les environs de l'anus ont aujourd'hui leur couleur naturelle. Mêmes prescriptions. Le 23, le muguet est dans le même état, mais la veille, vers le soir, l'enfant a été pris de vomissements verts abondants qui se sont arrê-

tés dans la nuit, et ont été remplacés par une diarrhée jaune très liquide ; le pouls est à 150 : l'enfant étant endormi, j'ai craint de l'éveil-
ler pour palper le ventre. Lavements amidonnés. Le 24, l'enfant refuse
de teter, sa bouche est pleine de muguet en fortes lentilles et larges
plaques, depuis le bord des lèvres jusqu'au pharynx ; il avale le lait de
sa nourrice donné à la cuiller, serre bien le doigt introduit entre les
lèvres, vomit de suite après avoir avalé le lait ; il y a eu quatre selles
jaunes très liquides dans les vingt-quatre heures, ce matin une verte,
point d'érythème ; les talons et les malléoles, qui n'étaient que rouges,
s'excorient. Le ventre est chaud, tendu ; il existe une petite pustule
près du nombril, l'enfant crie quand on presse le ventre ; d'ailleurs,
depuis la veille, il pousse des cris plaintifs presque constants. Sa physionomie a subi, dans l'espace d'un jour, un changement surprenant :
la figure est pâle et grippée, c'est celle d'un vieillard décrépit. La peau
est partout chaude, le pouls est à 162 pulsations. La respiration est normale, pas de toux ; pourtant, en percutant la poitrine, je trouve à droite
et en avant une certaine obscurité, et en auscultant, je perçois du râle
sous-crépitant. Alun en poudre deux fois par jour dans la bouche, cataplasmes sur le ventre, lavements amidonnés. Le 26, le muguet s'est
détaché dans la plus grande partie de la bouche, dont la membrane
muqueuse est plutôt pâle que rouge ; la déglutition se fait, mais est
suivie de vomissement ; le cri est faible, le ventre chaud et tendu ; il
n'y a eu que deux selles depuis vingt-quatre heures, elles sont jaunes
et moins liquides ; pouls à 162 pulsations : matité et souffle bronchique
à droite, en avant et en haut. Lavements amidonnés, cataplasmes sur le
ventre, mauve et alun dans la bouche.

Le 28, le muguet s'est détaché en entier, la bouche a rougi, l'enfant
ne tette pas mieux, mais avale. Mêmes symptômes qu'à la dernière
visite, si ce n'est qu'il n'y a eu la veille qu'une seule selle jaune et
verte, épaisse. Le 29, il y a de nouveau quelques points de muguet,
sous forme de nuage sur le palais et la partie interne des joues ; l'enfant,
qui continue à vomir le lait qu'on lui fait avaler, rend aussi des débris
de muguet venus de l'œsophage. La figure est réduite à rien, elle est
toute ridée : c'est un véritable vieillard en raccourci qu'on a sous les
yeux ; le ventre est tendu, il n'y a plus qu'une selle verte épaisse par
vingt-quatre heures. La peau est froide, le pouls ne peut se sentir.
Matité à droite, en avant et en haut, souffle bronchique et râle sous-
crépitant en bas. Le 30, le muguet est insignifiant, l'enfant avale,

mais vomit toujours ; depuis hier, les matières vomies sont vertes ; trois selles jaunes épaisses depuis hier, point d'érythème nulle part, les talons sont légèrement excoriés. Le pouls est fréquent et si petit qu'on ne peut compter les pulsations. Le 1ᵉʳ novembre, c'est un véritable cadavre.

Mort à trois heures après midi. Autopsie le lendemain à neuf heures du matin.

Grande émaciation, pâleur générale, teinte bleuâtre du ventre. La membrane muqueuse de la bouche ne présente que quelques grains de muguet grisâtre vers les joues, il peut être facilement enlevé ; cette membrane est pâle, excepté vers la joue droite, où elle est violacée, mais sans épaississement ni ramollissement. Le pharynx en entier est occupé par une couche épaisse de muguet jaunâtre, de telle sorte que l'épiglotte seule est intacte, le muguet s'arrête brusquement autour de l'ouverture supérieure du larynx. En raclant avec le manche du scalpel, on enlève une espèce de bouillie jaunâtre ; au-dessous, la membrane muqueuse a l'aspect d'un vieux morceau de parchemin ; elle est dense, résistante, et après l'avoir disséquée sur les bords, on peut la séparer en entier de la musculeuse, sans la déchirer. La membrane muqueuse de l'œsophage est d'un bout à l'autre d'un rouge érythémateux, uniforme, teinte qui s'arrête brusquement et circulairement un peu au-dessus du cardia ; cette membrane n'est pas ramollie, on peut facilement former plusieurs lambeaux ; à sa partie supérieure, à très peu de distance du pharynx, elle présente trois plaques de muguet, l'une a 1 centimètre de long sur 5 millimètres de large, les autres ont la forme de lentilles, on dirait trois taches d'un jaune sale sur fond rouge. Sous le muguet, la membrane est dans ces points comme celle du pharynx ; à sa partie inférieure, à 1 centimètre au-dessus du cardia, on remarque quelques grains isolés de muguet jaunâtre, adhérent. L'estomac contient des mucosités filantes et de la bile jaune, sa membrane muqueuse un peu épaissie, qui est d'un gris pâle, ne supporte pas la moindre traction des pinces, elle se déchire avec la plus grande facilité, de sorte qu'on ne peut pas former le moindre lambeau dans aucun point ; en raclant avec le manche du scalpel, on en fait une bouillie, elle est évidemment ramollie. Le duodénum et le jéjunum sont colorés par les matières semi-liquides jaunes qu'ils contiennent, mais ne présentent point d'altérations. La membrane muqueuse de l'iléon est pâle et n'offre rien à noter, si ce n'est six plaques de Peyer, qui sont à peine saillantes et sans traces d'inflammation. A partir de la valvule iléo-cœ-cale jusqu'à l'anus, au contraire, la membrane muqueuse est couverte de belles arborisations et de nombreuses plaques érythémateuses d'un rouge peu vif, sans développement des follicules ; elle ne fournit point de lambeaux.

Le mésentère présente de nombreux ganglions de différentes grosseurs, depuis celle d'un petit haricot jusqu'à celle d'un pois, ils sont gris et assez résistants ; le foie, ferme à la coupe, contient peu de sang ; la vésicule biliaire, qui est petite, contient à peine une demi-cuillerée à café de bile jaune, son intérieur est velouté, sans rougeur.

La rate, dont le volume est normal, est un peu molle ; les reins, la vessie, etc., sont à l'état normal.

Le larynx et la trachée sont un peu rouges, mais ne contiennent que quelques mucosités. Les plèvres sont libres de toute adhérence; le poumon gauche est parfaitement sain, si ce n'est à sa partie inférieure et postérieure, qui est légèrement violacée, effet de l'hypostase; le poumon droit, sain dans son lobe moyen, qui est d'un blanc rosé, est malade dans les deux autres ; en effet, le lobe supérieur, qui est d'un rouge foncé, plongé dans l'eau, ne reste pas à la surface ; quand on l'incise, il ne crépite pas, c'est un corps compacte, rouge foncé, qui a l'aspect du foie ; quand on le comprime, il s'écrase facilement, et il s'en écoule un liquide rougeâtre mêlé de stries blanches. Le lobe inférieur est aussi très rouge, mais il ne s'enfonce pas sous l'eau, présente encore une certaine crépitation, et sa coupe n'est pas ferme comme celle du supérieur, il s'écoule des sections du sang et des mucosités spumeuses.

Le cœur est à l'état normal, ses cavités contiennent un sang diffluent, sans caillots.

Le cerveau n'offre rien à noter.

Cette observation vient à l'appui de ce que j'ai avancé sur le peu d'importance des altérations que souvent on trouve dans la bouche. Dans ce cas, en effet, le muguet avait occupé presque toute la surface de la membrane muqueuse qui s'étend des lèvres au pharynx ; mais, avant la mort, il s'était détaché : aussi, à l'autopsie, à peine si j'ai rencontré une légère hypérémie limitée à une surface peu étendue. Dans le pharynx, au contraire, la membrane muqueuse présentait une altération qué j'ai eu l'occasion de voir souvent et que je n'ai vue décrite nulle part; c'est cet aspect parcheminé que la membrane offre sous le muguet, cette densité, cette résistance qui vient d'un tissu éminemment modifié dans sa structure par l'inflammation. Je dois observer que je n'ai jamais rencontré cette altération que sous une épaisse couche de muguet. Je m'occuperai plus longuement de cette lésion à la suite de quelques-unes des observations qui l'ont présentée au plus haut degré.

L'état de l'œsophage mérite aussi de fixer l'attention; il présente dans presque toute son étendue l'altération qu'on observe avant le développement du muguet, c'est-à-dire une sorte d'érythème, de rougeur semblable à celle qu'on remarque au début sur la langue : c'est le premier degré de la maladie. Sur quelques points pourtant, l'affection est à un degré plus avancé : d'abord on y voit des grains isolés adhérents, puis une plaque qui, étant de plus ancienne date, présente en dessous une altération semblable à celle du pharynx.

L'état de l'estomac, de l'intestin et du poumon mériterait aussi quelques remarques de ma part, mais je ne dois pas m'en occuper ici.

Obs. XXIII. — *Muguet confluent de la bouche et du pharynx, ulcérations dans l'œsophage, entérite. Mort le dixième jour.*

Le n° 10,314, garçon né avant terme, entré dans la section d'allaitement le 23 juillet 1852, quelques heures après sa naissance ; est donné à la nourrice le 27.

Le 25, pendant qu'il est nourri au biberon, l'enfant est pris d'ictère, de muguet et d'érythème, les selles restant naturelles, jaunes et épaisses ; tous ces symptômes surviennent le même jour. Le 27, la langue, rouge au bout, est recouverte par de nombreux grains comme des semoules, ainsi que les lèvres et le palais ; l'enfant tette bien, ne vomit pas ; ventre souple, indolore partout ; selles naturelles, érythème de l'anus et des fesses ; pouls à 126 pulsations. Peau fraîche. Mauve dans la bouche et bains. Du 27 au 30, aucun changement ne s'opère dans la maladie ; mais du 30 au 31, le muguet devient confluent, s'étend au pharynx; l'enfant tette avec peine, mais avale bien; il ne vomit pas, est pris d'une diarrhée jaune abondante; le ventre est encore souple; le pouls est à 136 pulsations. La peau se refroidit; la teinte ictérique est moins forte. Solution de borax dans la bouche, lavements amidonnés, bains. Le 1er août, le muguet est confluent, il occupe toute la cavité buccale et le pharynx; il est d'une teinte jaune, comme du safran, dans quelques points; l'enfant ne peut teter, il avale avec peine le lait pris à la cuiller, il vomit devant moi des matières filantes avec de nombreux débris de muguet; le cri est faible, étouffé; l'enfant pousse des cris presque constants; le ventre est aplati, sans chaleur; la diarrhée persiste, les selles sont très liquides, vertes et jaunes; la sécrétion urinaire est suspendue; les pulsations du pouls ne peuvent être comptées, mais les battements du cœur sont faibles et fréquents; la peau est froide, l'érythème pâle. Borax, lavements amidonnés, laudanisés. Le 2 août, muguet idem; la diarrhée a cessé; cri étouffé, râle entendu à distance, visage violacé et contracté. Je ne puis sentir le pouls. Le petit malade ne peut plus avaler, il ne serre pas du tout le doigt introduit dans la bouche.

Mort le 3 août, à 11 heures du matin. Autopsie le lendemain matin à huit heures.

La peau ne présente aucune trace d'ictère. Les parois abdominales sont bleuâtres. Toute la cavité buccale est tapissée par une couche jaunâtre, épaisse, de muguet, qu'on enlève en raclant; la membrane muqueuse en dessous est pâle, peut être soulevée par les pinces et résiste à ses tractions; la langue, dépouillée de son enduit, qui a 1 millimètre d'épaisseur et qui l'enveloppe comme dans un étui, a l'aspect de la peau sur laquelle l'épiderme vient à peine de se reformer. On ne peut constater nulle part l'absence de l'épithélium. A la pointe on aperçoit quelques papilles à peine saillantes. Le parenchyme de la langue est un peu pâle, et il ne s'écoule point de sang des incisions qu'on pratique dans tous les sens.

Le pharynx est recouvert par une couche épaisse de muguet qu'on enlève facilement; sa membrane muqueuse est d'un rose vif.

Dans l'œsophage, le muguet n'est plus confluent; on en remarque çà et là des points jaunes, de la grosseur d'une lentille, adhérents à la membrane muqueuse, qui présente plusieurs stries rouges de quelques millimètres de largeur: cette membrane est lisse, et nulle part elle n'est dépourvue de son épithélium, si ce n'est sur deux points de la

grosseur d'une lentille, qui, au-dessous de petits lambeaux de muguet
qu'on enlève facilement, présentent une ulcération dont les bords sont
légèrement saillants; le fond en est rose et repose sur la membrane
musculeuse. Ces ulcérations qui se touchent sont placées à la partie
supérieure de l'œsophage; tout à fait à la partie inférieure de ce canal
existe une bande circulaire de 1 centimètre de haut, d'un rouge
très vif, avec boursouflement de la membrane muqueuse, qui, là seulement, n'a pas sa consistance normale.

A l'ouverture de l'abdomen, on est frappé de la teinte rouge très
prononcée du côlon transverse et de l'intestin grêle; le péritoine ne
contient point de sérosité; les ganglions mésentériques sont plus
développés qu'à l'état normal, d'un rouge vineux et moins fermes que
de coutume.

L'estomac, qui ne contient que quelques matières glaireuses, présente autour du cardia une teinte rouge foncée pointillée, une arborisation bien prononcée dans le petit cul-de-sac, et une rougeur érythémateuse uniforme du reste de la membrane muqueuse, rougeur qui
va en diminuant à mesure qu'on approche du pylore; d'ailleurs, elle
ne présente ni épaississement ni ramollissement. L'intestin grêle
contient un liquide jaune; le jéjunum et la partie supérieure de l'iléon
présentent de nombreuses arborisations d'un beau rouge; à partir de
ce point jusqu'à la valvule iléo-cœcale, on compte sept plaques de Peyer
peu saillantes, de forme elliptique, dont la plus longue est de 2 centimètres; elles sont d'un blanc grisâtre. Dans le gros intestin, la
membrane muqueuse est le siége d'une arborisation très fine, remarquable dans le côlon transverse et descendant, tandis que dans le
rectum elle est d'un rouge pointillé, vif, uniforme; de petits grains
blancs situés dans l'épaisseur de cette membrane existent en grand
nombre d'un bout à l'autre du gros intestin. Dans tout le tube intestinal, la membrane muqueuse donne de petits lambeaux de 3 à 4 millimètres. Le foie, d'un rouge foncé, un peu plus développé que de
coutume, est plus ferme à la section et contient beaucoup de sang;
la vésicule biliaire est distendue par une bile verdâtre épaisse; sa
membrane interne est blanche et lisse. La rate est à l'état normal.

Les poumons, le cœur et les autres viscères ne présentent rien qui
mérite d'être mentionné.

Ce fait démontre que, même avec un muguet confluent, la

membrane muqueuse de la bouche peut ne présenter aucune
autre altération. En effet, une partie de cette membrane est
restée pâle, et sa consistance n'a pas changé. Mais ce que cette
observation est surtout appelée à prouver, c'est l'intégrité de
l'épithélium sous le muguet le plus confluent qu'on puisse voir;
la langue, en effet, était enveloppée comme par un étui de muguet, et pourtant on ne voyait nulle part la moindre éraillure,
la moindre usure de la membrane muqueuse, dont l'épithélium était intact. L'état de l'œsophage doit aussi fixer l'attention, car ce muguet en lentilles, répandu çà et là sur la membrane muqueuse enflammée, est une des formes qu'affecte
souvent la maladie. Comme dans la bouche, l'épithélium, dans
l'œsophage, est intact, si ce n'est sur deux points atteints d'ulcérations.

Ce travail d'ulcération rend aussi ce fait intéressant, car il
n'est pas très fréquent dans le muguet; je ne l'ai rencontré que
deux fois, et M. Valleix ne l'a pas observé sur les vingt-deux
autopsies qu'il a fait connaître. Il faut surtout remarquer que
ces deux ulcérations se trouvaient cachées sous le muguet, circonstance sur laquelle j'insisterai dans une autre partie du travail. M. Lediberder, d'après M. Valleix, a rencontré une fois
trois ulcérations semblables placées au milieu de plaques nombreuses de muguet.

OBS. XXIV. — *Muguet confluent de la bouche et d'une partie de l'œsophage, entérite. Mort le huitième jour.*

Le n° 10,388, fille de force moyenne, entrée le 22 septembre 1852,
quelques heures après sa naissance, est donnée le 26 à la nourrice.

Le lendemain, elle est prise do muguet : grains peu abondants au
bout de la langue; pas de diarrhée. Toucher la bouche avec l'eau de
mauve. Le 29, le muguet est pointillé sur toute la langue; quelques
points blancs, de la grosseur de lentilles, au palais. Selles épaisses
normales. Toucher la bouche avec l'eau de mauve. Le 1er octobre,
depuis hier, ictère léger, muguet en nappe sur la langue, le palais
s'est dépouillé, mais il est rouge. L'enfant a refusé le sein depuis hier

soir à onze heures; voix forte, pas de vomissements, diarrhée verte
depuis la veille, ventre souple; 138 pulsations faibles, peau froide,
pieds violacés et froids. Toucher la bouche avec l'eau de mauve,
lavements amidonnés. Le 2, le muguet reparaît au palais; l'enfant
ne peut teter, mais il avale bien; 138 pulsations très faibles, diarrhée idem; ventre un peu tendu. Mêmes prescriptions, lait à la
cuiller. Le 4, le muguet s'est étendu à toute la bouche, il recouvre
en nappe uniforme d'un blanc grisâtre, la langue, les lèvres, le palais,
la partie interne des joues; la voix est voilée, râle muqueux, entendu
à distance, venant du gosier; impossibilité d'avaler; ventre tendu.
La nuit dernière, selle épaisse et jaune; érythème léger autour de
l'anus, pas de vomissements; peau froide et marbrée, le pouls ne
peut se sentir, face pâle et grippée, plus de traces d'ictère.

Mort à dix heures du soir. Autopsie le lendemain à dix heures du
matin : teinte violacée des membres inférieurs.

La bouche est pleine d'un muguet grisâtre; celui-ci, une fois enlevé,
la membrane muqueuse a la couleur et l'aspect d'un vieux parchemin,
elle est sans ulcérations, et résiste aux tractions. La membrane muqueuse du pharynx est lisse, humide, et ne présente qu'une plaque
rouge de la grandeur d'une pièce de cinquante centimes. Dans le point
le plus élevé de l'œsophage et dans l'étendue d'un centimètre, épais
cylindre de muguet noirâtre, au-dessous de cette couche qu'on enlève
assez facilement, la membrane muqueuse est comme celle de la bouche,
on dirait du parchemin. Immédiatement plus bas, dans l'étendue de
3 centimètres en hauteur, l'œsophage est complétement sain; il est
rosé, puis, à partir de ce point jusqu'au cardia, il présente une couche
épaisse de muguet d'un jaune noirâtre; au cardia, la maladie s'arrête
avec l'épithélium par un bord déchiqueté, irrégulier, mais brusque et
remarquable par le contraste qui existe entre ce point et la membrane
muqueuse de l'estomac, qui est d'un blanc rose et sans altérations. Le
muguet de la partie inférieure de l'œsophage, une fois enlevé, la membrane muqueuse a l'aspect d'un parchemin sale; séparée de la musculeuse d'un bout à l'autre du conduit, elle est plus dense qu'à l'état normal et a l'épaisseur d'une feuille de papier à cloche dans les points
occupés par le muguet; dans ceux qui sont sains, elle est transparente
et beaucoup plus mince. La membrane musculeuse et le tissu cellulaire
sous-muqueux sont à peine rouges. Le larynx et la trachée sont rouges
et contiennent quelques petits débris de muguet venus de la bouche,

car ils sont flottants et sans adhérence. L'estomac, comme je l'ai dit,
est à l'état normal ; le duodénum et la partie supérieure du jéjunum
contiennent une grande quantité de bile jaune, au point que leurs membranes en ont pris la couleur ; le reste de l'intestin grêle est occupé
par une matière jaunâtre semi-liquide, le tiers inférieur du jéjunum
présente plusieurs plaques rouges d'un centimètre de long et de nombreuses arborisations très fines. L'iléon présente huit plaques de Peyer
un peu saillantes et d'un rouge pointillé, une arborisation uniforme
dans toute l'étendue de sa membrane muqueuse, et trois larges taches
d'un rouge foncé érythémateux, points où les trois tuniques intestinales
sont imbibées de sang ; la valvule iléo-cœcale est aussi d'un rouge érythémateux. La membrane muqueuse ne peut point fournir de lambeaux. Le gros intestin est à l'état normal, et contient une matière
jaune, un peu épaisse. Six ganglions mésentériques ont la grosseur de
petits pois, sont violacés et un peu mous, les autres sont petits et
blancs.

Les poumons crépitent partout, le cœur et le péricarde ne présentent
rien à noter, si ce n'est que le sang y est très fluide et sans caillots.
Le foie a son volume ordinaire, il s'écoule peu de sang des incisions,
la vésicule biliaire est petite, affaissée, et contient un peu de bile jaune.
La rate est à l'état normal. Les autres viscères ne présentent rien qui
mérite d'être noté.

Contrairement aux faits précédents, dans celui qu'on vient
de lire, la membrane muqueuse de la bouche présente une
altération générale et bien caractérisée ; elle est plus dense,
plus résistante que de coutume, et montre les modifications
que le muguet a fait naître bien des fois sous mes yeux dans le
pharynx et l'œsophage. Il faut remarquer que la couche de
muguet est grisâtre, couleur qui, trois fois sur quatre, a accompagné l'aspect parcheminé de la membrane muqueuse. L'état
de l'œsophage est aussi bien digne de remarque. En effet,
n'est-il pas singulier que cet organe soit libre de toute altération vers le tiers moyen de sa hauteur, tandis que les deux
tiers supérieurs et inférieurs sont envahis par un muguet si
intense ? Au reste, cette disposition, qui a été signalée par les
auteurs, peut être comparée à ce qui existe quand le pharynx

reste sain entre la bouche et l'œsophage qui sont malades : ici le pharynx offre une plaque rouge qui a pu être recouverte de muguet.

Ce qui doit particulièrement fixer l'attention dans ce cas, c'est la manière brusque avec laquelle le muguet s'arrête même au cardia. En effet, il ne se termine pas, comme de coutume, à quelques millimètres au-dessus, mais bien sur le cardia lui-même, en languettes irrégulières qui recouvrent l'épithélium sans aller au delà de lui; elles ont, par conséquent, la forme que prend cette membrane à sa terminaison.

Ce fait de l'arrivée du muguet jusque sur le cardia est rare. M. Valleix en a aussi cité un exemple; mais la disposition décrite ci-dessus est tout à fait exceptionnelle.

Une autre circonstance mérite d'être remarquée dans l'autopsie qui précède : c'est d'abord la facilité avec laquelle on détache du haut en bas la membrane muqueuse du canal pharyngo-œsophagien, de manière à n'en former qu'une seule pièce; ensuite, c'est l'aspect qu'elle présente une fois séparée du tissu musculeux : alors, en mettant la membrane contre jour, on peut juger la différence qui existe entre le point sain et les points malades. Le premier est transparent, et les autres sont opaques. Alors aussi on apprécie bien la différence d'épaisseur qui existe entre ces points. La comparaison qu'on peut faire immédiatement des différentes parties du même organe fait encore plus facilement apprécier l'altération de l'œsophage que montre l'observation précédente, et sur laquelle j'appelle l'attention des anatomo-pathologistes. Cette densité, cet aspect jaunâtre, parcheminé que prend la membrane muqueuse, est, en effet, très remarquable.

Le tissu cellulaire sous-muqueux et le tissu musculeux ne présentaient pas d'altérations appréciables. On verra bientôt qu'il n'en est pas toujours ainsi.

L'observation 34ᵉ offrant beaucoup d'analogie avec la précédente, j'engage le lecteur à la parcourir en vue des altérations du canal pharyngo-œsophagien.

Obs. XXV. — *Muguet confluent de la bouche, du pharynx et de l'œso-*
phage, entérite. Mort le huitième jour.

Le n° 10,380, fille de force moyenne, reçue le 18 septembre 1852
dans la section d'allaitement, le lendemain de sa naissance, est donnée
à la nourrice le 21.

A son entrée, l'enfant présente une teinte ictérique générale. Le 20,
elle est prise de diarrhée, et en même temps on s'aperçoit d'un commencement de muguet au bout de la langue. Le 22, le muguet occupe
toute la langue sous forme de petits points blancs très rapprochés,
rougeur vive du bout, nombreux grains comme des semoules sur le
palais, les joues et les lèvres. Depuis hier soir, l'enfant refuse le sein,
mais serre bien le doigt introduit dans la bouche, pas de vomissements,
ventre souple, diarrhée jaune, point d'érythème ni rougeurs, ictère
plus léger. Je ne puis sentir le pouls, mais les battements du cœur ont
leur force et leur fréquence normales. Mauve dans la bouche, lavements amidonnés. Le 24, la langue est enveloppée par le muguet
comme par un étui ; il est confluent en membrane sur les lèvres et les
joues, il n'est qu'en grains au palais, mais on en aperçoit dans le pharynx ; l'enfant ne tette pas et avale avec peine, sa voix est éteinte, il
ne vomit pas, ventre peu tendu, indolore au toucher, diarrhée d'un
vert clair très liquide, anus très rouge. Porter sur le muguet, toutes
les quatre heures, de l'alun en poudre. Mauve dans la bouche, lavements amidonnés. Le 25, le facies est très altéré, pâleur et concen-
tration du visage, peau froide ; le muguet s'est détaché en partie, mais
l'enfant ne tette pas, avale avec peine, a de fréquentes envies de vomir ; la diarrhée est un peu moins forte. Mêmes prescriptions. Le 26,
le muguet a reparu sur les points dépouillés. Le 27, il est des plus
confluents, il couvre toute la bouche d'une couche épaisse grisâtre qui
s'étend au pharynx ; la voix est tout à fait voilée ; quand on veut faire
avaler un peu de lait à la petite malade, elle tousse, elle fait souvent
des efforts pour vomir, la respiration est précipitée, la poitrine a sa
sonorité normale, mais on entend dans les deux poumons, surtout en
arrière, du râle sous-crépitant. La peau est froide, le ventre plat ; il
n'y a eu que deux selles vertes épaisses depuis vingt-quatre heures,
point d'érythème ni rougeurs nulle part. Le pouls ne peut se sentir,
les battements du cœur sont lents et faibles. Mort le soir.

Autopsie le 28, à neuf heures du matin. Les parois du ventre et les membres inférieurs sont violacés. La membrane muqueuse de la bouche est recouverte par une couche épaisse grisâtre de muguet; une fois enlevée, cette membrane a l'aspect d'une feuille de parchemin jaunâtre et résistant aux tractions; le pharynx et l'œsophage sont entièrement tapissés par une couche épaisse jaunâtre de muguet qui s'arrête brusquement un peu au-dessus du cardia; puis, à partir de ce point, dans l'étendue de 6 millimètres, la membrane muqueuse est d'un rouge-cerise et boursouflée, ce qui fait un contraste très remarquable avec la teinte jaunâtre des parties supérieures du canal alimentaire. Une fois qu'on a enlevé la couche de muguet qui les tapisse, le pharynx et l'œsophage présentent une teinte grise uniforme; on sépare avec la plus grande facilité, dans toute la hauteur du canal pharyngo-œsophagien, la membrane muqueuse de la musculeuse; elle est dense, résistante comme un morceau de parchemin mouillé. Son côté externe, celui qui correspond à la membrane musculeuse tapissée par un tissu cellulaire friable, présente une teinte rouge vive, uniforme; la membrane musculeuse elle-même est très rouge.

A l'ouverture de l'abdomen, on trouve les intestins affaissés, colorés en rose; le mésentère présente de belles arborisations veineuses, les ganglions mésentériques sont plus développés que de coutume, violacés et un peu friables.

L'estomac contient un liquide jaune épais, que l'on retrouve encore dans le duodénum; sa membrane muqueuse a sa consistance normale, mais elle est un peu plus rose que de coutume, et présente trois stries très rouges allant du cardia au pylore. L'intestin grêle est pâle dans sa partie supérieure; à partir de 30 centimètres au-dessus de la valvule iléo-cœcale, la membrane muqueuse est d'un rouge vif pointillé, et tout à fait contre cette valvule, elle présente une belle arborisation; de plus, on distingue quatre plaques de Peyer, dont une, placée un peu au-dessus de la valvule, présente sur toutes a surface une légère érosion, et deux autres, placées sur la valvule même, sont rouges et saillantes. Le gros intestin est d'un rouge foncé, pointillé dans toute sa longueur, sans granulations blanches. Dans tous ces points où la membrane muqueuse est rouge, elle ne fournit que de petits lambeaux de 2 à 3 millimètres. Un liquide jaune épais occupait toute la cavité intestinale.

Le foie est d'un rouge foncé, il a son volume habituel; quand on l'incise il s'en écoule plus de sang que de coutume ; sa consistance est normale ; quand on le presse entre les doigts , on en exprime beaucoup de sang ; la vésicule biliaire est distendue par une bile jaune semblable à celle que contenait l'estomac ; sa membrane interne est blanche et lisse. La rate est très petite, comme à l'état normal. Les poumons sont d'un rouge violacé, pourtant, plongés dans l'eau, ils surnagent, crépitent assez bien partout, mais contiennent un liquide spumeux abondant. Le cœur et les autres viscères n'offrent rien qui doive être noté.

La membrane muqueuse de la bouche présente dans ce cas la même altération que dans celui qui le précède, avec cette différence que, dans l'observation qu'on vient de lire, elle s'étend jusqu'au cardia sans interruption. Voilà donc un nouvel exemple de cette altération qui donne à la membrane muqueuse l'aspect d'une peau tannée, qui fait d'une membrane mince transparente facile à déchirer un tissu dense opaque, comme feutré et résistant. Quand j'ai commencé à observer cette transformation, j'ai cru qu'elle était le résultat de l'épaississement de la condensation du tissu sous-muqueux, qui se combinait pour ainsi dire avec la membrane muqueuse ; mais le fait que je viens de citer ne permet pas cette interprétation, puisqu'on y voit que le tissu cellulaire qui unit la membrane muqueuse à la musculeuse est rouge, friable. Il paraît donc que la membrane muqueuse seule, sous l'influence de l'inflammation, est le siége de cette condensation. Dans tous les cas, cette altération est propre au muguet ; je ne l'ai vue dans aucune autre circonstance ; je n'en ai lu la description nulle part. En anatomie pathologique, je ne connais qu'une lésion qui puisse lui être comparée, c'est la mortification de la peau à la suite de l'application d'un caustique, ou de la gangrène sèche, dite sénile. Ce fait est encore remarquable par l'état du tissu sous-muqueux et de la membrane musculeuse tout le long du conduit ; ces parties, en effet, sont rouges, injectées, ce qui prouve que l'inflammation qui accompagne le muguet peut s'étendre

de la membrane muqueuse aux tissus sous-jacents. M. Valleix
a prouvé ce fait pour la membrane muqueuse de la bouche en
décrivant ses ulcérations; mais je n'ai vu consignée nulle part
la lésion profonde du pharynx et de l'œsophage que je viens de
signaler. Il faut aussi remarquer dans cette observation que la
couche de muguet s'arrête un peu au-dessus du cardia, et
qu'une vive rougeur lui succède jusqu'à cette ouverture. J'ai
vu d'autres fois encore cette disposition, qui peut être comparée
à ce qui se passe dans la bouche durant la vie, alors qu'on
voit à côté des plaques de muguet des portions de la membrane
muqueuse injectées et gonflées.

Obs. XXVI. — *Ictère, entérite, muguet confluent étendu de la bouche
au cardia. Mort le onzième jour.*

Le n° 10430, garçon de force moyenne, est reçu le 20 octobre 1852
dans la section d'allaitement, quelques heures après sa naissance.

Dès le deuxième jour de sa vie, il est atteint d'ictère; la conjonctive
est très jaune; le 22, il est pris de diarrhée jaune, et le 23 paraissent
au bout de la langue quelques points très déliés de muguet. Le 25,
l'ictère est très prononcé; la langue, le palais et la partie correspondant aux joues sont couverts de très nombreux grains blancs comme
de grosses semoules; l'enfant prend bien le biberon, ne vomit pas; le
ventre est un peu tendu, la pression n'excite pas de cris; il y a une
diarrhée jaune très liquide, et les selles sont fréquentes. L'enfant
s'agitant, il m'est impossible de compter les pulsations. Lavements
amidonnés, cataplasme sur le ventre; donner tout de suite une nourrice. Mauve dans la bouche. Le 26, 156 pulsations, peau chaude,
muguet sous forme de lentilles partout, excepté sur la langue et vers
les joues, où il forme une plaque épaisse blanche; l'enfant tette, ne
vomit pas; le ventre est un peu plus souple et ne paraît douloureux
dans aucun point; la diarrhée persiste : depuis hier, elle est tantôt
jaune, tantôt verte. Il n'y a pas de traces d'érythème, mais la malléole
interne droite présente une légère excoriation. Alun en poudre deux
fois par jour sur le muguet, mauve de temps en temps, lavements amidonnés, cataplasmes sur le ventre. Le 28, le muguet s'est répandu en
nappe dans toute la bouche; mais aujourd'hui il commence à se déta-

cher. L'enfant tette avec peine, la teinte jaune de la peau et des yeux diminue, le ventre est assez souple, n'est pas chaud. Dans la journée d'hier, cinq selles liquides jaunes. Le cri s'affaiblit, le pouls est petit, et ses pulsations ne peuvent être comptées. Mêmes prescriptions. Le 29, le muguet a envahi le pharynx, le cri est étouffé, l'enfant tette peu, ne vomit pas. Hier, quatre selles liquides vertes, sans érythème ; l'excoriation de la malléole interne n'a pas augmenté, la peau est peu jaune, mais l'amaigrissement fait de grands progrès ; la figure tend à la vieillesse. Le pouls est filiforme et fréquent. Mêmes prescriptions. Le 30, le muguet a pris un aspect cendré, il s'est détaché dans plusieurs points, qui sont pâles. L'enfant ne peut plus teter, mais il avale assez bien, sans vomir. Depuis hier matin, quatre selles liquides vertes ; peau plutôt pâle que jaune, une légère excoriation blafarde à chaque talon sans érythème ; le pouls ne peut se sentir. Le 31, peau tendant au violet, l'enfant n'avale plus, froid partout, plus de selles depuis l'avant-veille, muguet détaché en grande partie, bouche pâle, point de pouls. Mort le 1er novembre, à une heure du matin.

Autopsie le lendemain, à trois heures après midi.

Grande émaciation et pâleur générale, ventre violacé. La membrane muqueuse de la bouche est pâle, a sa consistance habituelle, et ne présente que quelques débris de muguet grisâtre.

Le pharynx et l'œsophage sont recouverts entièrement, sans qu'on puisse placer la pointe d'une épingle sur un point sain, par une couche épaisse, uniforme, de muguet d'un blanc jaunâtre qui s'arrête brusquement un peu au-dessus du cardia, en forme d'anneau ; on n'aperçoit nulle part la moindre rougeur, tout étant couvert de muguet. La portion linguale de l'épiglotte est recouverte par la même couche de muguet, elle en est déformée ; sa face laryngée au contraire est remarquable par sa netteté. En raclant avec le manche du scalpel le pharynx et l'œsophage, on enlève une bouillie épaisse qui laisse à découvert la membrane muqueuse dont l'aspect est très remarquable. En effet, cette membrane présente d'un bout à l'autre, et d'une manière très régulière, l'aspect d'un marbre rose veiné de noir ; en faisant une incision longitudinale du haut du pharynx jusqu'au cardia, et disséquant un peu en bas la membrane muqueuse, j'ai pu, en tirant dessus, enlever en entier et dans toute sa longueur, cette portion circonscrite par l'incision ; de sorte que le pharynx et l'œsophage étant étalés sur la table, on voyait dans toute leur longueur d'un côté, à droite, la membrane mu-

queuse marbrée, et à gauche, la membrane musculeuse remarquable
par ses fibres transversales rosées, d'ailleurs tout à fait saines.

Ce qu'il est important de noter dans ce cas, c'est la couleur, la densité et la résistance de la membrane muqueuse du pharynx et de l'œsophage. En effet, cette membrane a l'épaisseur et la résistance d'un
parchemin mouillé. En la coupant transversalement, et cherchant avec
les pinces à soulever sa surface œsophagienne sur les bords de la section, on enlève une pellicule qui se déchire en petits fragments, et
qu'il est facile de reconnaître pour l'épithélium.

L'estomac est à l'état normal ; il n'y a rien à noter, si ce n'est la
pâleur de sa membrane muqueuse. Le duodénum et le jéjunum sont
teints en jaune par les matières semi-liquides de cette couleur qu'ils
contiennent ; l'iléon est pâle, on n'y remarque que deux petites plaques
de Peyer plates et sans rougeur, placées à peu de distance de la valvule
iléo-cœcale. Le gros intestin contient quelques matières dures de la
grosseur de petites olives ; sa membrane muqueuse offre de nombreuses
rougeurs érythémateuses sous forme de plaques d'un rouge peu vif et
quelques jolies arborisations. Dans l'intestin grêle, la membrane muqueuse fournit de petits lambeaux de 3 à 4 millimètres, mais dans le
gros intestin, elle n'en peut fournir. Les ganglions mésentériques sont
nombreux, ont la grosseur habituelle ; ils sont blancs, à l'exception
d'un seul qui est violacé ; ils ne sont pas ramollis.

Le foie et la rate sont à l'état normal, si ce n'est que la vésicule biliaire est très développée par une grande quantité de bile verte ; son
intérieur n'offre pas d'altérations. Les reins et la vessie sont à l'état
normal.

Le larynx présente un peu de rougeur dans ses ventricules, qui contiennent deux ou trois parcelles de muguet mobile, venu évidemment
du pharynx ; la trachée-artère ne contient que des mucosités. Les poumons sont sains.

Le cerveau n'offre rien qui soit digne d'être signalé ; il présente un
peu plus de congestion veineuse que de coutume à sa surface.

Dans ce fait, l'état du pharynx et de l'œsophage est bien
digne de fixer l'attention. Cet aspect marbré tout particulier de
la membrane muqueuse dans toute l'étendue du conduit ne
s'était jamais présenté à mon observation, et c'est, au reste, le
seul fait de ce genre que je connaisse. Ici, comme dans les cas

précédents, la membrane est sèche, dense, résistante; mais, au lieu d'avoir une teinte d'un jaune sale ou grise, elle présente un beau fond rose vif, avec des stries noires. Je suis porté à croire que cette altération est le premier degré de celle que j'ai indiquée précédemment. Ici il y a encore des traces de sang dans le tissu. Dans l'autre, on n'en aperçoit pas le moindre élément. Ce qui me confirme dans cette opinion, c'est que, dans le fait actuel, le tissu sous-muqueux et sa membrane musculeuse ne présentent point d'altération, l'inflammation ne s'étant pas étendue en profondeur comme dans l'autre cas. J'ajouterai que, dans ce dernier, l'épithélium ne pouvait être distingué, et qu'ici on pouvait encore en apprécier l'existence, nouvelle preuve d'un degré d'altération moins avancé. Tout me porte donc à croire que l'altération que je viens de décrire est le passage de la rougeur inflammatoire ordinaire à l'état parcheminé, dont la membrane muqueuse peut être atteinte.

OBS. XXVII. — *Muguet confluent jusqu'au cardia, entérite. Mort le sixième jour.*

Le n° 10254, fille de force moyenne, entrée dans la section d'allaitement le 4 juin 1852, quelques heures après sa naissance, est donnée le 9 à la nourrice.

L'enfant, dès les premiers jours, présente à chaque talon une ulcération très superficielle de la grosseur d'une pièce de vingt centimes ; le 11, elle est prise de muguet qui se montre d'abord en points très fins au bout de la langue, sans autre phénomène morbide ; le pouls est à 132 pulsations, la peau normale. Le 13, le muguet se montre sur d'autres points de la bouche, sous forme de grains de semoule, et il s'y joint une forte diarrhée jaune. Le 14, l'enfant a le facies très altéré, les extrémités froides, le pouls imperceptible ; le muguet est abondant sur toute la surface buccale, sous forme de grains de semoule très rapprochés ; dans les intervalles, la membrane muqueuse est pâle, l'enfant tette avec peine. Il n'y a pas de vomissement, mais le ventre est chaud, tendu, il paraît indolore; la diarrhée est abondante et jaune. Jus de citron coupé avec égale quantité d'eau dans la bouche, sirop diacode ; lavements amidonnés, cataplasmes sur le ventre. Le 15, aux

phénomènes qui précèdent, se joignent des vomissements du lait ingéré. Le 16, la diarrhée a cessé, mais le facies est mauvais, figure de
vieux ; les vomissements persistent, l'enfant ne peut plus teter ; le muguet a gagné le pharynx, il est confluent dans toute la bouche où il
forme une seule membrane épaisse jaunâtre ; le pouls ne peut se sentir,
les battements du cœur sont faibles et fréquents ; le corps, considérablement amaigri, ne présente point d'érythème ; les ulcérations des talons sont sèches et noirâtres. Solution de borax dans la bouche, sirop
diacode ; lavements amidonnés. Mort à sept heures du soir.

Autopsie dix-huit heures après.

Teinte bleuâtre de la peau.

Couche épaisse et grisâtre de muguet dans la bouche. Cette espèce
de bouillie enlevée, la membrane muqueuse est partout grisâtre et
comme parcheminée ; le pharynx et l'œsophage, jusqu'au cardia, sont
entièrement recouverts par une couche très épaisse de muguet d'un
blanc sale. Cette bouillie enlevée avec le manche du scalpel, on ne voit
de rougeur nulle part ; au contraire, la membrane muqueuse est grisâtre dans tous les points, à l'exception du côté droit du conduit, où elle
se rapproche beaucoup du noir : elle est comme brûlée ; je puis la séparer complétement, l'isoler de la membrane musculeuse ; elle est sèche, résistante, on dirait un morceau de parchemin. Sa face externe
est légèrement rouge, ainsi que la membrane musculeuse. Le muguet
s'arrête brusquement au-dessus du cardia, mais dans ce point la membrane muqueuse présente un anneau rouge foncé, dentelé, irrégulier,
de quelques millimètres de hauteur. L'estomac contient un liquide glaireux, marc de café ; mais sa membrane muqueuse est rosée, et ne
présente aucune espèce d'altération A l'ouverture de l'abdomen, on est
frappé par l'aspect lie de vin de l'iléon. Le duodénum et le jéjunum
sont pâles, mais l'iléon présente dans toute son étendue une rougeur
érythémateuse très vive sur toute sa surface muqueuse, et de loin en
loin quelques jolies arborisations ; de plus, on y remarque quatre plaques de Peyer plus développées qu'à l'état normal. Le cœcum est uniformément rouge dans l'étendue de 6 centimètres à partir de la valvule iléo-cœcale ; de plus, la membrane muqueuse du gros intestin
présente plusieurs plaques d'un rouge très vif, surtout dans le rectum,
où cette rougeur est très intense dans l'étendue de 7 centimètres
au-dessus de l'anus ; la membrane muqueuse est boursouflée, et ne résiste pas aux tractions, ainsi que dans les autres points rouges du

l'intestin. Le gros intestin contient une matière liquide d'un jaune rougeâtre. Les autres viscères ne présentent rien qui mérite d'être noté.

L'observation qu'on vient de lire est remarquable par son analogie avec la 25ᵉ. La bouche, le pharynx et l'œsophage, sauf une légère différence dans la nuance, présentent en effet les mêmes altérations. Dans ces deux observations, la membrane muqueuse est profondément altérée dans sa couleur, dans sa texture, et les membranes sous-jacentes participent à l'inflammation.

Je pourrais citer un troisième fait dans lequel les altérations de l'œsophage sont absolument identiques, mais comme ce ne serait qu'une répétition de ce que je viens de dire, je préfère en renvoyer la description au chapitre consacré à l'ictère, dont il m'a fourni un bel exemple sous le rapport anatomo-pathologique. Je pourrais aussi immédiatement citer d'autres observations dans le but de faire apprécier les différentes formes que le muguet affecte dans le pharynx et l'œsophage, mais ayant été obligé de les placer dans d'autres parties de cet article, il sera facile au lecteur d'en prendre connaissance; je lui recommande spécialement l'observation 34ᵉ.

Avant de passer à l'étude des lésions de l'estomac, je crois nécessaire de jeter un regard rétrospectif sur les lésions que présente dans le muguet la portion de membrane muqueuse qui s'étend des lèvres au cardia.

Toutes les altérations que j'ai rencontrées sur ce point ont été signalées par les auteurs, à l'exception de celle sur laquelle je viens de fixer l'attention d'une manière spéciale. Ainsi l'injection simple, l'injection avec épaississement et ramollissement, l'érosion, l'ulcération, la gangrène, les diverses formes de muguet en grains, en zones de différentes grandeurs, en nappe canalisée d'un bout à l'autre du conduit, ont été tour à tour observées et décrites, surtout par Billard et par M. Valleix; cependant il existe entre les observations de ces médecins et les miennes quelques différences que je crois devoir signaler.

M. Valleix a trouvé dans la bouche des altérations plus profondes et plus importantes que dans le pharynx et l'œsophage.
Pour moi, le contraire a eu lieu. Ces derniers organes m'ont
offert des modifications anatomiques beaucoup plus avancées.
Les auteurs ont aussi, plus souvent que moi, rencontré du
ramollissement dans la membrane muqueuse du pharynx et de
l'œsophage. Au contraire, quand l'altération de ces organes
était profonde, c'est un état tout opposé que j'ai eu à observer :
au lieu d'une perte de consistance, j'ai trouvé une plus grande
force de cohésion. Cet état tout particulier de la membrane
muqueuse offre assez d'intérêt pour que je cherche à m'en
expliquer la nature.

Cette densité, cette augmentation de consistance du tissu
muqueux constitue certainement un phénomène nouveau en
anatomie pathologique. Cependant, bien que cet état singulier
soit en opposition complète avec ce qu'on observe ordinairement, on ne peut pas douter qu'il ne soit la conséquence de
l'inflammation. En effet, il suffit, pour s'en convaincre, d'examiner quelles sont les altérations qui précèdent cet état. La
rougeur, la tension, la sensibilité qu'on observe dans la bouche
pendant la vie, soit avant, soit durant le développement du
cryptogame; l'injection plus ou moins forte qu'on rencontre
après la mort, dans la membrane muqueuse du pharynx et de
l'œsophage, autour du muguet, quand celui-ci ne recouvre
pas en entier ces parties, sont tout autant de preuves de son
origine inflammatoire. Or, ce qui se passe quand le muguet est
discret arrive aussi, à plus forte raison, quand il est confluent.
Toutes les altérations qui l'accompagnent doivent donc être
considérées comme le produit de l'inflammation. Mais par quel
mécanisme cette membrane muqueuse, qui ordinairement
s'ulcère ou se ramollit quand le travail phlegmasique s'en em-
pare, devient-elle, dans le cas qui m'occupe, plus dense et plus
consistante? par quel travail particulier cette espèce de tannage
a-t-il lieu?

Je disais, à la suite de l'observation 25°, que je ne connaissais qu'une altération qui pût être comparée à celle-là, c'est l'état de la peau après l'application d'un caustique, ou dans la gangrène sèche; eh bien! je crois que cette membrane muqueuse, ayant l'aspect d'une peau tannée, est rendue telle par un véritable travail de mortification, résultat de la phlegmasie.

La gangrène de la membrane muqueuse de la bouche, du pharynx et de l'œsophage, pourrait donc être un des modes de terminaison du muguet; mais c'est une gangrène sèche, bornée au tissu muqueux, bien différente de celle dont j'ai parlé précédemment, qui envahit toute l'épaisseur de l'œsophage.

Un fait digne d'être remarqué est la rapidité avec laquelle cette altération se forme; car on ne doit pas oublier que, dans l'observation 26ᵉ, elle existait après cinq jours de maladie.

Estomac. — M. Valleix a trouvé l'estomac malade vingt fois sur vingt-deux. Pour moi, je ne l'ai trouvé altéré que quatorze fois sur vingt-six.

Sur les douze cas où il était sain, trois fois le muguet était discret et borné à la bouche; trois fois abondant, mais encore borné à la bouche; deux fois confluent et étendu à l'œsophage, sans que le pharynx eût été atteint; quatre fois confluent, étendu au pharynx et à l'œsophage.

Sur les quatorze cas où l'estomac était malade, trois fois le muguet était discret et borné à la bouche; deux fois abondant, mais aussi borné à la bouche; une fois confluent et borné à la bouche; une fois confluent, étendu à l'œsophage; cinq fois confluent, étendu au pharynx et à l'œsophage; une fois confluent, étendu au pharynx, à l'œsophage et au duodénum; une fois confluent, étendu au pharynx, à l'œsophage et au gros intestin.

Dans les douze cas où l'estomac était sain, il contenait des matières filantes, transparentes, au milieu desquelles se trouvaient deux fois quelques stries marc de café, le plus souvent il contenait aussi une petite quantité de lait.

Sur les quatorze sujets chez lesquels l'estomac était malade, quatre fois il présentait des altérations fort légères, consistant

tantôt en quelques stries rouges allant du cardia au pylore,
tantôt en plaques rouges pointillées ; la membrane muqueuse
avait toujours sa consistance normale, et l'estomac contenait
tantôt des gaz et des matières jaunes, tantôt du lait coagulé teint
en jaune. Deux fois les altérations avaient plus d'importance ;
la membrane muqueuse était d'un rouge pointillé vif, étendu à
presque toute sa surface ; combinée avec quelques arborisations,
elle fournissait des lambeaux. L'estomac ne contenait une
fois que des mucosités filantes en petite quantité, et l'autre
fois sa capacité était occupée par une masse volumineuse de
lait coagulé. Huit fois les lésions étaient beaucoup plus graves.
Dans deux cas, il y avait rougeur pointillée, particulièrement
dans le grand et le petit cul-de-sac, et la membrane muqueuse était dans le premier de ces points ramollie de manière
à se réduire au moindre frottement en pâte rougeâtre ; il n'y
avait pas d'altérations dans le tissu sous-muqueux ; l'estomac contenait des gaz, des matières filantes demi-transpa-
rentes et du lait coagulé. Dans deux autres cas, une fois
la rougeur était très foncée, particulièrement dans le grand
cul-de-sac ; l'autre fois elle était intense, pointillée partout, et
ces deux fois la membrane muqueuse ne pouvait, en aucun
point, fournir le moindre lambeau : en frottant avec le dos du
scalpel, elle s'enlevait avec la plus grande facilité ; le tissu sous-
muqueux ne présentait point d'altérations ; l'estomac contenait
une fois un liquide jaune et des gaz, la seconde fois une substance semi-liquide grisâtre en petite quantité. Dans un cas, la
membrane muqueuse était grise dans toute l'étendue de l'estomac, ne donnait point de lambeaux, était un peu épaissie et se
réduisait en bouillie grise lorsqu'on la frottait avec le dos du
scalpel ; l'organe contenait des mucosités filantes et un liquide
jaune. Dans les trois derniers cas, l'estomac contenait un liquide
jaune et du lait coagulé ; il présentait un ramollissement gélatiniforme siégeant une fois sur la petite courbure près du cardia, une fois dans le grand cul-de-sac, une fois dans le petit,
avec des traces d'inflammation sur d'autres points de la mem-

brane muqueuse gastrique ; deux fois l'altération s'arrêtait à la membrane musculeuse, une fois elle allait jusqu'au péritoine.

On voit, par ce qui précède, que dans plus de la moitié des cas, l'estomac était malade, et que ses altérations, qui toujours ont été à mes yeux de nature inflammatoire, variaient depuis l'hypérémie simple jusqu'à la désorganisation de ses membranes.

Dans les faits que je donne, on trouvera la preuve de ce que je viens d'avancer. Je place ici mes deux observations les plus remarquables de ramollissement de l'estomac.

Obs. XXVIII. — *Muguet confluent dans la bouche et le pharynx, discret dans l'œsophage ; ramollissement gélatiniforme de l'estomac, entérite. Mort le huitième jour.*

Le n° 10327, fille délicate, reçue dans la section d'allaitement le 3 août 1852, quelques heures après sa naissance, est donnée le 5 à la nourrice.

L'enfant, qui avait été bien jusqu'aiors, est prise le 7 d'un commencement de muguet qui paraît en grains très déliés au bout de la langue ; le pouls est à 126 pulsations, le ventre souple, les selles sont naturelles. Le 9, le bout de la langue est rouge et recouvert de nombreux grains blancs comme des semoules ; le dos est occupé par une plaque uniforme ; nombreux grains blancs aux joues ; rien de plus à noter. Mauve dans la bouche. Le 10, l'enfant est prise de diarrhée verte ; ventre souple, pas d'érythème. Le 11, forte plaque épaisse, grisâtre, sur toute la langue ; grosses plaques de même couleur sur différents points de la bouche. L'enfant tette avec peine, ne vomit pas ; diarrhée verte, ventre un peu tendu, pas d'érythème ; pouls à 132 pulsations. Solution de borax dans la bouche, lavements amidonnés. Le 13, le muguet s'est étendu au pharynx, la bouche commence à se dépouiller, l'enfant a un peu mieux teté, diarrhée jaune. Le reste *ut suprà.* Le 14, le muguet recouvre de nouveau toute la bouche, il est grisâtre, la voix est éteinte. L'enfant, qui poussait des cris plaintifs les jours précédents, ne peut plus se faire entendre ; elle ne peut plus teter, mais avale encore ; légère diarrhée verte, ventre aplati ; le pouls ne peut se sentir, le facies est profondément altéré, la peau froide; l'enfant fait de temps en temps quelques efforts pour vomir, pas d'érythème. Toucher la bouche avec le nitrate d'argent, lotions de mauve, lavements amidonnés.

Mort à dix heures du soir.

Autopsie le 15, à quatre heures de l'après-midi.

Teinte bleuâtre du cadavre. La bouche est tapissée par un muguet gris crémeux, qui s'enlève en raclant; la membrane muqueuse est pâle, peut être soulevée par les pinces, et résiste à ses tractions. Le pharynx est dans les mêmes conditions que la bouche. Le tiers supérieur de l'œsophage présente plusieurs lentilles de muguet grisâtre adhérentes à la membrane muqueuse, qui est saine dans les interstices. Les deux tiers inférieurs sont tout à fait à l'état normal, d'un rose pâle, et complétement lisses.

L'estomac contient du lait coagulé et un liquide filant; sa membrane muqueuse est d'un rouge foncé autour du cardia, dans l'étendue d'un centimètre. Dans le petit cul-de-sac, elle est réduite en gelée couleur acajou clair. Tout autour des points ramollis, existe une vive rougeur en forme de cercle. En raclant avec le dos du scalpel, on enlève cette gelée, et l'on trouve en dessous la membrane musculeuse et le péritoine, qui sont intacts. Le reste de la membrane muqueuse a sa consistance habituelle.

Le duodénum présente quelques points rouges; la partie supérieure du jéjunum offre plusieurs plaques d'un rouge érythémateux, et, dans sa partie inférieure, la membrane muqueuse est très friable : elle est réduite en pulpe grisâtre par le doigt qui la racle. Dans toute l'étendue de l'iléon, on compte douze plaques de Peyer saillantes, chagrinées, la plupart elliptiques. La plus petite est arrondie comme une grosse lentille, et la plus grande a 2 centimètres 1/2 de long sur 8 à 10 millimètres de large; elles sont grisâtres. Autour de la plaque elliptique la plus rapprochée du jéjunum, la membrane muqueuse est ramollie; dans le reste de l'iléon, elle est d'un rouge marron uniforme sans arborisations, et ne peut donner de lambeaux. Le gros intestin contient une matière d'un brun rougeâtre; sa membrane muqueuse ne présente pas d'autre altération que de nombreux grains blancs logés dans son épaisseur et faisant une légère saillie à sa surface.

Le péritoine est à l'état normal; les ganglions mésentériques sont à peine visibles.

Le foie et la rate sont à l'état normal.

Le thymus, les poumons et le cœur n'offrent rien de particulier à
noter.

Ce fait présente un exemple de ramollissement gélatiniforme
de l'estomac. Quelle est la nature de cette altération? Les travaux de Hunter, de Wilson Philip, de Gairdner, de Camerer,
du docteur Carswell, ont démontré que certains ramollisse-
ments de l'estomac sont purement cadavériques; mais MM. Louis
et Cruveilhier ont prouvé qu'il y en avait qui étaient réellement
pathologiques. A laquelle de ces deux catégories, que j'admets
également, appartient le ramollissement trouvé dans l'autopsie
précédente? Je le crois pathologique, et, de plus, je le considère comme le résultat de l'inflammation : 1° à cause de sa
position dans le petit cul-de-sac, le ramollissement chimique
occupant de préférence le grand cul-de-sac et la face postérieure ; 2° à cause de la couleur de la membrane muqueuse,
qui, au lieu d'être pâle et transparente, est rougeâtre ; 3° à
cause du cercle inflammatoire qui entoure le ramollissement,
et qui semble encore exister comme preuve de l'élément qui a
présidé à sa formation.

Cette observation offre aussi un exemple de ramollissement
intestinal, altération dont je m'occuperai ailleurs; cependant
je ferai remarquer l'aspect des douze plaques de Peyer, qui sont
restées intactes, tandis que la membrane muqueuse est enflammée tout autour. D'autres fois on observe tout le contraire : les
plaques sont rouges, tandis que les points qui les entourent
ont leur teinte habituelle.

OBS. XXIX. — *Muguet peu abondant, ramollissement gélatiniforme de
l'estomac, entérite, ulcérations intestinales. Mort le sixième jour.*

Le n° 10279, garçon vigoureux, est reçu dans la section d'allaitement à l'âge de huit jours, le 24 juin 1852; il est donné à la nourrice le 26.

Bonne santé jusqu'au 30; mais, ce jour-là, on s'aperçoit d'un commencement de muguet, l'enfant est pris en même temps de diarrhée.

Le lendemain, plusieurs grains sous forme de semoule existent sur plusieurs points de la bouche ; la diarrhée continue, elle est formée par un liquide jaune ; le ventre est tendu, le pouls petit et fréquent. L'enfant criant beaucoup, je ne puis compter les pulsations. Le 2 juillet, plaque de muguet sur la langue et les joues ; il est sous forme de lentilles blanches autour de la luette ; l'enfant tette bien, mais la diarrhée continue. Le traitement consiste en eau de mauve dans la bouche, et lavements amidonnés. Le 3, le muguet se détache, et la diarrhée est moins intense. Le 4, l'enfant a crié toute la nuit, la bouche est à peu près dépouillée du muguet ; mais le petit malade refuse le sein, il vomit des matières jaunes ; son ventre est tendu, la diarrhée est aqueuse et plus abondante que jamais ; la peau n'est ni rouge, ni excoriée. Sirop diacode. Le 5, diarrhée sanguinolente ; le ventre paraît douloureux ; vomissement de matières jaunes, face amaigrie et bleuâtre, absence du pouls, battements du cœur très faibles.

Mort à dix heures du matin.

Autopsie vingt-deux heures après.

Cadavre bleuâtre vers les parties déclives, à la face et sur le ventre.

La bouche est remplie de mucus, la membrane muqueuse en est pâle et sans altérations appréciables ; le pharynx et l'œsophage sont tout à fait sains. A l'ouverture de l'abdomen, l'intestin, qui est très distendu par des gaz, est rouge foncé dans la plus grande partie des circonvolutions, et ardoisé dans les autres. Il n'y a ni sérosité, ni adhérences dans le péritoine. L'estomac contient un liquide épais d'un jaune clair ; tout près du cardia, vers la petite courbure, la membrane muqueuse présente, dans l'étendue d'une pièce de cinq francs, un ramollissement gélatiniforme d'un gris rosé, qui a détruit, dans ce point, les membranes de l'estomac, sauf le péritoine qui est intact. Dans le grand cul-de-sac, on remarque une arborisation d'un rouge clair. En introduisant de l'eau dans l'estomac, le péritoine, qui forme le fond du point ramolli, se déchire, quoiqu'il se trouve encore fortifié par quelques fibres de la membrane musculeuse. Au centre du point ramolli, se trouve une couche assez épaisse de gelée rose, moins dense sur les bords, de sorte que ce ramollissement ne se termine pas d'une manière brusque, mais en diminuant progressivement du centre à la circonférence, sans qu'on puisse constater autour, ni rougeur, ni épaississement du tissu muqueux. Le jéjunum et l'iléon présentent à leur surface interne cette teinte ardoisée, observée à l'ouverture de l'abdomen ; à mesure qu'on approche du cœcum, cette teinte s'éclaircit : c'est alors une rougeur foncée uniforme, qui est surtout très belle dans la partie supérieure du gros intestin, s'éclaircit au point d'être d'un rouge vif dans le côlon transverse, puis disparaît tout à fait dans le côlon descendant et le rectum. De la partie inférieure du jéjunum, jusqu'à la valvule iléo-cœcale, j'ai compté vingt ulcérations, dont la plus petite est comme une grosse lentille bien arrondie, et la plus étendue a 1 centimètre de long sur 4 à 5 millimètres de large. Elles ont généralement la forme allongée elliptique. Ces ulcérations siégent évidemment sur des plaques de Peyer qui forment une très légère saillie, leurs bords sont plats et sans décollement, leur fond est grisâtre. Tout le gros intestin présente une multitude de petites granulations blanchâtres et saillantes, logées dans l'épaisseur de la membrane muqueuse. Je ne puis pas y remarquer d'orifice, elles ont la grosseur d'un très petit grain de millet. La membrane muqueuse de l'intestin est moins résistante qu'à l'état normal, on ne peut pas former de lambeaux.

Les ganglions mésentériques n'offrent pas d'engorgement notable.

Le foie, la rate, les reins et les autres viscères sont à l'état normal.

Voilà un second exemple de ramollissement gélatiniforme survenu dans le cours du muguet.

Ce fait est remarquable par la profondeur, le degré avancé des altérations et la brièveté de la maladie. Ce ramollissement gastrique pourrait être facilement regardé comme le résultat d'une influence purement cadavérique, vu la teinte ardoisée de l'intestin grêle, l'élévation de la température, et le temps qui s'est écoulé entre la mort et l'autopsie (vingt-deux heures). Cependant, pour plusieurs raisons, je le considère comme pathologique : d'abord sa position n'est pas celle qu'affecte le plus ordinairement le ramollissement cadavérique ; de plus, me fondant sur la teinte rosée de l'altération, sur l'arborisation du grand cul-de-sac, et sur la violente inflammation qui existe dans une grande partie de l'intestin, je considère ce ramollissement comme le résultat de l'inflammation.

L'estomac ne m'a jamais présenté ni muguet, ni ulcérations.

La cessation brusque du muguet au cardia ou à quelques
millimètres au-dessus m'avait fait d'abord penser qu'on ne
pouvait rencontrer ce produit que sur les points des voies digestives où l'existence de l'épithélium n'était pas douteuse.
L'opinion des médecins qui nient sa possibilité au-dessous du
cardia, Dugès entre autres, la rareté des observations de muguet de l'estomac ou des intestins consignées dans les auteurs,
son absence complète dans ces organes sur plus de trente autopsies que j'avais faites, en me confirmant dans cette première
idée, m'avaient porté à croire que le muguet gastrique était
une chimère. Cependant la lecture attentive du mémoire sur le
muguet, par M. Lélut (1), celle des 3 cas de muguet de
l'estomac cités par Billard dans son *Traité des maladies des
enfants*, la lecture souvent répétée du cas si bien décrit par
M. Valleix dans sa *Clinique des maladies des nouveau-nés*, avaient
fortement ébranlé ma croyance, lorsque deux autopsies, dans
lesquelles j'ai rencontré le muguet dans l'intestin, ont complétement détruit mes doutes à ce sujet.

Je crois donc à la possibilité du muguet de l'estomac; seulement je pense qu'on l'y rencontre rarement. M. Valleix, en
réunissant à son observation 3 cas cités par M. Lediberder,
a trouvé que le muguet s'était montré dans l'estomac dans un
peu moins de la dixième partie des cas. Évidemment ce résultat est vrai pour le nombre de faits cités par MM. Valleix et
Lediberder; car sur 43 autopsies, ces messieurs ont trouvé
quatre fois du muguet dans l'estomac. Mais il ne faudrait pas
conclure de ce résultat que le muguet s'étend à l'estomac à peu
près une fois sur dix, car on serait complétement dans le faux.
En effet, d'une part Billard dit, page 228 de son *Traité sur les
maladies des nouveau-nés*, avoir fait 50 autopsies d'enfants atteints de muguet, et il n'a vu que trois fois cette altération dans
l'estomac; d'autre part, sur au moins 30 autopsies d'enfants
morts du muguet, je ne l'ai jamais rencontré dans cet organe.

(1) *Archives de médecine*, 1827, t. XIII, p. 335. — *Répertoire d'anatomie
et de physiologie*, Paris, 1827, t. III, p. 79; t. IV, p. 10.

La proportion serait donc bien différente de celle qu'on pourrait établir d'après les résultats obtenus par M. Valleix.

Ces réflexions m'amènent naturellement à la considération suivante : c'est que la méthode numérique a de grands inconvénients lorsqu'elle ne s'applique qu'à un petit nombre de faits, les conclusions qu'on peut en tirer n'étant jamais que l'expression d'une vérité relative. La méthode numérique est excellente en elle-même parce que, substituant des chiffres, par conséquent du positif à des à-peu-près, elle prépare des matériaux importants aux statistiques ; mais pour qu'elle atteigne réellement un but utile, il faut qu'elle s'applique à un très grand nombre d'observations : sans cette condition, elle trompe avec les apparences de la vérité. Un exemple qui se rattache au sujet que je traite fera comprendre ma pensée. Il y avait plus de trois ans que je cherchais le muguet dans l'estomac et l'intestin sans avoir pu le rencontrer; dans ce laps de temps, j'avais ouvert une trentaine d'enfants morts du muguet. Enfin je découvre l'altération dans le gros intestin, et cinq semaines après dans le duodénum. Eh bien! si, me servant de la méthode numérique dans toute sa sévérité, j'avais voulu conclure après les 30 autopsies, j'aurais dû dire que le muguet était rare dans les parties du tube digestif placées en dessous du cardia, puisque, sur 30 cas, je ne l'avais pas observé une seule fois. Si, au contraire, commençant mes observations le jour où j'avais rencontré le muguet dans le gros intestin, je m'étais arrêté après avoir observé une douzaine de faits, j'aurais pu dire que le muguet de l'intestin n'était pas rare, puisque je l'avais rencontré deux fois sur douze. Cependant, dans les deux cas, j'aurais été dans l'erreur.

Résulte-t-il de ce que je viens de dire, qu'on ne puisse pas encore donner en chiffres la fréquence du muguet de l'estomac? Pas absolument, parce que, en réunissant les autopsies faites par Billard, par MM. Valleix et Lediberder aux miennes, on a une somme de cent vingt-trois faits, ce qui forme un groupe assez imposant. Sur ces cent vingt-trois faits, le muguet ayant été trouvé sept fois dans l'estomac, on pourrait en conclure qu'il existe dans un peu moins de la-dix-septième partie des cas. Mais, pour ériger cette proportion en loi, il faut que de nouveaux faits viennent s'ajouter aux précédents.

Intestin grêle. — Il a été reconnu par tous les observateurs que dans les cas graves de muguet, l'intestin était presque toujours malade ; cette opinion se trouve confirmée par mes propres observations. En effet, sur mes vingt-six autopsies, vingt et une fois l'intestin grêle était lésé, sept fois seul et quatorze fois conjointement avec le gros intestin. Trois fois, ce dernier seul présentait des altérations. Il en résulte que deux fois seulement sur vingt-six cas de muguet suivis de mort, le tube intestinal n'offrait point de lésions.

Sur les vingt et un cas où l'intestin grêle était malade, l'estomac était sain dix fois.

Sur les cinq cas où l'intestin grêle était sain, deux fois le muguet était discret et borné à la bouche, une fois abondant et borné à la bouche, deux fois confluent étendu au pharynx et à l'œsophage.

Dans les vingt et un cas où l'intestin grêle était malade, quatre fois le muguet était discret et borné à la bouche, quatre fois abondant mais aussi borné à la bouche, deux fois confluent dans la bouche et étendu à l'œsophage, neuf fois confluent étendu au pharynx et à l'œsophage, une fois confluent étendu au pharynx, à l'œsophage et au duodénum, une fois confluent étendu au pharynx, à l'œsophage et au gros intestin. D'où il résulte que l'affection intestinale n'a pas toujours été sous la dépendance de l'abondance du muguet, puisque huit fois sur vingt et une, il était borné à la bouche, et que dans deux cas où il était abondant et très étendu, il n'y avait rien dans l'intestin, mais que dans la majorité des cas, les altérations de l'intestin ont coïncidé avec la confluence et l'extension du muguet.

Voici quelles étaient les altérations présentées par l'intestin grêle :

Cinq fois la membrane muqueuse offrait de la rougeur sans

ramollissement ; cette rougeur consistait tantôt en plaques pointillées, tantôt en lignes circulaires, tantôt en bandes longitudinales, tantôt en arborisations, ou bien ayant l'aspect d'un érythème ; elle était répandue uniformément sur une assez grande
surface. Ces différentes formes, se combinant entre elles, constituaient évidemment une forte hypérémie active, le premier
degré de l'inflammation.

Dix fois, les différentes formes de rougeurs, que je viens d'indiquer, étaient accompagnées d'un ramollissement de la membrane muqueuse, tel qu'elle ne pouvait fournir de lambeaux.
Dans un de ces deux cas, l'iléon présentait trois larges taches
d'un rouge foncé où les trois tuniques intestinales étaient imbibées de sang.

Trois fois la membrane muqueuse de l'intestin grêle était
non-seulement rouge et ramollie, mais épaissie ; dans un de ces
cas, les follicules isolés des deux tiers inférieurs de l'iléon, étaient
rouges et saillants.

Deux fois, la membrane était ramollie sans être rouge, et
dans un de ces cas, toutes les tuniques intestinales avaient
perdu de leur consistance.

Une fois, la membrane muqueuse du duodénum était couverte de grains de muguet jaune au milieu d'une vive rougeur.

Outre ces altérations, six fois les plaques de Peyer étaient
saillantes et rouges, on en comptait chez chaque sujet de une à
vingt-sept ; quatre fois sur ces six cas, elles présentaient des ulcérations dont le nombre variait ; trois fois, il n'y en avait qu'une ;
une fois, il y en avait quatorze.

Dans un cas (voir l'observation 29e), il y avait vingt ulcérations, siégeant sur des plaques de Peyer, sans qu'aucune autre
plaque fût simplement engorgée. Dans un autre cas où la membrane muqueuse du tiers inférieur de l'iléon était d'un rouge
vif, pointillé et ramolli, il existait à quelques millimètres au-
dessus de la valvule iléo-cœcale, trois ulcérations siégeant sur
autant de follicules isolés, elles avaient de 1 à 2 millimètres
de large, et leur base était formée par une substance dure, lé-

gèrement saillante, de la largeur d'une très petite lentille. Il n'y avait pas une seule plaque de Peyer visible dans cet intestin. (Voir l'observation 39°.)

Sur les vingt et un cas, l'intestin grêle plus ou moins distendu par des gaz, contenait dix-neuf fois des matières jaunes ou jaunâtres liquides ou semi-liquides, une fois seulement il contenait des matières jaunes mêlées de vert, et une fois des matières rougeâtres. Les matières liquides, jaunes existaient particulièrement dans le duodénum et le jéjunum, et donnaient cette couleur aux tuniques intestinales qui en étaient imbibées.

Les points malades dans l'intestin étaient les suivants : une fois le jéjunum seul était atteint, deux fois c'était l'iléon seul, deux fois le jéjunum et l'iléon étaient atteints, deux fois le tiers inférieur du jéjunum et l'iléon, une fois le tiers moyen du jéjunum et l'iléon, une fois le jéjunum et le tiers supérieur de l'iléon, une fois le duodénum, le jéjunum et le tiers supérieur de l'iléon étaient malades, neuf fois tout l'intestin grêle était atteint.

D'où il résulte que l'iléon a été la partie de l'intestin grêle le plus souvent affectée et le duodénum celle qui a été le moins souvent atteinte, le jéjunum tenant le milieu.

Il suffit d'indiquer les différentes altérations dont je viens de parler pour démontrer leur nature inflammatoire. Il est donc évident que sur 26 autopsies de sujets morts du muguet, vingt et une fois, il y avait inflammation de l'intestin grêle. Pour en fournir la preuve, et afin qu'on puisse encore mieux apprécier la nature des lésions, je vais donner les plus importantes des observations qui les ont fournies.

Obs. XXX. — *OEdème, muguet, entérite, rougeur sans ramollissement de la membrane muqueuse intestinale. Mort le sixième jour.*

Le n° 10543, garçon non à terme, est reçu dans la section d'allaitement, le 11 janvier 1853, deux jours après sa naissance.

Un œdème intense, maladie dont je donnerai les détails dans une autre partie de l'ouvrage, met sa vie en danger pendant huit jours.

Au bout de ce temps, l'enfant tette bien sa nourrice, il n'a plus de traces de sa première maladie, lorsque le 25 janvier, il est pris de muguet, de vomissements et de diarrhée. Le 26, muguet en grains blancs comme de fortes semoules sur le bout de la langue et la partie correspondant aux joues ; petite plaque sur la gencive inférieure. L'enfant tette avec peine, mais avale bien; il vomit tantôt des matières jaunes et tantôt le lait; ventre souple, indolore; diarrhée jaune, point d'érythème. Le pouls est faible, a sa fréquence habituelle, mais je ne puis compter les pulsations dont quelques-unes m'échappent. Le cri est bon, la respiration normale; grande maigreur. Mauve dans la bouche, lavements amidonnés, cataplasmes sur le ventre.

Le 28, quelques grains de muguet sur les lèvres, langue dépouillée, une petite plaque blanche vers chaque joue, un point de la grosseur d'une lentille au palais: gencives libres, la bouche est d'ailleurs pâle, l'enfant ne tette pas depuis la veille; il avale facilement le lait qu'il prend à la cuiller, mais il le vomit tout de suite; ventre tendu; le malade crie un peu quand on le touche, d'ailleurs il pousse peu de cris spontanés, cinq à six selles d'un jaune clair très liquides dans les vingt-quatre heures; l'anus, les deux régions trochantériennes et les talons sont rouges, le corps est très amaigri. Impossible de sentir le pouls; battements du cœur faibles. Mêmes prescriptions.

Le 29, facies de vieillard; peau froide, muguet dans le même état, l'enfant ne peut exercer aucun mouvement de succion, même sur le doigt; il avale un peu, mais vomit ensuite; ventre tendu, trois selles vertes liquides depuis hier, les rougeurs de la peau pâlissent, pouls imperceptible, mêmes prescriptions.

Mort le lendemain à quatre heures après-midi.

Autopsie le 31 janvier à neuf heures du matin.

Le cadavre est très maigre, la bouche offre quelques points de muguet insignifiants au palais; sa membrane muqueuse ainsi que celle du pharynx et de l'œsophage est d'une grande pâleur, mais elle a sa consistance normale.

L'estomac contient un peu de lait coagulé; sa membrane muqueuse est blanche; on forme facilement des lambeaux d'un centimètre de long; le tissu sous-muqueux est aussi très blanc.

Le tube intestinal contient une matière liquide jaunâtre.

Le duodénum et le jéjunuum n'offrent rien à noter, si ce n'est la blancheur de leur membrane muqueuse; celle de l'iléon est parsemée de

plaques rouges pointillées de la grosseur de pièces de cinquante centimes
à un franc et de quelques arborisations très déliées; on ne peut y distinguer ni plaques de Peyer ni follicules isolés. Le gros intestin offre aussi
quelques points rouges qui se dessinent sur le blanc de la membrane
muqueuse. Celle-ci est résistante tout le long du tube digestif : et sur
quelques points de l'intestin grêle on peut former des lambeaux de
5 à 6 millimètres.

Les ganglions mésentériques sont petits, blancs, sans altération.
Le foie est d'une belle couleur rouge clair, a sa consistance normale ;
la vésicule contient un peu de bile jaune, est blanche à sa surface
interne.

La rate a son volume ordinaire; les reins, la vessie sont pâles: le
larynx et la trachée sont à l'état normal, les poumons sont à peine
rosés, crépitants, ils ne sont rouges qu'à leur partie postérieure et
inférieure dans l'étendue de 3 centimètres carrés.

Le cœur contient un sang d'un rouge foncé, sans caillots; les membranes du cerveau sont peu injectées, la consistance de cet organe est
normale.

Cette observation offre un exemple de la forme la plus légère
de l'entérite : ce sont des rougeurs, des arborisations, sans que
la membrane muqueuse ait perdu sa consistance; c'est le premier degré de l'inflammation. Les altérations pathologiques
trouvées à l'autopsie sont même si légères, qu'il y aurait lieu
d'être surpris qu'elles aient pu entraîner la mort du sujet, si l'on
ne se rappelait qu'il avait été fortement affaibli par une première maladie, l'œdème des nouveau-nés.

L'observation 23ᵉ présente aussi, dans le jéjunum et l'iléon,
des arborisations d'un beau rouge. sans autre altération de la
membrane muqueuse.

Obs. XXXI. — *Muguet discret, entérite intense, rougeur avec ramollissement de la membrane muqueuse intestinale. Mort le dix-huitième
jour.*

Le nᵒ 1769, garçon délicat, est reçu dans la section d'allaitement
à l'âge de huit jours, le 24 janvier 1853; il est donné à la nourrice
le 25.

A son entrée il avait un peu d'œdème aux pieds et aux jambes ;
cette affection s'était dissipée le 26, lorsqu'il fut pris de muguet.
Le 28, la langue est couverte de grains blancs, comme de petites
semoules, séparés par des interstices très rouges ; un seul grain au
palais ; l'enfant tette bien, ne vomit pas ; ventre indolore et souple ;
deux selles jaunes et vertes épaisses dans les vingt-quatre heures ;
point d'érythème. L'enfant crie et s'agite quand on le touche ; aussi
le pouls me donne-t-il 150 pulsations à la minute. Mauve dans la
bouche.

Le 1er février, les grains de la langue sont plus nombreux et plus
serrés ; quelques grains comme des semoules à la partie interne des
joues et sur les gencives ; le ventre est souple, deux à trois selles
jaunes épaisses dans les vingt-quatre heures, pouls à 132 pulsations.
Mauve dans la bouche. Le 3, quelques grains de muguet sur les lèvres ;
l'enfant tette toujours bien ; depuis hier il a vomi quelquefois le lait
immédiatement après avoir teté ; ventre souple, selles naturelles ;
point d'érythème, mais deux pustules d'impétigo, l'une entre les sourcils, l'autre sur le côté gauche du ventre, pouls à 132 pulsations.
Le 4, le petit garçon est pris de diarrhée dans le milieu du jour ;
le 5, le facies est altéré, le visage se ride, il est pâle, la peau froide ;
je ne puis sentir le pouls ; depuis hier l'enfant a vomi plusieurs fois
des matières jaunes, et il a poussé de six à sept selles liquides comme
de l'eau et jaunes ; le ventre est tendu, chaud, la pression excite le
cri ; point d'érythème ; les membres inférieurs se sont rapidement
amaigris, la bouche est rose, humide. A peine y a-t-il quelques grains
de muguet sur les lèvres, la langue et le palais ; tantôt l'enfant
tette un peu, tantôt il refuse le sein ; les premières pustules sont
sèches ; il y en a une nouvelle au cou ; cris plaintifs spontanés.
Mauve dans la bouche, cataplasmes sur le ventre, lavements amidonnés. Le 7, même état, si ce n'est que la diarrhée est moins forte.
Les battements du cœur sont faibles et plus lents qu'à l'état normal.
Le 8, à peine s'il y a dans toute la bouche deux ou trois grains de
muguet : pourtant l'enfant ne veut pas teter ; il n'a plus vomi depuis
hier ; il serre bien le doigt qu'on introduit dans sa bouche, la voix
s'affaiblit ; les cris sont fréquents, surtout la nuit ; le ventre est un
peu moins tendu, les selles s'épaississent et tendent à devenir vertes.
Pouls imperceptible, peau froide. Lait à la cuiller, cataplasmes sur le
ventre, lavements amidonnés. Le 10, figure de vieillard décrépit, un

peu bleuâtre vers les sourcils; cri éteint, bouche rose; l'enfant tette
un peu et avale bien, sans vomir; ventre tendu, son tympanique quand
on le presse; cri étouffé; les selles sont épaisses et vertes, trois à
quatre par jour; point d'érythème ni rougeur, maigreur extrême;
à peine si l'on entend les battements du cœur, tellement ils sont faibles;
il y a un peu de toux, sonorité de la poitrine naturelle; l'air pénètre
partout, mais il y a quelques râles sibilants des deux côtés. Cataplasmes, lavements amidonnés. Dans la journée du 11, l'enfant a vomi
trois fois des matières jaunes; il n'a plus teté, n'est venu à la selle
qu'après le lavement, n'a plus uriné, et il est mort le 12, à trois heures
du matin.

Autopsie à trois heures de l'après-midi.

Teinte bleuâtre du cadavre aux pieds et vers le dos.

La bouche ne contient que quelques mucosités jaunâtres; point de
muguet. La membrane muqueuse est d'un rose pâle; elle a sa consistance normale; celle du pharynx et de l'œsophage est rosée, lisse,
sans traces de muguet; on forme facilement des lambeaux transparents
de 2 à 3 centimètres. A l'ouverture de l'abdomen, il s'écoule environ
une cuillerée à bouche de sérosité; le péritoine et les ganglions mésentériques sont à l'état normal; ceux-ci sont petits, blancs et ont
leur consistance habituelle.

L'estomac contient des grumeaux de caséum teints en jaune par la
bile, gros comme des fèves, et des mucosités filantes; la membrane
muqueuse est pâle, excepté dans le grand cul-de-sac où elle a une
teinte rose se rapprochant beaucoup du rouge pointillé, elle est résistante; on forme facilement des lambeaux d'un centimètre de long.

L'intestin grêle contient une matière jaune liquide, peu abondante.
Dans la duodénum et le tiers supérieur du jéjunum, la membrane
muqueuse est d'un beau rouge amarante; cette rougeur, pointillée
dans quelques points, est généralement si uniforme et si intense qu'on
ne peut distinguer que la teinte rouge; dans ces points, la membrane
muqueuse ne fournit pas de lambeaux. Cette rougeur amarante est
moins intense à mesure qu'on se rapproche de l'iléon, mais les valvules
conniventes forment alors des lignes circulaires dont la rougeur vive
se fait remarquer sur le reste de la membrane, qui n'est plus que rose.
Au commencement de l'iléon, dans l'étendue de 6 centimètres, la
membrane muqueuse reprend l'aspect qu'elle a dans le duodénum;
rougeur amarante uniforme avec les mêmes caractères. Le reste de

l'iléon ne présente que quelques rougeurs insignifiantes; sa membrane muqueuse est généralement pâle; on voit vers la valvule iléo-cœcale une plaque de Peyer peu saillante, grise sans rougeur, de 2 centimètres de long sur 5 millimètres de large.

Le gros intestin ne contient pas de matières, mais la membrane muqueuse est uniformément rouge; cette rougeur est pourtant beaucoup moins intense que celle de l'intestin grêle; la membrane ne présente point de granulations, est un peu épaissie et ne donne pas de lambeaux.

Le foie est d'un rouge grisâtre; il a son volume habituel, est un peu mou; la quantité de sang qui s'écoule des sections n'est pas considérable; la vésicule biliaire est distendue par un liquide glaireux à peine teint en jaune; sa membrane interne est d'un rouge bien prononcé, pointillé; elle est résistante quand on la saisit avec les pinces.

La rate, les reins, la vessie sont à l'état normal.

Les poumons sont rosés, crépitants; plongés dans l'eau, ils surnagent. Le cœur contient un peu de sang fluide, noir, sans caillots.

Le cerveau offre sa consistance habituelle, les vaisseaux veineux de ses membranes sont un peu gorgés de sang noir.

Voilà un exemple d'entérite à un degré plus avancé : ici, non-seulement il y a rougeur vive, mais perte de consistance, ramollissement de la membrane muqueuse. Le duodénum est le point de l'intestin où l'inflammation a été la plus intense; elle s'est même propagée jusqu'à la membrane interne de la vésicule biliaire.

Cette observation est un bel exemple de cette forme de phlegmasie intestinale dans laquelle la membrane muqueuse est uniformément rouge dans une grande étendue; elle fait aussi apprécier l'aspect que présente l'intestin quand les valvules conniventes sont particulièrement atteintes d'inflammation.

Oᴮˢ. XXXII. — *Muguet peu intense, entérite, rougeur, épaississement et ramollissement de la membrane muqueuse intestinale. Mort le dixième our.*

Le n° 10576, garçon robuste, reçu dans la section d'allaitement le

26 janvier 1853, trois jours après sa naissance; est donné à la nourrice le 28.

Jusqu'au 2 février, rien à noter dans l'état de sa santé; ce jour-là apparaissent quelques grains de muguet, au bout de la langue, qui est rouge. Le 3, à la base de la langue, on voit quelques plaques de muguet comme des lentilles et, de plus, sur les lèvres, quelques grains blancs comme des semoules; l'enfant tette bien, ne vomit pas; le ventre est souple, indolore à la pression; il y a deux selles jaunes épaisses par vingt-quatre heures; la peau est saine partout. Le pouls donne 132 pulsations. Mauve dans la bouche.

Le 5, il y a au palais une plaque de muguet comme un nuage blanchâtre; sur la langue, il forme une plaque uniforme; sur les lèvres, les grains ont beaucoup grossi, d'ailleurs l'enfant est exactement dans les mêmes conditions que les jours précédents. Le 7, la langue s'est dépouillée, mais il y a sur le palais, les joues et les lèvres, des plaques d'un blanc jaune de la grosseur d'une lentille; le reste de la membrane muqueuse est rouge et sec. Depuis hier, à trois heures du soir, l'enfant a refusé de teter; sa face s'est amaigrie, a pâli; il ne serre pas le doigt introduit dans la bouche; il n'a pas vomi; mais le ventre est tendu, chaud, la pression fait pousser des cris un peu sourds, qui, du reste, sont à peu près constants. Pourtant, depuis hier matin, il n'y a que trois selles jaunes de bonne consistance.

La peau, depuis le cou jusqu'à la plante des pieds, est couverte de nombreuses taches d'un violet un peu jaune, de la grosseur d'une pièce de cinquante centimes, très rapprochées les unes des autres. L'enfant avale le lait qu'on lui donne à la cuiller. Le pouls est petit et bat de 142 à 148 fois à la minute. Mauve dans la bouche, lait à la cuiller, cataplasmes sur le ventre, lavements. Le 8, depuis hier soir onze heures, l'enfant a repris le sein, plusieurs petites plaques de muguet se sont détachées; le reste est comme hier, sauf les selles qui sont épaisses et mêlées de flocons verts. Le cri est un peu meilleur, plus fort, mais les plaintes sont tout aussi fréquentes; mêmes prescriptions. Le 10, face maigre, front ridé, peau du visage tendant au violet et froide; partie interne des lèvres rouge et sèche, les plaques de muguet qui restent sur les joues et les lèvres sont brunes; au palais, derrière la gencive, légère plaque blanche et, de là à la luette, forte rougeur, pharynx très rouge, excoriation, comme une lentille, saignant facilement à la partie interne de la lèvre supérieure; la voix est complétement éteinte. Depuis hier, l'enfant n'a plus teté ; il avále bien et ne vomit pas ; ventre météorisé, paraissant douloureux ; depuis hier, trois selles semi-liquides jaunes, aucune trace d'érythème ; rien aux talons ni aux malléoles ; la peau est froide et couverte des mêmes macules violettes. Le pouls et imperceptible, les battements du cœur même sont très obscurs et masqués par les efforts que fait l'enfant qui essaie de crier, mais ils me paraissent lents. Mêmes prescriptions, lait à la cuiller. Le 11, face violette, froide ; râle des agonisants ; la veille, l'enfant a toujours avalé du lait, mais il l'a vomi combiné avec de la bile jaune ; il a eu plusieurs selles épaisses d'un jaune coloré en rouge, depuis la veille au matin il ne s'est plus plaint, le ventre est très météorisé. Mort à neuf heures du matin.

Autopsie le lendemain à la même heure.

Grande maigreur ; les taches ds la peau ont beaucoup pâli, à peine si on les distingue.

Sur les lèvres et à la partie interne des joues, on trouve de petites plaques minces de muguet brunâtre qu'on peut enlever ; en dessous la membrane muqueuse est sèche, brune, comme brûlée ; au palais elle est rouge, mais sans ramollissement ni ulcérations. Le pharynx et l'œsophage sont un peu violacés ; la membrane muqueuse est lisse, humide, sans trace de muguet ; elle donne des lambeaux de plusieurs centimètres, qui sont transparents. Le tissu sous-muqueux est plus rouge que de coutume, mais d'un rouge violet ; c'est ce qui donne cette teinte aux tissus voisins. A l'ouverture de l'abdomen, le paquet intestinal paraît fortement coloré en rouge ; le péritoine est sain, les ganglions mésentériques sont petits et blancs.

La membrane muqueuse de l'estomac est d'un blanc rosé ; elle fournit des lambeaux de quelques millimètres à 1 centimètre. Cet organe contient des matières glaireuses et quelques parcelles marc café.

L'intestin contient une matière assez épaisse, couleur lie de vin pâle. Le duodénum et le tiers supérieur du jéjunum n'offrent rien à noter. Dans le tiers moyen existe une plaque rouge érythémateuse, de 4 centimètres de long ; rien dans le tiers inférieur. L'iléon est rouge d'un bout à l'autre ; dans les deux tiers supérieurs, la teinte est amarante et uniforme ; la membrane muqueuse y est épaissie ; dans le tiers inférieur, au commencement duquel se trouve un petit appendice d'un centimètre de long et canalisé, la rougeur est moins foncée ; elle est pointillée, mélangée de fines arborisations et de plaques plus

rouges sur lesquelles la membrane muqueuse est bousouflée. On ne
distingue aucune plaque de Peyer. Sur tous les points rouges il est
impossible de former des lambeaux.

Le gros intestin présente une teinte rouge uniforme plus pâle encore
que celle de la fin de l'iléon. La membrane muqueuse y est épaissie
et parsemée d'une foule de petits points saillants, de la grosseur d'un
grain de millet ; presque tous sont d'un rouge amarante, quelques-uns
pourtant noir de café ; ils sont logés dans l'épaisseur de la membrane
muqueuse qui présente de plus dans le rectum cinq ou six stries noires
qui ont 5 centimètres de long ; cette membrane se déchire très facilement.

Le foie est d'un rouge clair, a son volume et sa consistance ordinaires ; la vésicule contient un peu de bile verte, épaisse ; sa membrane interne est lisse, à l'état normal ; la rate, les reins, la vessie
sont sans altérations.

Le larynx est pâle, les poumons sont rosés ; ils surnagent ; ils ne
présentent qu'un peu d'hypérémie dans la partie inférieure et postérieure du lobe inférieur.

Le cœur ne contient point de caillots, mais un sang noir fluide.
Le cerveau et ses membranes n'offrent rien à noter.

Cette observation offre un exemple d'entérite avec les trois
caractères que prend habituellement l'inflammation de la
membrane muqueuse intestinale, rougeur, épaississement et
ramollissement ; pourtant on doit remarquer que je n'ai rencontré ces trois caractères réunis que trois fois sur vingt et une.
Ce qui doit surtout fixer l'attention dans ce cas, c'est la rapidité
avec laquelle l'inflammation est parvenue à ce degré d'intensité ; car l'entérite ne paraît avoir débuté que quatre jours
avant la mort, du moins ses symptômes locaux ne se sont-ils
manifestés qu'alors. Ce fait prouve qu'une phlegmasie peut,
dans quelques cas, arriver à un degré très avancé au bout d'un
temps très court, tandis que d'autres fois, dans le même laps
de temps, à peine si elle produit les altérations qui constituent
sa première période.

Obs. XXXIII. — *Muguet peu intense, ramollissement gris de la membrane muqueuse intestinale. Mort le trentième jour.*

Le n° 10393, fille de force moyenne, entrée dans la section d'allaitement le 27 septembre 1852, quelques jours après sa naissance; est donnée à sa nourrice le lendemain; le cordon ombilical tient encore.

Dès son entrée, on s'était aperçu que l'enfant avait de la diarrhée et un léger érythème autour de l'anus. Le 30 septembre, elle est prise de muguet pointillé au bout de la langue; elle tette bien, ne vomit pas; ventre à l'état normal; pas de cris quand on le presse, diarrhée jaune, érythème peu étendu des fesses. Pouls à 120 pulsations. Mauve dans la bouche, lavements amidonnés et bains. Le 2 octobre, la bouche est rouge, le muguet a la forme de lentilles: il est blanc et occupe la langue et les joues. Le reste *ut suprà.*

Le 4 octobre, tous les points de la bouche sont envahis par le muguet qui a la forme de lentilles et de grains de semoule assez rapprochés les uns des autres; dans les intervalles, la membrane muqueuse est rouge; l'enfant a de la peine à teter; le cri est bon, le ventre assez souple; la diarrhée persiste. Pouls à 132 pulsations. Point de chaleur à la peau. Érythème peu intense: mêmes prescriptions.

Le 8 octobre. Jusqu'à ce jour pas de changement; mais aujourd'hui le muguet se détache, la bouche reste humide, l'enfant refuse le sein, mais il avale bien; le cri est bon, pas de vomissement, ventre tendu, chaud; diarrhée verte. érythème peu intense; l'enfant pousse de temps en temps des cris aigus; comme il s'agitait pendant l'examen, je n'ai pu compter les pulsations; le pouls me paraît avoir sa fréquence habituelle. Bains, lavements amidonnés, cataplasmes sur le ventre.

Jusqu'au 11, l'enfant est resté à peu près dans le même état; tantôt tetant assez bien, tantôt refusant le sein; ce jour-là il ne tette pas du tout, la bouche est rose, humide, et offre à peine cinq ou six grains de muguet comme des semoules. Le ventre est moins tendu, moins chaud; il y a eu, dans la journée, trois selles jaunes épaisses, l'érythème est peu vif; sur la malléole interne de la jambe droite, il y a une ulcération à fond rose. L'enfant est maigre, pâle, faible, on ne peut sentir le pouls.

Le 12, le muguet a augmenté, l'enfant ne veut plus teter, mais il serre bien le doigt introduit dans la bouche, et avale le lait coupé qu'on lui donne à la cuiller. Quand on presse le ventre, l'enfant ne crie pas, selles fréquentes vertes et épaisses ; il y a eu plusieurs vomissements composés de lait. 108 pulsations faibles, peau froide. Alun en poudre dans la bouche, lavements amidonnés, cataplasmes sur le ventre.

Le 14, pouls à 108 pulsations faibles, figure considérablement amaigrie, traits de vieillard, rides au front ; la bouche s'est de nouveau dépouillée de son muguet, l'enfant serre le doigt, ne peut teter, mais avale bien, le pharynx est tout à fait rose ; depuis l'autre jour, plusieurs vomissements verdâtres, ventre tendu indolore, selles fréquentes, brunes, semi-liquides. Plus d'érythème. L'enfant crie presque constamment, mais la voix s'affaiblit. Cataplasmes, lavements amidonnés.

Le 16, encore quelques grains de muguet du côté des joues, selles tantôt vertes, tantôt jaunes, épaisses. Le pouls devient plus fréquent, mais je ne puis compter les pulsations, l'enfant criant durant l'examen.

Le 18, large plaque blanche du côté des joues, bouche d'ailleurs humide et rose, l'enfant avale sans pouvoir teter ; il ne vomit plus, ventre tendu indolore, trois à quatre selles épaisses, jaunes, dans les vingt-quatre heures. Figure de vieillard. Pouls à 156 pulsations faibles, peau froide ; la petite malade ne pousse plus de cris, elle est toujours à peu près sans mouvements dans son berceau.

Le 23, l'enfant a vomi de nouveau ; toute la nuit, elle a fait entendre un grognement sourd ; le ventre est tendu, indolore, constipation. L'ulcération de la malléole interne du côté droit est plus profonde et blafarde, le pied correspondant est œdématié. Une seule plaque de muguet blanc vers la joue droite ; le pouls, très fréquent, ne peut se compter. L'enfant avale encore assez bien. Lavements de mauve.

Le 25, plus de muguet dans aucun point ; la déglutition se fait assez bien ; le doigt est serré avec moins de force, plus de vomissements, ventre tendu sans chaleur, une selle jaune épaisse dans les vingt-quatre heures ; face bouffie d'une grande pâleur ; œdème du membre inférieur droit jusqu'au genou. Pouls effacé.

Le 26, teinte violacée de la face ; il semble que l'enfant ne respire plus, il n'avale pas. Mort à onze heures du soir.

Autopsie le lendemain matin à neuf heures.

Ventre météorisé. Nombreuses pétéchies sur l'abdomen. Pâleur générale de la peau. Maigreur extrême. Œdème des membres inférieurs et supérieurs. Des incisions faites sur eux s'écoule une sérosité limpide. La malléole interne droite offre un croûte brunâtre déprimée, résultat d'une ulcération. Il n'y a aucune trace d'érythème aux fesses.

La membrane muqueuse de la bouche est d'une grande pâleur sans altération, si ce n'est une légère couche de muguet grisâtre, mou, qu'on observe sur le palais et les joues.

Le pharynx et l'œsophage sont d'une blancheur remarquable; on forme avec la membrane muqueuse des lambeaux de plusieurs centimètres.

L'estomac, qui contient du lait, ne présente pas d'altérations, sa membrane muqueuse est pâle et donne des lambeaux qui ont jusqu'à un centimètre de long; tout l'intestin contient une matière jaune assez épaisse.

L'intestin grêle est d'un bout à l'autre très friable dans toute son épaisseur, il se déchire sous les doigts. En prenant quelques précautions pour maintenir son intégrité, il suffit de racler légèrement avec le manche du scalpel la membrane muqueuse pour réduire celle-ci en une pulpe mollasse grisâtre. Cette altération existe dans toute l'étendue de l'intestin grêle; de plus, au commencement de l'iléon, on observe quelques rougeurs et plusieurs arborisations bien prononcées. Tout à fait au-dessus de la valvule iléo-cœcale, on aperçoit trois plaques de Peyer pâles et à peine saillantes; sur la valvule elle-même, il y en a une elliptique d'un centimètre de long, sur laquelle existe une érosion manifeste. Le gros intestin est tout à fait pâle, il est friable, mais un peu moins que le petit; sa membrane muqueuse offre dans son épaisseur une quantité innombrable de petits grains blancs sans orifice appréciable, elle est ramollie, et ne fournit point de lambeaux, exactement comme celle de l'intestin grêle.

Les ganglions du mésentère sont peu développés, blancs, mais très mous, s'écrasant sous le doigt.

L'abdomen contient à peu près deux cuillerées à bouche de sérosité.

Le foie et la rate, un peu plus volumineux que de coutume, laissent écouler un sang rosé quand on les incise; ils sont décolorés, et s'écrasent facilement sous les doigts. La vésicule biliaire est distendue par de la bile verte; son intérieur est velouté sans rougeur.

Les reins et la vessie sont exsangues et friables.

Le larynx et la trachée sont pâles, mais sans altérations. Les plèvres contiennent à peu près deux cuillerées à bouche de sérosité un peu trouble, sans flocons ni adhérences. Les poumons sont blancs, excepté à leur partie postérieure et inférieure, où ils ont une couleur violacée;

ils crépitent partout. Le péricarde contient un peu de sérosité, le cœur, qui est pâle et mou, du sang décoloré.

Le cerveau est à l'état normal, ses ventricules contiennent un peu de sérosité.

Ce fait est un bel exemple de ramollissement intestinal; il tient, par l'aspect de la membrane muqueuse, au ramollissement simple ou pultacé, et, par le peu de consistance des tuniques intestinales, au ramollissement gélatiniforme. A cause de la teinte grise que prend la membrane muqueuse, dont la couleur normale rose disparaît, on pourrait l'appeler ramollissement gris.

Bien que cette altération n'ait plus les caractères de l'inflammation, je la crois pourtant de nature inflammatoire.

La membrane muqueuse, avant de prendre la teinte grise qu'on lui voit dans le cas actuel, a rougi, s'est ramollie; puis, la maladie se prolongeant, l'enfant s'est affaibli; alors le sang s'est retiré des tissus affectés, qui ont pris une teinte grise, mais la membrane muqueuse n'a pas pu reprendre sa consistance normale.

Ce qui prouve que les choses se sont réellement passées ainsi, c'est que quelquefois on rencontre dans le même intestin le ramollissement rouge à côté du ramollissement gris. L'observation 28ᵉ m'en a fourni un bel exemple, dans lequel on peut, pour ainsi dire, surprendre le mécanisme au moyen duquel les tissus ramollis perdent leur teinte rouge pour prendre une couleur grise.

Au reste, ce qui ne peut laisser de doute sur la nature de l'altération, ce sont les rougeurs et les arborisations qu'on trouve encore au commencement de l'iléon, c'est l'érosion d'une plaque de Peyer, ce sont surtout les symptômes de l'entérite la plus franche présentés par la petite malade. Ne peut-on pas encore ajouter à ces arguments que, dans la grande majorité des cas, chez les nouveau-nés emportés par le muguet, il y a entérite?

Par les raisons que je viens de donner, il est impossible, dans ce cas, de croire à un ramollissement d'emblée, encore moins à un ramollissement cadavérique.

Obs. XXXIV. — *Muguet dans la bouche, le pharynx, l'œsophage et le duodénum; entérite. Mort le sixième jour.*

Le n° 10507, garçon jumeau, reçu dans la section d'allaitement le 16 décembre 1852, quelques heures après sa naissance, n'a été donné à la nourrice que le 20.

Il prenait bien le biberon depuis son entrée, n'avait rien eu du côté des voies digestives, lorsque le 24 paraît le muguet.

Le 25, il est pointillé au bout de la langue, qui est rouge; quelques grains sur les gencives et le palais. L'enfant tette bien, ne vomit pas, ventre souple, deux selles jaunes épaisses par vingt-quatre heures; point d'érythème, pouls à 132 pulsations. Mauve dans la bouche. Le 27, muguet sur les lèvres, le reste *ut suprà*. Le 28, il s'est étendu en membrane sur les deux lèvres, et a pris une teinte cendrée; il est en gros grains de semoule sur la langue, en plaques sur le palais et les joues; l'enfant tette avec peine, ne vomit pas; le ventre est souple, et la pression ne fait pas naître de cris. Depuis ce matin seulement, il y a eu de la diarrhée, une selle jaune liquide; il n'y a ni érythème, ni rougeur nulle part. Depuis hier, l'enfant pousse très souvent des cris plaintifs, sa figure a pâli et maigri, le pouls est très petit et donne 150 pulsations. Mauve dans la bouche, lavements amidonnés. Le 29, le cri est plus faible; la diarrhée, quoique peu abondante, persiste; le ventre est un peu tendu, le pouls est imperceptible. Mort à huit heures du soir.

Autopsie le 30, à neuf heures du matin.

Teinte violette de la peau.

La langue est couverte de grains de muguet d'un gris tirant sur le jaune; le palais et les joues présentent des plaques, et les lèvres une bordure qui arrive jusqu'à la peau. En frottant avec le dos du scalpel, on l'enlève sur plusieurs points, mais sur d'autres il résiste; la membrane muqueuse en dessous est bleuâtre, elle n'est ni ramollie, ni épaissie; partout on trouve l'épithélium; il est facile, avec les pinces, d'enlever des lambeaux de membrane muqueuse.

Le pharynx a une teinte violette, il présente une foule de grains de muguet grisâtre de la grosseur de fortes semoules, et une plaque épaisse très adhérente autour de l'ouverture supérieure du larynx ; d'ailleurs sa membrane muqueuse n'est ni ramollie, ni épaissie. Tout l'œsophage est tapissé par une couche épaisse de muguet d'un blanc sale, qui s'arrête à quelques millimètres au-dessus du cardia. Il est adhérent en grande partie dans le tiers inférieur et le tiers supérieur, et très facile à enlever dans le tiers moyen ; la membrane muqueuse œsophagienne, préalablement raclée avec le dos du scalpel, présente l'aspect suivant. Dans le tiers supérieur, elle est noirâtre, dense, et présente de nombreux points de muguet qui ne peuvent s'enlever ; dans le tiers moyen, elle a sa couleur habituelle rosée, excepté dans un point où se trouve une petite plaque de muguet, sous lequel elle a une teinte noirâtre : cette plaque noire forme comme un îlot sur le fond rouge pâle de la membrane ; dans le tiers inférieur, elle est aussi noirâtre et épaissie. Dans les deux tiers où la membrane est altérée, on peut la séparer de la musculeuse d'une seule pièce ; on dirait alors un vieux morceau de parchemin noirci par les années, et la membrane musculeuse est dans ces points un peu plus rouge que de coutume. Dans le tiers moyen, au contraire, on ne peut former que de petits lambeaux, et en dessous on ne voit point d'altérations.

Belle arborisation veineuse tout le long de l'intestin ; les ganglions mésentériques sont petits, blancs, et ont leur consistance normale.

L'estomac est distendu par des gaz, il contient dans le grand cul-de-sac du lait coagulé jauni fortement par la bile ; sa membrane muqueuse est rosée, sauf autour du cardia, dans l'étendue d'un centimètre carré, où elle est d'un rouge vif pointillé ; elle a sa consistance habituelle, car on peut former des lambeaux d'à peu près un centimètre de long. Le tissu sous-muqueux ne présente rien de particulier.

L'intestin grêle contient une matière jaune liquide, et le gros un peu de matière noirâtre liquide aussi.

La membrane muqueuse du duodénum offre des altérations du plus haut intérêt. D'abord elle présente plusieurs plaques d'un rouge pointillé de la grandeur d'une pièce d'un franc, qui contrastent avec la teinte rosée de la membrane ; puis une foule de corps saillants d'un gris jaune, de la grosseur de gros grains de semoule, en tout semblables aux grains de muguet qui existaient sur la langue. Ils ne s'enlèvent pas par un frottement simple ; on ne parvient à les détacher qu'en raclant pendant un certain temps. Sur plusieurs points, dans leurs interstices, on remarque une couche mince de muguet grisâtre, mobile, semblable à celui qu'on trouve si souvent dans la bouche après la mort.

Au-dessous de ce muguet adhérent, qui est répandu sur toute la surface du duodénum, la membrane muqueuse n'est nullement altérée, à peine si elle est rouge; elle fournit de petits lambeaux.

Le jéjunum et les deux tiers supérieurs de l'iléon sont à peine rosés, ils présentent pourtant quelques plaques d'un rouge érythémateux. Au contraire, dans le tiers inférieur de l'iléon, la membrane muqueuse est d'un rouge vif pointillé, avec quelques fines arborisations. On n'y distingue aucune plaque de Peyer. Dans le jéjunum et le tiers supérieur de l'iléon, on trouve une assez grande quantité de grains de muguet gris-jaune complétement flottants, et un peu de mucus grisâtre; le tout s'enlevant au moindre contact. Le gros intestin, sauf quelques plaques rouges à sa partie supérieure, est à l'état normal.

Dans tous ses points, excepté dans le tiers inférieur de l'iléon, la membrane muqueuse intestinale donne des lambeaux plus ou moins longs, suivant la région.

La membrane muqueuse qui recouvre l'épiglotte est rouge, mais nullement épaissie ni ramollie. Celle du larynx est d'un rouge vif; les ventricules contiennent deux grains de muguet flottants évidemment venus du pharynx; la trachée-artère n'est que rosée.

Les poumons sont crépitants partout, un peu engorgés à la partie postérieure et inférieure; le cœur ne contient point de sang.

Le foie a un volume convenable; il est d'un rouge gris, a sa consistance habituelle: sa vésicule est distendue par de la bile d'un vert clair, sa membrane interne est blanche et lisse; la rate est petite, mais molle, elle s'écrase facilement sous les doigts.

Les autres viscères sont à l'état normal.

L'observation qu'on vient de lire est très importante non-seulement parce qu'elle offre un bel exemple de muguet intestinal, mais encore à cause de l'étendue de l'altération. Le muguet, qui occupe toute la surface du duodénum, est si bien caractérisé, qu'il ne me semble pas possible qu'on puisse émettre le moindre doute sur son existence. En effet, d'une part, la membrane muqueuse est tapissée d'une foule de grains semblables à ceux qui recouvrent la langue; d'autre part, ces petits corps sont adhérents : par conséquent, on ne peut pas dire qu'ils viennent des parties supérieures, et lorsqu'après quelques frottements on finit par les enlever, au-dessous la membrane muqueuse ne présente point de déchirure. Or, quelle est l'altération qui offre de pareils caractères, si ce n'est le muguet? Le doute est d'autant moins permis dans ce cas, que le jéjunum et l'iléon offrant de nombreuses parcelles de muguet flottant, on peut établir le parallèle entre un muguet né sur place, par conséquent plus ou moins adhérent, et celui qui, venu d'un autre point, est tout à fait libre.

Dira-t-on que ces grains de muguet adhérent ne sont peut-être que des follicules isolés engorgés; mais les follicules une fois enlevés, la membrane muqueuse offre une solution de continuité : or, il n'en est rien ici. En conséquence, le doute sur la nature de l'altération que je viens de décrire n'est pas permis.

Ce fait est encore remarquable par la rapidité avec laquelle la maladie a envahi la bouche, le pharynx, l'œsophage et le tube intestinal; car l'enfant qui a présenté ces phénomènes est mort quatorze jours après sa naissance et le sixième jour de l'invasion de la maladie, après avoir présenté d'abord les symptômes ordinaires du muguet, puis ceux d'une entérite manifeste.

Voilà donc un cas bien positif de muguet dans l'intestin grêle, le seul qui figure dans mes 26 autopsies, et je puis dire dans plus de 30 que j'ai faites.

Je regrette vivement que des circonstances indépendantes de ma volonté ne m'aient pas permis d'examiner au microscope ce muguet intestinal; car, bien que son existence ne fasse aucun doute dans mon esprit, j'avoue pourtant que la démonstration eût été plus complète si l'examen microscopique était venu confirmer ce que l'analogie m'avait indiqué. A l'avenir, je prendrai mes précautions pour que, si une pareille occasion se présentait, cet examen pût être fait.

Pourrait-on, avec mes chiffres, établir la fréquence du muguet dans l'intestin grêle? Je ne le crois pas; mais je pense qu'en procédant comme j'ai fait pour l'estomac, il serait possible d'arriver à un résultat beaucoup plus certain et bien rapproché de la vérité.

Billard a fait 50 autopsies de sujets atteints de muguet. Voici ce qu'il dit à propos de celui de l'intestin grêle, page 412 de son *Traité des maladies des enfants :* « L'altération de sécrétion qui constitue le muguet peut se rencontrer à la surface de la membrane muqueuse intestinale lorsqu'elle est enflammée. J'ai trouvé une fois cette altération de sécrétion à la surface de l'iléon; mais, comme je n'avais pas recueilli les symptômes qu'avait offerts l'enfant pendant la vie, je me dispenserai de rapporter cet exemple. »

Billard aurait mieux fait de décrire cette altération, à cause de sa rareté, que de se contenter de dire : J'ai vu. Mais, comme il doit inspirer une confiance suffisante pour qu'on puisse le croire sur parole, j'admets comme un fait acquis que, sur 50 autopsies, il a rencontré une fois le muguet dans l'intestin grêle; MM. Valleix et Lediberder l'ont vu deux fois sur 43 cas; je l'ai trouvé une fois sur 30 : ce sont là, je crois, les seules observations connues. Comme pour l'estomac, l'addition de ces chiffres donne une masse de 123 observations, dans lesquelles le muguet n'a été vu que quatre fois dans l'intestin grêle, ce qui ne fait pas tout à fait une fois sur trente ; le muguet n'existerait donc dans cet organe que dans un peu moins de la trentième partie des cas, tandis que celui de l'estomac a été trouvé dans un peu moins de la dix-septième partie des observations. D'où il résulterait que la fréquence du muguet va toujours en diminuant à mesure qu'on descend de la bouche vers l'anus, excepté pour l'œsophage, où il paraît être un peu plus fréquent que dans le pharynx. On verra bientôt si la loi reste la même pour le gros intestin.

Obs. **XXXV**. — *Muguet confluent de la bouche, muguet de l'œsophage ;*
entérite, inflammation des plaques de Peyer. Mort le seizième jour.

Le 11 octobre 1852, a été reçue sous le n° 10416, dans la section
d'allaitement, une fille de force moyenne, âgée de trois jours.

Nourrie au biberon, elle est prise d'érythème très léger autour de
l'anus, dans la journée du 15 ; le lendemain, le bout de la langue présente quelques grains de muguet, et le 17, à midi, survient de la
diarrhée. Le 18, le muguet ne s'est pas étendu sur la langue, qui est
très rouge, mais il a gagné la partie interne des joues où il forme une
large plaque, et le palais, qui est couvert de points nombreux de la
grosseur de lentilles. L'enfant prend bien le biberon, ne vomit pas ; le
ventre est un peu tendu et chaud, paraît douloureux : selles fréquentes
très liquides, d'un jaune foncé ; l'érythème ne s'est pas étendu ; l'enfant ne dort pas et crie presque constamment ; à cause de ses cris il
m'est impossible de compter les pulsations. Applications d'eau de
mauve dans la bouche, bains, cataplasmes, lavements amidonnés.

Le 20, le muguet a envahi toute la cavité buccale dans laquelle il
forme une membrane grise uniforme ; le pharynx est *rouge, sans*
muguet ; pas de vomissement ; ventre *ut suprà ;* rougeur des talons et
des malléoles internes. Les cris de l'enfant continuent ; impossible de
compter les pulsations. L'enfant ne peut prendre le biberon. Bains,
lavements amidonnés, cataplasmes ; toucher la bouche avec l'alun en
poudre deux fois par jour. Lait à la cuiller.

Le 22, la langue s'est dépouillée, le reste de la bouche est dans le
même état. On a essayé en vain de faire prendre à l'enfant le sein d'une
nourrice ; pourtant il avale et ne vomit pas. Hier la diarrhée a été
verte, aujourd'hui elle est mêlée de grumeaux jaunes. Le ventre est
plus souple, moins chaud ; il paraît indolore à la pression ; cris plaintifs de temps à autre. Plus d'érythème autour de l'anus ; la malléole
interne du pied droit est légèrement excoriée. Pouls à 156, 160 pulsations petites. Mêmes prescriptions.

Le 23, la face est pâle, effilée ; le palais se dépouille de ses plaques,
le pharynx reste rouge ; à peine si l'enfant serre le doigt introduit
dans la bouche, cependant il avale bien. Les selles sont moins fréquentes et s'épaississent ; elles sont d'un jaune verdâtre ; le ventre
est un peu plus tendu que la veille et paraît indolore, le pouls est
très fréquent, concentré ; le talon gauche s'ulcère.

Le 25, les lèvres sont rouges, ainsi que les points d'où le muguet s'est détaché; il y a encore des plaques grisâtres vers les joues et sur le palais; la déglutition continue à se faire, le cri reste bon. Depuis hier, l'enfant vomit le lait après l'avoir avalé; le ventre est dur, les selles sont épaisses, d'un jaune mêlé de vert; le pouls est très petit et très fréquent; les deux talons sont excoriés. Mêmes prescriptions. Le 26, même état.

Le 27, figure de vieillard un peu violacée, yeux ternes; le muguet s'est entièrement détaché, sauf une petite plaque vers chaque joue; l'enfant ne serre plus le doigt entre ses lèvres, ne vomit plus, il est vrai qu'il avale très peu. Ventre tendu, froid, violacé; trois selles vertes et jaunes, assez épaisses, depuis la veille; la respiration est un peu gênée; la surface du corps froide; le pouls ne peut se sentir. Du 27 au 30, l'enfant a, par degrés, cessé d'avaler; les selles sont restées épaisses et de moins en moins fréquentes; le cri s'est affaibli; le talon gauche s'est recouvert d'une petite eschare noire, et la mort a eu lieu le 30, à trois heures après midi.

Autopsie vingt-quatre heures après.

Le ventre est très tendu, grande maigreur, pâleur générale de la peau. La bouche ne contient que quelques débris de muguet pultacé vers les joues. La membrane muqueuse buccale est pâle et sans altération. Le pharynx est aussi très pâle, sans traces de maladie; l'œsophage, au contraire, présente les lésions suivantes : Dans la moitié supérieure de la hauteur, la membrane muqueuse est d'un rouge lie de vin; dans sa moitié inférieure, elle est d'un rouge noirâtre, et présente plusieurs grains de muguet d'un gris ardoisé, de la grosseur de petites lentilles; entre ces deux moitiés, on remarque une plaque de la grandeur d'un centimètre carré, où la membrane muqueuse est pâle, ce qui contraste singulièrement avec les parties voisines. Cet état inflammatoire s'arrête brusquement au cardia avec l'épithélium, en formant un bord dentelé à quatre languettes. La membrane muqueuse dans tous ses points n'est ni boursouflée, ni ramollie; on peut former des lambeaux d'une grande longueur.

L'estomac présente dans le grand cul-de-sac une plaque d'un rouge érythémateux très vif de la grandeur d'une pièce de cinq francs, point sur lequel la membrane muqueuse se déchire avec facilité à la moindre traction, et dans le petit cul-de-sac, une rougeur semblable, mais sans ramollissement du tissu muqueux ; les autres points du viscère sont rosés et intacts.

A partir du pylore jusque vers le milieu du jéjunum , les valvules conniventes sont remarquables par le liséré d'un rouge vif qu'on remarque à leur sommet en forme d'anneaux circulaires. La moitié inférieure du jéjunum présente plusieurs rougeurs sous forme de plaques et quelques arborisations.

L'iléon offre, de distance en distance, une rougeur vive et quatre plaques de Peyer situées dans le tiers inférieur de cet intestin. Les deux plus élevées ont 1 centimètre de long sur 5 millimètres de large ; elles sont légèrement saillantes, mais sans changement de couleur. Des deux autres, l'une est placée à 1 centimètre au-dessus de la valvule iléo-cœcale ; elle est saillante, rouge, présente dans son grand diamètre une languette qui sépare deux petites anfractuosités qu'on prendrait pour des ulcérations, si l'on n'y regardait pas de très près ; elle a 2 centimètres de long sur 1 de large ; l'autre, placée sur la valvule elle-même, est saillante, rouge, et a 1 centimètre de long sur 8 millimètres de large.

Le gros intestin présente une quantité innombrable de granulations blanches sans orifice apparent, logées dans l'épaisseur de la membrane muqueuse ; il ne présente que quatre points sous forme de plaques très rouges dans le rectum. L'intestin contenait des matières jaunâtres semi-liquides.

La membrane muqueuse n'est épaissie que sur les plaques de Peyer enflammées, elle ne donne point de lambeaux.

Le mésentère est à l'état normal; la rate et le foie ne présentent rien à noter, si ce n'est que la vésicule biliaire est distendue par une quantité assez considérable de bile verte.

Le larynx, la trachée et les poumons sont sains, les plèvres ne contiennent aucun liquide.

Le cœur est à l'état normal, ainsi que les autres viscères.

Ce fait mériterait de fixer l'attention à cause de l'état de l'œsophage, dont l'inflammation se termine avec l'épithélium, sur le cardia ; mais je ne l'ai donné ici que pour faire remarquer d'abord les anneaux que forment les valvules conniventes enflammées, puis l'engorgement inflammatoire des plaques de Peyer ; comme pour l'observation 24e, elles offrent, dans ce càs, le premier degré de l'inflammation ; elles ne sont que rouges et tuméfiées. Dans d'autres observations, on les verra ramollies, encore plus saillantes, et même ulcérées. On doit noter qu'une des deux plaques présente ce que MM. Rilliet et Barthez appellent avec juste raison *fausse ulcération*, car on pourrait s'y méprendre avec la plus grande facilité, surtout au premier abord.

Obs. XXXVI. — *Muguet léger, gastro-entérite, plaque de Peyer ulcérée.*
Mort le huitième jour.

Le n° 10504, fille née avant terme, a été reçue dans la section d'allaitement le 15 décembre 1852, quelques heures après sa naissance. Sa taille est de 38 centimètres et demi. L'enfant ne veut pas teter et avale avec peine, quoiqu'elle n'ait aucun signe de maladie ; elle est dans la situation d'un avorton qui va mourir d'un moment à l'autre.

Le 20 décembre, elle est prise de muguet, et le 22 de diarrhée. Ce jour-là, les lèvres offrent une bordure blanche, et l'intérieur de la bouche différents points blancs de la grosseur de petites lentilles ; la membrane muqueuse est d'ailleurs très rouge ; pas de vomissements, ventre souple, trois selles vertes liquides ; impossible de sentir le pouls ; les battements du cœur ne sont pas plus fréquents que de coutume. Mauve dans la bouche, lavements amidonnés.

Le 24, le muguet n'a pas augmenté. L'enfant ne serre pas le doigt introduit dans la bouche, avale avec difficulté, ne vomit pas ; ventre souple, trois ou quatre selles liquides jaunes par vingt-quatre heures ; point d'érythème. Mêmes prescriptions.

Le 26, la physionomie de l'enfant n'est plus celle d'un être humain, on dirait un singe ; la peau est couleur bistre, les lèvres se sont débarrassées du muguet ; la membrane muqueuse buccale est rose, il n'y a qu'une petite plaque blanche très mince au palais, la déglutition pourtant ne se fait plus ; ventre tendu, de loin en loin une selle jaune liquide. L'enfant se plaint peu, on l'entend à peine respirer. Le 27, yeux ternes, mort à deux heures après midi.

Autopsie le 28, à neuf heures du matin.

Maigreur extrême, les bras sont de l'épaisseur du petit doigt. Teinte violacée de la peau.

La bouche ne présente qu'une plaque très mince de muguet qui s'enlève par le frottement ; la membrane muqueuse ne présente aucune altération, pas plus que celle du pharynx et de l'œsophage.

À l'ouverture de l'abdomen, il s'écoule environ une cuillerée à café de sérosité citrine ; le péritoine est humide, sans fausses membranes ni injection. Le mésentère offre une belle arborisation veineuse. Les ganglions mésentériques peu nombreux sont blancs et aplatis, sans injection ni ramollissement. L'estomac et l'intestin grêle présentent une teinte d'un rouge violacé.

Toute la capacité de l'estomac est occupée par une masse volumineuse de lait coagulé, c'est un vrai fromage. L'iléon et le gros intestin contiennent une petite quantité de matière jaune liquide.

La membrane muqueuse de l'estomac est dans toute son étendue, surtout dans le grand cul-de-sac, d'un rouge brique uniforme pointillé ; dans tous ses points, on peut former des lambeaux de quelques millimètres à 1 centimètre. Dans le duodénum et le tiers supérieur du jéjunum, les valvules conniventes forment de beaux anneaux rouges qui contrastent avec la teinte à peine rosée de la membrane muqueuse sur laquelle ils se trouvent ; dans le second tiers du jéjunum, la membrane muqueuse est d'un rouge érythémateux ; dans le troisième tiers et tout l'iléon, une teinte d'un rouge vif se combine avec de nombreuses et fines arborisations ; de plus, à 3 centimètres au-dessus de la valvule iléo-cœcale, on trouve une plaque de Peyer saillante et rouge, d'un centimètre de long sur 5 millimètres de large, sur laquelle existe une ulcération de la grosseur et de la forme d'une forte lentille, à bords saillants et durs, non décollés, à fond grisâtre formé par le tissu sous-muqueux ; en raclant dessus, on arrive sur la membrane musculeuse qui est intacte. La valvule iléo-cœcale est très rouge et tuméfiée.

Immédiatement au-dessous, dans le cœcum, on voit une large plaque d'un rouge vif. Dans le côlon ascendant et le transverse, la membrane muqueuse offre une rougeur érythémateuse très prononcée et plusieurs arborisations, tandis que, contre l'ordinaire, dans les points les plus inférieurs du tube digestif, on trouve à peine quelques stries rouges.

Tout le long de l'intestin, la membrane muqueuse est tellement ramollie, qu'en la raclant légèrement avec le dos du scalpel, on l'enlève comme une bouillie ; alors toute rougeur disparaît, et l'on se trouve sur la membrane musculeuse, dont les fibres ont leur pâleur habituelle. On ne peut former de lambeaux nulle part, les pinces n'ont point de prise.

Le foie est d'un rouge foncé ; il a sa consistance normale, son volume est en rapport avec celui de l'enfant ; la vésicule est plate, ne contient rien, son intérieur est d'un blanc grisâtre. La rate a son volume et sa couleur habituels, mais elle s'écrase facilement sous les doigts.

Les poumons crépitent partout, surnagent lorsqu'on les plonge dans l'eau ; ils ne contiennent de sang qu'à leur partie postérieure et inférieure. Le cœur est vide de sang.

Les autres viscères ne présentent rien qui soit digne de remarque.

Ce fait est intéressant sous plusieurs rapports : car non-seulement il fournit un bel exemple d'inflammation intestinale avec ramollissement de la membrane muqueuse, mais encore il démontre, comme le précédent, que dans le muguet l'inflammation peut gagner les plaques de Peyer ; il fait apprécier un des modes de terminaison de cette phlegmasie, l'ulcération. Déjà, dans l'observation 29ᵉ, on a pu voir qu'en pareil cas, les ulcérations sont quelquefois très nombreuses.

Devant m'occuper de nouveau de ce sujet, je ferai connaître alors les réflexions que me suggère cette forme d'entérite.

Gros intestin. — Le gros intestin a été moins souvent malade que l'intestin grêle. En effet, sur les 26 autopsies, il n'était malade que dix-sept fois ; quatorze fois, ainsi que je l'ai dit, il était lésé conjointement avec le petit intestin, et trois fois seul.

Sur ces 3 derniers cas, l'estomac était sain deux fois, le muguet avait été confluent, et s'était étendu au pharynx et à l'œsophage dans 2 cas ; dans un de ceux où l'estomac était sain, le muguet avait été discret et borné à la langue.

Voici quelles étaient les altérations trouvées dans le gros intestin :

Quatre fois la membrane muqueuse présentait des rougeurs sans ramollissement ; elles étaient analogues à celles que j'ai signalées pour l'intestin grêle, et constituaient le premier degré de l'inflammation ; une fois cependant elles avaient une forme toute particulière : c'étaient d'innombrables petites taches rouges de la grosseur d'une lentille, séparées par des intervalles tout à fait sains.

Sept fois non-seulement la membrane muqueuse était rouge, mais ramollie.

Quatre fois elle était rouge, épaissie et ramollie, et, dans un de ces cas, atteinte de muguet.

Deux fois elle était ramollie sans être rouge.

Je n'ai jamais rencontré d'ulcérations sur les 17 cas; cinq fois la membrane muqueuse présentait une foule de granulations blanches de la grosseur d'un grain de millet, logées dans l'épaisseur de la membrane muqueuse. Je n'ai jamais pu parvenir à y trouver d'orifice; leur section ne donnait issue à aucun liquide, et laissait voir leur parenchyme, qui était tout à fait blanc.

Une fois, au lieu d'être blanches, ces granulations, qui avaient d'ailleurs les mêmes dimensions, étaient d'un rouge amarante, et quelques-unes étaient noires.

Sur les 9 cas dans lesquels le gros intestin ne présentait pas de traces de phlegmasie, j'ai rencontré deux fois ces granulations blanches.

Cette altération, qui a été signalée par plusieurs observateurs, par M. Valleix entre autres, ne peut être autre chose qu'un engorgement des cryptes muqueux du gros intestin, qui, dans l'état de santé, restent invisibles à l'œil nu, mais qui, sous l'influence de la maladie, s'hypertrophient ou s'enflamment.

Dans les 17 cas où le gros intestin était enflammé, six fois il contenait des matières épaisses, quatre fois de couleur jaune, une fois vertes, une fois lie de vin; trois fois il contenait des matières dures sous la forme d'olives; sept fois un liquide qui quatre fois était jaune, et trois fois brun rougeâtre; une fois il n'était occupé que par quelques mucosités.

Il me reste maintenant à faire connaître le siége précis des lésions du gros intestin.

Quatorze fois tout l'intestin était malade, et, dans un de ces cas, le rectum l'était plus particulièrement; une fois le cœcum et le côlon ascendant étaient seuls atteints, une fois le côlon et le rectum l'étaient seuls, une fois le rectum seul était affecté : d'où il résulte que le rectum était la partie du gros intestin la plus souvent affectée, le cœcum la moins souvent atteinte, et le côlon se trouvait entre les deux. Ce résultat est, du reste, en rapport avec celui que les autres observateurs ont obtenu.

Il sera facile de se convaincre de la vérité de mon exposé en parcourant les observations que j'ai données précédemment; on y trouvera les différentes altérations que je viens de signaler, à l'exception d'une seule, le muguet du gros intestin, dont je vais m'occuper avec plus de détails, vu l'importance du sujet.

Voici d'abord le fait.

Obs. XXXVII. — *Muguet confluent dans la bouche, étendu au pharynx et à l'œsophage; entérite, engorgement et ulcération des plaques de Peyer; muguet dans le gros intestin. Mort le quatorzième jour.*

Le n° 10450, garçon de force moyenne, reçu dans la section d'allaitement le 4 novembre 1852, peu d'heures après sa naissance, a été donné à la nourrice le 7.

Il avait ce jour-là un commencement de muguet, et dans le courant de la journée il a poussé deux selles vertes semi-liquides.

Le 8, j'examine l'enfant endormi, il a 96 pulsations, a la peau légèrement jaune; il présente quelques grains de muguet blanc comme des semoules à la commissure gauche des lèvres, et quelques points très fins au bout de la langue. L'enfant tette bien, ne vomit pas; la pression du ventre ne l'éveille pas; selles vertes semi-liquides. Mauve dans la bouche, lavements amidonnés.

Jusqu'au 13, le mal a été à peu près stationnaire, mais ce jour-là les lèvres, la langue et le palais sont couverts de grains blancs, très rapprochés, de la grosseur de fortes semoules; les selles sont plus fréquentes, toujours vertes, quoique le ventre soit souple; il n'y a point d'érythème, mais le talon gauche offre une petite excoriation comme une tête d'épingle; la peau et la conjonctive sont jaunes; le pouls est vif, donne 120 pulsations; l'enfant tette bien, ne vomit pas. Mêmes prescriptions.

Le 13, le muguet forme sur la langue une plaque uniforme qui recouvre tout son dos, et sur les lèvres une bordure régulière et blanche; du côté des joues et au palais, il est sous la forme de grosses lentilles. L'ictère diminue, l'enfant continue à bien teter sans vomir; quatre selles jaunes semi-liquides dans les vingt-quatre heures, le scrotum est un peu rouge; il y a aujourd'hui aux deux talons une excoriation de la grosseur d'une lentille; le pouls est à 126, 130 pulsations. Bains, lavements amidonnés, mauve dans la bouche.

Le 15, le muguet est confluent depuis les lèvres jusqu'à la luette, qui est libre; l'enfant ne tette plus depuis hier, mais il avale bien; on ne voit rien dans le pharynx, il ne vomit pas; selles fréquentes jaunes et liquides; ventre chaud et tendu; l'enfant crie quand on le presse, léger érythème autour de l'anus, talons dans le même état. Le pouls donne 156 pulsations. La peau n'est pas chaude. Mêmes prescriptions.

Le 16, quelques portions du muguet se sont détachées de la langue et du palais; l'enfant ne tette pas et avale avec peine, sa voix reste bonne; six selles jaunes liquides depuis hier matin; ventre *idem;* l'érythème n'a pas augmenté. Le pouls est à 162 pulsations. Mêmes prescriptions.

Le 18, la physionomie est profondément altérée, quoique l'ictère ait complétement disparu : c'est la figure grippée, ridée et pâle d'un vieillard moribond qu'on a sous les yeux. Le muguet recouvre de nouveau en larges nappes les différents points de la bouche, mais, au lieu d'être blanc, il est jaunâtre. L'enfant continue à avaler, quoique difficilement, et ne vomit pas; le ventre est tendu, mais peu chaud; il y a eu depuis hier matin six selles vertes un peu épaisses. L'érythème a disparu, les talons présentent une petite croûte sur les excoriations, on remarque quelques papules peu rouges à la cuisse droite. Il n'y a point de toux. L'enfant crie assez souvent, mais son cri s'affaiblit, et le pouls ne donne plus que 138 pulsations faibles. Lavements amidonnés, alun dans la bouche.

Le 20, le muguet a pris la couleur du chocolat au lait; l'enfant ne peut plus avaler, le ventre est mollasse. L'enfant pousse devant moi une selle pâteuse d'un blanc sale, dans laquelle je reconnais d'une manière évidente des débris de muguet; les talons sont rouges et excoriés dans les points où s'était formée la croûte qui s'est détachée depuis la veille. Il y a eu dans la nuit quelques mouvements convulsifs. Le pouls est trop petit pour qu'on puisse compter les pulsations. L'ombilic est un peu saignant, le sang est couleur de gelée de groseille délayée dans l'eau.

Mort à midi.

Autopsie le lendemain, à neuf heures du matin.

Pâleur générale de la surface du corps, sauf la peau de l'abdomen, qui est violacée.

La bouche est pleine de muguet couleur chocolat au lait; on peut enlever en raclant cette couche épaisse pultacée, et au-dessous on trouve la membrane muqueuse rouge, injectée, mais non ramollie.

Le pharynx est occupé en entier par une couche épaisse de muguet en tout semblable à celui de la bouche, il y est un peu plus adhérent; la portion linguale de l'épiglotte est rouge et présente plusieurs grains de muguet adhérent, tandis que la face laryngée est complétement saine.

L'œsophage est couvert dans son tiers supérieur par une couche épaisse de muguet d'un blanc jaunâtre; dans le tiers moyen, il y a seulement quelques grains adhérents épars, et la membrane muqueuse sur laquelle ils reposent est rouge; le tiers inférieur est entièrement recouvert par une couche épaisse uniforme de muguet d'un blanc jaunâtre, qui s'arrête brusquement à quelques millimètres au-dessus du cardia. En enlevant avec le manche du scalpel le muguet qui recouvre les différents points du pharynx et de l'œsophage, on aperçoit la membrane muqueuse, dont la rougeur varie suivant l'intensité du muguet, mais partout elle est plus ou moins injectée, sa rougeur rappelant parfaitement celle de l'érythème. Cette membrane est partout lisse et résistante, c'est-à-dire qu'on peut former différents lambeaux comme à l'état normal; l'épithélium n'est détruit nulle part; sous les points où l'intensité de la rougeur est plus grande, la membrane musculeuse est plus colorée que de coutume.

L'estomac contient des mucosités, beaucoup de gaz et du lait coagulé; sa membrane muqueuse offre dans tous ses points un pointillé rouge dont l'intensité varie : ainsi, très prononcé dans le grand cul-de-sac et le petit, il est moindre dans le reste de son étendue; quant à la consistance, on peut partout former de petits lambeaux, excepté dans le grand cul-de-sac, où la membrane muqueuse se déchire à la moindre traction et se réduit en pâte rouge au moindre frottement.

L'intestin est distendu par des gaz, il paraît pâle dans son tiers supé-

rieur; il contient des matières jaunâtres assez liquides dans l'intestin
grêle, et ayant la forme d'olives dans le gros intestin.

La partie supérieure du duodénum offre quelques points rouges;
tout le jéjunum offre de distance en distance des bandes circulaires
d'un beau rouge pointillé, de 1 à 2 centimètres de hauteur, et dans
les intervalles, de fines arborisations d'un rouge vif; dans toute l'étendue de cet intestin, la membrane muqueuse se déchire à la moindre
traction.

L'iléon, dans toute sa longueur, présente une rougeur vive pointillée, si uniforme, qu'il est impossible d'y distinguer la moindre arborisation; la membrane muqueuse épaissie forme un long ruban rouge
qui se déchire à la plus légère traction; mais, indépendamment de cette
altération, il y en a d'autres qu'il est encore plus important de signaler. Ainsi, dans les deux tiers inférieurs de l'iléon, on voit une foule
de granulations de la grosseur d'un grain de millet, d'un rouge plus
intense que le reste de la membrane muqueuse : ce sont évidemment
les follicules isolés qui, plus enflammés, font saillie vers la cavité intestinale; de plus, on y observe vingt et une plaques de Peyer, dont les
conditions exigent de ma part une description détaillée.

Toutes occupent le côté de l'intestin opposé à l'attache du mésentère; sept ont de 1 à 2 centimètres de long sur 5 à 6 millimètres de
large, et 2 à 3 millimètres de saillie; elles sont très rouges dans tous
leurs points, et constituées par des replis transversaux plus ou moins
réguliers, véritables cloisons qui circonscrivent de petites aréoles ou
anfractuosités peu apparentes à cause du boursouflement des replis.
Lorsqu'on coupe ces plaques, en rasant l'intestin, on arrive sur le tissu
sous-muqueux qui, dans ces points, a une couleur rouge insolite; les
replis de la plaque enlevée s'écrasent facilement sous les doigts. Le
boursouflement inflammatoire existe dans les sept plaques avec les
mêmes caractères; l'étendue constitue la seule différence qui existe
entre elles.

Les quatorze autres plaques sont ulcérées; les plus étendues ont
1 centimètre de long sur 5 millimètres de large, tandis que quelques-
unes n'ont que la grosseur d'une lentille dont elles ont la forme circulaire; les bords des ulcérations sont un peu saillants et taillés à pic;
ils ne sont pas décollés; leur fond est grisâtre, légèrement mame-
lonné, et fait contraste sous le rapport de la couleur avec la rougeur
des tissus environnants; il est formé par le tissu sous-muqueux.

La membrane muqueuse du gros intestin présente dans les deux tiers supérieurs une foule de points comme des lentilles, rouges, séparés par des portions de membrane saine qui donnent à l'intestin l'aspect de la peau d'un individu convalescent d'une variole confluente; de plus, dans le cœcum, contre la valvule iléo-cœcale, existe une plaque de 2 centimètres carrés formée par la réunion de petits grains saillants, jaunâtres, assez rapprochés les uns des autres. Tout le long du côlon descendant et du rectum, on remarque aussi une foule de petits grains semblables un peu irréguliers; un filet d'eau, qu'on fait tomber sur les uns comme sur les autres, ne peut les enlever; ils sont en tout semblables aux grains de muguet isolés qu'on rencontre dans l'œsophage; en frottant fortement avec le manche du scalpel, on finit par les enlever tout comme pour les grains de muguet que j'ai tant de fois observés ailleurs; en dessous, la membrane muqueuse n'est ni déchirée ni excoriée; ces grains ont à peu près 1 millimètre à 1 millimètre 1/2 au carré. Le tiers inférieur du gros intestin est d'un rouge vif; sa membrane muqueuse est épaissie et ne donne point de lambeaux; dans les autres points on en forme de petits de quelques millimètres.

Les ganglions mésentériques ont, pour la plupart, le volume de gros pois; ils sont violacés, gorgés de sang; quand on les incise, on ne sent pas la résistance habituelle, et ils s'écrasent facilement sous le doigt qui les réduit en pulpe.

La vessie est vide d'urine; les reins ne présentent rien à noter.

La rate est plutôt molle que dure.

Le foie a son volume normal; il est d'un rouge clair, excepté dans son lobe moyen qui est jaunâtre; son tissu dans ce point est un peu mou. La vésicule biliaire contient environ une cuillerée à bouche d'un liquide semblable à une solution de gomme un peu épaisse pour la couleur et la consistance, sa membrane interne est blanche et lisse.

Le larynx, la trachée et les poumons sont tout à fait sains, ainsi que le cœur, qui contient un peu de sang couleur d'eau de groseille, sans caillots.

Les membranes cérébrales présentent une légère congestion, le cerveau a d'ailleurs sa couleur et sa mollesse habituelles.

Cette observation, sans contredit la plus intéressante de toutes celles que je possède, aurait pu être placée à la suite de tout

autre paragraphe, car à cause de la multiplicité et de la variété
des altérations qu'elle présente, elle pourrait à elle seule faire
apprécier la plupart des lésions qui sont propres au muguet;
mais j'ai préféré la faire servir à l'histoire du muguet du gros
intestin, à cause de la rareté du fait.

On a nié l'existence du muguet de cet organe comme on
l'avait fait pour celui de l'intestin grêle. Billard pourtant a
donné une observation de muguet du côlon. M. Valleix a cité
un exemple très détaillé de muguet du cœcum, faits sur lesquels le doute n'est pas permis.

Je viens ajouter l'observation qui précède à celle de ces éminents observateurs, et je ne puis croire que l'altération que j'ai
décrite puisse être considérée comme autre chose que du muguet; en effet, comme je l'ai dit à propos de l'intestin grêle,
aucune altération, si ce n'est celle-là, ne présente de pareils caractères, aucune n'est constituée par des grains adhérents, mais
pourtant susceptibles de s'enlever sans laisser de déchirure sur
la membrane muqueuse après leur élimination. Je n'insiste pas,
car si l'on doutait encore, on n'aurait qu'à se reporter à ce que
j'ai dit pour le muguet de l'intestin grêle.

L'existence du muguet du gros intestin est donc tout aussi
positive que celle du muguet de l'estomac et de l'intestin grêle,
il paraît cependant qu'il est plus rare dans le premier de ces
organes que dans les deux autres. En effet, me servant toujours
des 50 autopsies de Billard, des 43 citées par M. Valleix et des
30 qui m'appartiennent, je trouve 1 cas de muguet dans le
gros intestin pour chacun de nous, ce qui ne fait que 3 cas
pour 123 observations; par conséquent, 1 cas sur 41. Le muguet du gros intestin n'existerait donc que dans la quarante et
unième partie des cas.

Il en résulterait, comme je le faisais pressentir en parlant de
l'intestin grêle, que le muguet des organes sous-diaphragmati-
ques est d'autant moins fréquent, qu'on s'approche de la partie
inférieure des voies digestives.

Comme pour le muguet de l'intestin grêle, je regrette de

n'avoir pu examiner au microscope celui du gros intestin, car
cet examen est devenu aujourd'hui le complément nécessaire
de toute recherche sur cette maladie.

Je n'ai jamais vu le muguet s'étendre sur la marge de l'anus,
je ne connais même pas d'observation écrite sur cette extension
de la maladie; cependant, voici ce que je trouve dans l'ouvrage
de M. Bouchut, sur les maladies des nouveau-nés, troisième
édition, page 471 : « Chez un enfant qui présentait des productions du muguet dans le gros intestin, j'ai constaté l'extension
de la maladie de la muqueuse au pourtour de l'anus. » De plus,
M. Ch. Robin (1) dit : « Outre les diverses parties de la bouche
et le pharynx, le muguet peut occuper l'œsophage jusqu'au
cardia, et quelquefois l'estomac et l'intestin grêle, où j'en ai
rencontré une fois, dans le service de M. Trousseau, ainsi qu'*au
pourtour de l'anus.* »

Il résulte de ces deux citations, que le muguet peut se montrer sur la marge de l'anus. Au reste, indépendamment de la
confiance que doivent inspirer les noms que je viens de citer,
l'analogie fait croire à cette possibilité; car de même que de l'intérieur de la bouche le muguet se porte sur les lèvres, il peut
bien, du rectum où je l'ai observé, se porter sur l'anus.

L'observation qu'on vient de lire, ainsi que j'en ai fait la remarque plus haut, est non-seulement intéressante à cause du
muguet intestinal dont elle fournit un bel exemple, mais encore
à cause des nombreuses altérations qu'elle donne l'occasion
d'étudier d'un bout à l'autre de l'intestin.

En effet, d'une part cet organe présente les caractères de l'inflammation la plus étendue et la plus intense que puisse offrir
la membrane muqueuse, tels que ramollissement, épaississement, rougeurs de diverses formes, plaques, bandes circulaires,
rougeurs pointillées, arborisations, rougeurs érythémateuses
étendues sur une grande surface et d'une manière uniforme;
d'autre part, il présente la phlegmasie la plus complète qu'on

(1) *Histoire naturelle des végétaux parasites qui croissent sur l'homme
et sur les animaux vivants.* Paris, 1853, p. 496.

puisse rencontrer dans l'appareil folliculeux, car les follicules isolés et les plaques de Peyer sont ou rouges et tuméfiés, ou ulcérés.

Aussi, bien que d'autres autopsies m'aient montré des altérations à peu près semblables, elles sont ici si multipliées et si complètes, que j'ai cru devoir réserver pour l'observation qu'on vient de lire les réflexions qui m'ont été suggérées par l'étude des altérations que présentent quelquefois les follicules intestinaux dans le muguet.

Dans le fait qui m'occupe en ce moment, l'inflammation des plaques de Peyer est si intense, le boursouflement des cloisons qui circonscrivent les auréoles si considérable, que ces dernières sont, pour ainsi dire, effacées ; leur tissu est rouge, ramolli ; le tissu sous-muqueux participe à cette turgescence.

Les ulcérations à bords saillants ont détruit toute l'épaisseur des plaques.

De plus, les ganglions mésentériques sont plus gros que de coutume, gorgés de sang, plus mous qu'à l'état normal. La rate participe à cette mollesse.

Quelle frappante analogie avec les altérations de la fièvre typhoïde ! Certainement, des différences existent encore entre ces dernières et celles que je viens de décrire, mais ces différences portent plutôt sur leur degré d'intensité que sur leur nature.

Dans les deux cas, il y a gonflement inflammatoire des plaques de Peyer et des follicules de Brunner, ulcération de ces plaques, tuméfaction des ganglions mésentériques, ramollissement de la rate.

Des ulcérations à bords décollés, un développement plus considérable de la rate et des ganglions mésentériques, feraient de cette observation, sous le rapport anatomo-pathologique, un véritable type de la fièvre typhoïde de l'enfance.

Au reste, plusieurs observateurs ont été frappés des altérations que présentent les follicules intestinaux dans quelques cas d'entérite chez les enfants ; plusieurs même ont signalé les analogies qui existent entre ces lésions et celles de la fièvre typhoïde.

Ainsi M. Denis, dans ses Recherches publiées en 1826 sur les maladies des nouveau-nés, a fixé l'attention des médecins sur l'inflammation dont les follicules intestinaux sont quelquefois atteints à cet âge.

Billard, non-seulement a décrit une entérite folliculeuse des nouveau-nés, mais de plus a insisté sur les nombreuses ressemblances qui existent, sous le point de vue des altérations pathologiques, entre cette dernière et la fièvre putride.

M. Valleix, ayant rencontré, dans un cas de muguet, une altération profonde des follicules intestinaux, crut un moment qu'il avait sous les yeux un exemple de fièvre typhoïde.

MM. Rilliet et Barthez, après avoir reconnu que chez les enfants il y avait une entérite qui n'était pas l'entérite simple à cause de la lésion de l'appareil folliculeux intestinal, qui pourtant n'était pas la fièvre typhoïde à cause de l'absence des symptômes de cette dernière, ont désigné cette maladie sous le nom d'*entérite folliculaire*. Cependant ils disent dans leur *Traité des maladies des enfants*, première édition, tome Ier, page 482 : « Toutefois nous ne pouvons nous empêcher de voir un rapport entre cette entérite folliculaire et la fièvre typhoïde. En effet, la lésion intestinale est de même nature, et se produit spécialement dans les fièvres éruptives, maladies qui, comme on le sait, se rapprochent singulièrement de la fièvre typhoïde, en sorte qu'il existe réellement ici un lien entre ces affections. D'autre part, ce développement des plaques, si fréquent chez les enfants, a des symptômes qui se confondent avec ceux de l'entérite non folliculaire, tandis que nous verrons quelques-unes de ces dernières revêtir la forme typhoïde; d'où il suit encore un rapprochement entre la fièvre typhoïde et l'entérite chez l'enfant, rapport que nous avons déjà cherché à établir dans un article publié dans le journal des *Connaissances médico-chirurgicales*. Cet article avait pour but de montrer que *chez les plus petits enfants, les deux maladies se confondent et n'arrivent que graduellement, suivant les âges, à se séparer aussi distinctement qu'elles le sont chez l'adulte.* Peut-être aussi, devons-nous considérer ces entérites folliculaires avec ulcérations *comme des fièvres typhoïdes anomales, et rendues telles, parce qu'elles sont secondaires à d'autres affections.* »

Dans son Mémoire sur l'altération des plaques de Peyer et des follicules isolés chez les nouveau-nés et les enfants en bas âge, M. le docteur Hervieux s'est livré, à ce sujet, à des recherches du plus grand intérêt (1).

Il résulte des réflexions auxquelles je viens de me livrer, qu'il y a réellement de nombreux points d'analogie entre les altérations du muguet et celles de la fièvre typhoïde.

Mon but n'a pas été de prouver que les altérations des plaques de Peyer avaient, dans la première de ces maladies, l'importance qu'elles ont dans la seconde, car telle n'est pas mon opinion ; mais j'ai tenu à établir, dès à présent, les points de contact qui existent entre les deux affections, me réservant de traiter ce sujet avec de plus grands développements dans l'article consacré à étudier la nature du muguet.

Les détails dans lesquels je suis entré jusqu'ici prouvent, de la manière la plus évidente, que dans les cas de muguet suivis de mort, le plus souvent on rencontrait des traces d'inflammation intestinale. 24 fois sur 26, il en était ainsi. Deux fois, cependant, l'intestin était complétement sain.

Voici le plus important de ces deux faits. L'autre, m'ayant fourni un bel exemple d'hépatite, ne sera donné que dans le chapitre où je m'occuperai de cette maladie.

Obs. XXXVIII. — *Muguet confluent de la bouche étendu à l'œsophage, sans entérite. Mort le neuvième jour.*

Le n° 10648, fille délicate, est entrée dans la section d'allaitement le 24 février 1853, portant encore le cordon ombilical.

Atteinte d'un commencement de muguet, elle est donnée à la nourrice le 26 février. Bientôt le mal devient confluent, et l'enfant tette avec peine ; ses selles sont épaisses, verdâtres ; il n'y a pas de vomis-

(1) Voyez la *Gazette médicale* du 17 février 1856 et numéros suivants

sement. Pendant quelques jours, la maladie reste stationnaire ; elle est traitée au moyen de l'alun en poudre et d'applications locales de mauve.

A partir du 5 mars, l'enfant refuse complétement le sein, mais elle avale un peu ; le pharynx ne paraît que rouge, tandis que la bouche est pleine de muguet.

Le 6, elle n'avale plus, elle vomit des matières jaunâtres; ses selles n'ont pas cessé d'être peu fréquentes et épaisses, tantôt jaunes, tantôt vertes ; il n'y a jamais eu d'érythème. Mort dans la journée.

Autopsie le 7 mars, à neuf heures du matin.

Face et poitrine violacées ; la bouche est pleine de muguet épais, d'un blanc sale, jaunâtre. La membrane muqueuse, débarrassée du produit morbide, est partout très pâle, sans gonflement, ni épaississement : elle ne présente pour toute altération que deux plaques de la grandeur d'une pièce de cinquante centimes, d'un gris noirâtre, comme brûlées ; ces plaques, formées par la membrane muqueuse condensée, sont situées de chaque côté de la luette. La langue est sèche, pâle et exsangue, c'était la partie de la bouche où la couche de muguet était la plus épaisse.

Le pharynx est partout d'un rouge vif, uniforme, sans trace de muguet, à l'exception de deux points de la grosseur de grains de millet, situés à sa partie inférieure. La membrane muqueuse, qui tapisse l'épiglotte sur sa face linguale, est très rouge, sa face laryngée et la partie interne du larynx sont pâles ; cet organe et la trachée contiennent un liquide spumeux, mais leur membrane muqueuse ne présente pas la moindre altération.

La membrane muqueuse de l'œsophage est altérée dans toute son étendue; à sa partie supérieure, dans la hauteur d'un centimètre, elle n'est que rouge, mais de ce point au cardia elle est couverte de grains de muguet très rapprochés les uns des autres ; dans les interstices, se trouve une couche mince de muguet blanchâtre. Le tout ne peut s'enlever qu'en raclant avec force avec le manche du scalpel ; alors la membrane muqueuse offre des marbrures rouges sur un fond rose ; le cardia présente des stries nombreuses d'un rouge très vif. La membrane muqueuse s'enlève avec facilité comme à l'état normal, et l'on forme des lambeaux dont la partie externe ou musculeuse est rouge, injectée dans quelques points, et simplement rosée dans les autres.

L'estomac contient un peu de matière jaune filante, sa membrane muqueuse est rosée ; à peine présente-t-elle vers le pylore, dans l'étendue d'une pièce de cinquante centimes, un peu de rougeur ; elle a partout sa consistance normale, et l'on forme sans peine plusieurs lambeaux.

L'intestin contient des matières jaunes assez épaisses ; sa membrane ne présente pas d'autre altération qu'une légère arborisation vers la fin du jéjunum , et une teinte rose dans 30 centimètres environ du tiers inférieur de l'iléon. Voilà tout ce qu'on trouve depuis le pylore jusqu'à l'anus. La membrane muqueuse a partout sa consistance normale, et l'on n'y peut rencontrer la moindre trace de plaques de Peyer, ni le plus léger follicule isolé; on forme sans peine des lambeaux dans tous ses points; ils ont à peu près 1 centimètre dans l'estomac et le gros intestin, et de 1 à 5 millimètres dans l'intestin grêle.

Les ganglions mésentériques sont petits et tout à fait blancs, sans dureté ni ramollissement.

Le foie et la rate sont à l'état normal.

Le cerveau, les poumons et le cœur n'offrent rien de particulier à noter.

Cette observation est remarquable par l'absence d'entérite; car on ne peut pas considérer comme le résultat d'une inflammation cette légère arborisation, et une teinte rosée de la membrane muqueuse sans le moindre épaississement, sans ramollissement, d'autant plus que, durant la vie, il n'y a eu aucun symptôme qui ait pu faire croire à une entérite.

Ce fait prouve aussi, contrairement à l'opinion émise par M. Bouchut : « le muguet n'a jamais fait mourir personne (1), » que le muguet, *à lui seul*, peut faire mourir.

Les exemples de muguet que je viens de citer ne sont pas les seuls dans lesquels on n'ait pas trouvé, à l'autopsie, de traces d'entérite. Ainsi le *Traité des maladies des enfants*, de Billard, présente, page 389, un cas de muguet suivi de mort par l'effet d'une hémorrhagie intestinale, dans lequel on trouva, à l'autopsie, l'intestin sans aucune espèce d'altération.

Dans le paragraphe consacré aux fosses nasales, je parlerai

(1) Bouchut, *Traité pratique des maladies des nouveau-nés*, 3ᵉ édition, Paris, 1855, p. 476.

d'un fait de muguet dans lequel, à l'autopsie, je ne trouvai pas la moindre trace d'entérite.

L'anatomie pathologique confirme donc ce que l'observation des symptômes m'avait démontré : c'est que le muguet peut exister sans que l'intestin soit atteint de phlegmasie.

§ 3. Ganglions mésentériques et péritoine.

Vingt et une fois les ganglions mésentériques étaient blancs ou grisâtres, petits, avec leur consistance normale.

Cinq fois ils étaient doublés ou triplés de volume, leur grosseur variait alors du volume d'un gros pois à celui d'un haricot ; ils étaient d'un rouge violet, et s'écrasaient facilement sous le doigt.

Deux fois cette altération coïncidait avec l'inflammation et l'ulcération des plaques de Peyer, une fois avec l'engorgement inflammatoire simple des plaques, deux fois avec une entérite sans ulcération des plaques.

Certainement qu'entre cet état et le développement souvent excessif des ganglions dans la véritable fièvre typhoïde, il y a une différence ; mais on peut dire qu'elle ne porte que sur le degré : c'est en diminutif la même altération.

Deux fois le péritoine contenait quelques cuillerées de sérosité citrine : dans un de ces cas, le foie était malade ; dans l'autre, l'intestin seul était altéré.

§ 4. Rate, foie, reins, vessie.

Rate. — La rate m'a présenté six fois un état de mollesse remarquable. Quatre fois elle avait son volume normal, une fois elle était un peu plus volumineuse que de coutume. Le ramollissement coïncidait deux fois avec une inflammation ulcéreuse des plaques de Peyer, une fois avec le muguet du duodénum, et trois fois avec une entérite simple.

Foie. — Dans 7 cas, le foie ou la vésicule biliaire étaient altérés. Une fois tout le viscère, excepté le lobe moyen, avait une teinte rouge clair; celui-ci était jaunàtre et ramolli; la vésicule biliaire contenait environ une cuillerée à bouche d'un liquide décoloré comme une solution de gomme; ses membranes étaient blanches. Une fois tout le viscère était gorgé de sang, qui s'écoulait en grande quantité des incisions; son tissu était ramolli et friable, et la vésicule était distendue par de la bile verte. Quatre fois tout l'organe était plus volumineux qu'à l'état normal et gorgé de sang. Dans deux de ces cas, il avait sa consistance habituelle, et dans les deux autres il était plus ferme que de coutume. Dans ces 6 cas, il y avait eu ictère. Dans le septième, le foie n'était pas altéré, mais la membrane interne de la vésicule biliaire était injectée d'un rouge pointillé; celle-ci contenait un liquide glaireux. (Voir l'observation 31ᵉ.) Il n'y avait pas eu d'ictère, mais cette altération de la vésicule coïncidait avec une violente inflammation du duodénum.

Reins et vessie. — Ces organes ne m'ont jamais présenté d'altérations.

§ 5. Voies aériennes.

Fosses nasales. — Jamais je n'ai vu le muguet se développer sur la membrane pituitaire. Tous les observateurs qui m'ont précédé ont fait la même remarque. M. Lélut a pu même constater, chez des enfants affectés de division congénitale du voile du palais, que jamais *les fausses membranes* ne venaient envahir les fosses nasales, ni les trompes d'Eustache.

J'ai eu l'occasion, il y a peu temps, de faire la même observation chez une fille robuste dont la voûte palatine manquait complétement; de sorte que la bouche et les fosses nasales ne formaient plus qu'un large sinus, ce qui permettait de voir toute la partie inférieure de ces dernières d'une extrémité à l'autre, d'avant en arrière.

Six jours après sa naissance, cette enfant fut prise d'un muguet qui recouvrait, au bout de quelques jours, toute la cavité buccale. Ce muguet, qui commença le 26 mars et dura jusqu'au 7 avril, ne dépassa jamais de chaque côté les bords de la division formés par les maxillaires supérieurs; de sorte qu'au moment de sa plus grande activité, on voyait le muguet s'arrêter brusquement sur les bords du sinus formé par les fosses nasales, et faire un contraste remarquable par sa couleur blanche avec la teinte rosée de la membrane pituitaire. Pendant les treize jours qu'a duré cette maladie, j'ai examiné tous les jours très attentivement l'intérieur des fosses nasales, et jamais je n'y ai vu se développer la moindre parcelle de muguet. Cette enfant n'eut aucun symptôme d'entérite, et à sa mort je trouvai l'intestin complétement sain.

Larynx. — Je viens de dire que jamais je n'avais vu le muguet envahir les fosses nasales; j'ai à faire la même remarque pour la partie interne du larynx. Au reste, je ne connais aucune observation qui puisse laisser croire que le muguet se soit jamais développé sur l'un de ces deux points.

Le plus souvent, le larynx ne m'a pas présenté d'altérations; cependant, dans 5 cas, j'ai noté les lésions suivantes qui coïncidaient avec un muguet de la bouche, du pharynx et de l'œsophage.

Une fois l'épiglotte était recouverte sur sa face linguale par une couche épaisse de muguet qui la déformait; sa face laryngée, au contraire, était tout à fait nette. La membrane muqueuse du larynx présentait un peu de rougeur, et ses ventricules contenaient trois grains de muguet flottant, qui évidemment s'étaient détachés de la bouche ou du pharynx; ils étaient parfaitement mobiles et se trouvaient tout à fait dans les conditions de ceux que j'avais rencontrés une fois dans le jéjunum, alors que le duodénum était atteint de muguet. Après ce que j'ai dit précédemment à ce sujet, il est inutile que j'insiste pour prouver que ces grains de muguet ne s'étaient pas développés dans le larynx. M. Valleix a cité deux cas semblables dans sa *Clinique*, et il n'a pas hésité à considérer le muguet comme détaché de l'arrière-gorge.

Une fois la face linguale de l'épiglotte était rouge, ainsi que la membrane interne du larynx, dont les ventricules contenaient deux grains de muguet flottant, évidemment venus du pharynx, comme dans le cas précédent. De plus, sur le bord postérieur de l'ouverture supérieure du larynx, mais dans le pharynx, existait une plaque de muguet adhérent; de la grosseur d'une pièce de 50 centimes.

Une fois l'épiglotte était intacte, mais la membrane muqueuse du larynx et celle de la trachée-artère étaient un peu rouges; dans ce cas, toute la paroi du pharynx correspondant au larynx était couverte jusqu'au bord de l'ouverture supérieure de ce dernier par une couche épaisse de muguet jaunâtre.

Une fois la face linguale de l'épiglotte seulement était très rouge.

Une fois cette même face était rouge et présentait plusieurs grains de muguet adhérent. Le reste du larynx était sain.

La trachée-artère n'a été malade qu'une seule fois; elle était rouge sans autre altération.

Les bronches ne m'ont jamais rien présenté d'anormal.

Il est à remarquer que toutes les fois que l'épiglotte était malade, ses altérations, soit muguet, soit rougeur simple, s'arrêtaient toujours brusquement sur le bord libre de l'organe, de sorte que sa face linguale était seule affectée, tandis que sa face laryngée était dans tous les cas intacte et pâle. De même, le muguet qui existait sur la paroi antérieure du pharynx s'arrêtait toujours nettement sur les bords de l'ouverture du larynx.

Poumons. — Dans 24 cas, les poumons étaient sains, rosés le plus souvent et crépitants; ils offraient pourtant, toujours à leur partie postérieure et inférieure, un engorgement hypostatique plus ou moins prononcé.

Dans 2 cas, ils étaient réellement malades. Une fois le poumon droit présentait une hépatisation du lobe supérieur et du lobe inférieur. L'autre fois les deux poumons étaient engoués. (Voir les observations 22e et 25e.)

Une fois les plèvres, qui avaient leur couleur normale, contenaient à peu près deux cuillerées de sérosité un peu trouble mais sans floeons ni adhérences. Cette suffusion coïncidait avec un œdème des membres inférieurs et un léger épanchement dans toutes les cavités séreuses. L'enfant qui a présenté ces altérations, étant resté malade pendant un mois, était dans un état d'anémie profonde.

§ 6. Voies circulatoires.

Cœur. — Je n'ai point trouvé d'altérations dans le cœur; mais je dois faire observer que je n'ai jamais rencontré de caillots ni dans ses cavités, ni dans les gros vaisseaux; ils ne contenaient qu'un sang violacé et diffluent, couleur lie de vin.

Vaisseaux. — J'ai fait quelques recherches sur l'état des vaisseaux ombilicaux après la chute du cordon, mais je n'ai rien observé qui puisse avoir le moindre rapport avec le sujet que je traite en ce moment.

§ 7. Centres nerveux.

Le cerveau et la moelle épinière ne m'ont point présenté d'altérations qui méritent d'être consignées : un peu plus ou un peu moins de sang diffluent dans les sinus de la dure-mère, voilà tout.

Une fois les ventricules contenaient une quantité notable de sérosité; c'était le même cas où il y en avait dans les plèvres, le péricarde et le péritoine.

Telles sont les altérations anatomiques qu'il m'a été donné de rencontrer dans le muguet.

Je crois devoir ajouter aux observations précédentes le fait suivant, parce que non-seulement il offre de l'intérêt au point de vue anatomo-pathologique, mais encore parce qu'il m'a servi aux recherches microscopiques, qui, jusqu'à ce jour, n'avaient pas été faites pour le muguet de l'œsophage.

OBS. XXXIX. — *Muguet occupant la bouche, le pharynx et l'œsophage ; entérite. Examen microscopique du muguet recueilli sur chacun des points malades.*

Un garçon robuste, entré dans la section d'allaitement deux jours après sa naissance, a été donné à une nourrice cinq jours après, soit le 4 août 1853.

Je n'ai pas suivi la maladie de cet enfant, mais voici les renseignements qui m'ont été donnés : Le 1er août, le muguet a commencé ; le 4, le dévoiement s'est établi ; le 6, est survenu un érythème des fesses. Le muguet est bientôt devenu confluent, et la mort a eu lieu le 10 août, à onze heures du soir. Depuis le 5, l'enfant n'a plus teté, il n'a jamais vomi. Dès le début du muguet, son talon gauche s'est ulcéré.

J'ai fait moi-même l'autopsie le 11, à midi.

Le cadavre présente un certain embonpoint ; les parois abdominales sont bleuâtres ; il y a des lividités sur la joue gauche, vers le pubis, sur les jambes et le dos ; au-dessous de l'ombilic, dans l'étendue d'un centimètre carré, l'épiderme est détruit. Le talon gauche présente une croûte de la grosseur d'une forte lentille, tissu dur comme du cuir, occupant toute l'épaisseur du derme.

Les lèvres sont sèches et brunes ; l'intérieur de la bouche est libre de muguet au palais et sur les gencives, mais les joues et la langue en offrent une couche jaunâtre très épaisse. Le muguet s'enlève sous forme de pâte molle, et la membrane muqueuse ne présente en dessous aucune espèce d'altération ; elle est pâle et résiste aux tractions des pinces. La langue, débarrassée de son muguet, est rouge, luisante et lisse comme une portion de peau sur laquelle l'épiderme vient de se former ; elle n'offre point d'excoriations, son épithélium existe partout ; son tissu, coupé en tranches, est assez mou, un peu violacé, et contient peu de sang ; le bout offre quelques papilles peu saillantes.

Le pharynx et le tiers supérieur de l'œsophage sont occupés par un muguet-confluent, disposé en masses granuleuses d'un jaune clair ; l'épiglotte et l'ouverture sus-glottique du larynx sont entièrement libres et pâles. Le tiers moyen de l'œsophage ne présente aucune altération ; le tiers inférieur, au contraire, est rempli par un muguet jaunâtre qui se termine à 1 centimètre du cardia par un bord circulaire régulier. Le muguet du pharynx et de la partie supérieure de l'œsophage s'enlève comme de la bouillie avec le manche du scalpel, et la membrane mu-

queuse en dessous est sèche, d'un jaune sale, se sépare d'une seule
pièce de la musculeuse et présente une grande résistance. Dans le tiers
moyen de l'œsophage, la membrane muqueuse est rosée ; les pinces
forment facilement des lambeaux dont la consistance est normale. Dans
le tiers inférieur, à l'union de la partie saine avec la partie malade, la
membrane muqueuse offre de nombreux points rouges saillants, au
milieu desquels recommence le muguet. Celui-ci s'enlève en partie
sous forme de pâte rougeâtre, mais quelques points résistent ; et
lorsque je veux les enlever au moyen des pinces, la membrane muqueuse se déchire à l'union de la partie saine avec la partie malade, et
se sépare d'une seule pièce de la membrane musculeuse dans tous les
points occupés par le muguet, de manière à former un lambeau jaunâtre, épais et très résistant. Ce lambeau est placé dans une bouteille
pleine d'eau ; des débris pris dans la bouche et le pharynx sont aussi
placés séparément dans deux autres fioles, pour être examinés au microscope.

La membrane musculeuse, sous les points occupés par le muguet,
est d'un rouge bleuâtre, mais elle a sa consistance normale ; elle est
d'un rouge clair sur les points qui correspondent à la portion saine
de la membrane muqueuse œsophagienne.

Au-dessus du cardia, dans le point qui est libre de muguet, la membrane muqueuse présente plusieurs stries longitudinales d'un pointillé
rouge, qui s'étendent jusqu'à l'orifice de l'estomac.

Ce viscère, qui contient environ deux cuillerées à bouche d'un liquide
jaune foncé épais, ne présente aucune altération ; sa membrane muqueuse est pâle et donne de jolis lambeaux. L'intestin grêle, qui est
d'une couleur bistre, ce qui tient à un commencement de putréfaction,
résultat de la température élevée de la saison, ne présente pas d'altération pathologique jusqu'au tiers inférieur de l'iléon ; mais dans ce
dernier point, la membrane muqueuse, qui est d'un rouge pointillé vif,
se déchire avec la plus grande facilité, de manière à ne pouvoir former
de lambeaux. A quelques millimètres au-dessus de la valvule iléo-cœcale, on voit trois ulcérations siégeant sur autant de follicules isolés ;
elles ont de 1 à 2 millimètres de large, et leur base est formée par une
substance dure, légèrement saillante, de la largeur d'une très petite
lentille. Ces ulcérations occupent toute l'épaisseur de la membrane muqueuse, et leurs bords sont saillants ; il n'y a pas une seule plaque de
Peyer visible dans tout l'intestin.

Le gros intestin présente quelques légères arborisations, sans ramollissement.

Les ganglions mésentériques sont violacés et mous, mais ils ont leur grosseur à peu près normale.

Le foie et la rate sont à l'état normal.

Les autres viscères ne m'ont rien présenté qui méritât d'être noté.

Les débris du muguet buccal pharyngien et œsophagien, après avoir séjourné dans l'eau pendant quarante-huit heures, ont été examinés au microscope par M. le professeur Derbès et par moi, et nous avons constaté également pour chacun d'eux les mêmes caractères que nous avions rencontrés dans le muguet de la bouche (voir page 78), c'est-à-dire de petits tubes articulés, des spores en plus ou moins grand nombre, et des cellules d'épithélium; en un mot, nous avons retrouvé dans ce muguet exactement le même cryptogame qui avait été vu par nous, et par d'autres avant nous, dans celui qui provenait de la bouche.

Je dois seulement faire ici une remarque: c'est que, lorsque nous avons observé sous le microscope le muguet pris sur le cadavre, nous avons toujours rencontré un bien plus grand nombre de filaments cryptogamiques et de spores que dans celui qui avait été pris sur le vivant; je dirai même que, dans le premier cas, le cryptogame paraissait toujours être dans un état plus complet de développement, les tubes se dessinaient mieux, les articulations étaient plus nombreuses et plus tranchées; en un mot, le végétal était bien plus facile à étudier.

Cette différence tenait-elle à ce que le cryptogame pris sur le cadavre, étant placé dans l'eau et y séjournant pendant vingt-quatre et quarante-huit heures, végétait comme le fait la muscardine placée dans les mêmes conditions? Ou bien, cette particularité devait-elle être attribuée à l'âge nécessairement plus avancé du cryptogame pris sur le cadavre? M. le professeur Derbès est porté à expliquer cette différence par la première de ces causes. Cette opinion est d'autant plus admissible, que M. Charles Robin a vu le muguet, séparé de la membrane muqueuse et conservé dans l'eau, y continuer son évolution.

Pour moi, je pense que pour expliquer cette différence qui

existe entre le cryptogame pris sur le vivant, et celui qui a été retiré du cadavre, on peut également invoquer les deux ordres de causes que j'ai indiqués.

La 39ᵉ observation confirme tout ce que j'ai dit précédemment sur les altérations pathologiques du muguet dont elle présente un bel exemple.

De l'étude attentive de ces altérations, il résulte :

1° Que l'inflammation joue un rôle très important dans le muguet ;

2° Que cette inflammation se porte principalement sur la bouche, mais que, dans un certain nombre de cas, elle atteint aussi le pharynx, l'œsophage, l'estomac et surtout l'intestin ;

3° Que cette inflammation n'est pas une phlegmasie ordinaire ; qu'au contraire, elle a quelque chose de spécial, puisqu'elle est accompagnée d'une moisissure qu'on ne rencontre pas dans toutes les phlegmasies, des voies digestives ;

4° Que le cryptogame qui forme le caractère pathognomonique de la maladie, comme la fausse membrane forme celui de la diphthérite, peut se rencontrer dans tous les points des voies digestives, mais qu'on le rencontre par ordre de fréquence dans la bouche, l'œsophage, le pharynx, l'estomac, l'intestin grêle et le gros intestin ;

5° Que l'inflammation atteint quelquefois les follicules isolés de Brunner et les plaques de Peyer, et qu'alors les lésions intestinales se rapprochent beaucoup de celles qu'on rencontre soit dans la fièvre typhoïde, soit dans les fièvres éruptives.

ARTICLE V. — DIAGNOSTIC.

Le diagnostic du muguet est facile à établir : ses prodromes inflammatoires ; le point de la bouche qu'il affecte de préférence au début, la langue ; sa forme, sa couleur blanche ; sa prédilection pour la première enfance, sa marche ; la facilité avec laquelle, pendant qu'il existe, l'intestin s'enflamme, forment autant de caractères qui le font distinguer des autres affections de la cavité buccale.

Cependant je ne crois pas inutile d'entrer dans quelques détails à ce sujet.

Les maladies qui se développent dans la bouche du nouveau-né sont le muguet, les aphthes, les ulcérations syphilitiques : or, le début vésiculeux, folliculeux des aphthes, l'ulcération consécutive grisâtre et entourée d'un liséré rouge, forment des caractères qui n'ont rien de commun avec le muguet ; de même les pertes de substance caractéristiques qu'occasionne la vérole empêchent toute erreur de diagnostic.

S'il s'agissait du muguet chez des enfants de quelques mois, ou chez l'adulte, on pourrait dire qu'il présente quelques points de ressemblance, surtout lorsqu'il est très confluent, avec la stomatite ulcéro-membraneuse, maladie à laquelle cette classe d'individus est sujette ; des développements sur le diagnostic différentiel de ces deux maladies seraient alors nécessaires, mais, pour être fidèle à mon programme, je ne dois m'occuper que des nouveau-nés. Du reste, dans le mémoire de M. Empis, intitulé : *Étude de la diphthérite* (*Archives de médecine* 1850), on trouvera parfaitement indiqués les caractères qui différencient la diphthérite du muguet, et je ne crois pas pouvoir mieux faire que d'engager le lecteur à prendre connaissance de ce travail.

Le muguet est donc facile à diagnostiquer chez le nouveau-né ; d'ailleurs, en admettant qu'il pût y avoir doute, le miscroscope viendrait bientôt le faire cesser complétement : la présence ou l'absence du cryptogame trancherait la difficulté. Mais ce qui est facile, quand la manifestation buccale existe, ne l'est plus lorsqu'elle manque. On sait que le muguet peut se développer dans les parties cachées à la vue, sans atteindre la bouche : j'ai dit que M. Valleix avait cité un exemple de muguet borné à l'œsophage (1). Dans ce cas, le diagnostic est à peu près impossible, à moins que l'enfant ne rejette quelques parcelles de muguet pendant des efforts de vomissement, ou qu'on en reconnaisse des débris dans les selles.

(1) *Clinique des maladies des enfants nouveau-nés.* Paris, 1838; p. 90.

Si l'on a des raisons de croire à l'existence du muguet interne, peut-on dire quels sont les organes sur lesquels s'est développé le cryptogame? Telle est la dernière question qu'il me reste à traiter à propos du diagnostic. On le peut pour le pharynx et l'œsophage, mais pour l'estomac et l'intestin il est tout au plus permis d'élever des soupçons. L'examen du pharynx au moyen d'une cuiller qui abaissera la base de la langue fera reconnaître le présence ou l'absence du muguet. Quant à l'œsophage, on pourra assurer qu'il a été envahi par le cryptogame, si, bien que la bouche se dépouille de son muguet, l'enfant refuse de teter, avale avec peine et rejette par régurgitation, peu de temps après les avoir prises, les boissons qu'on lui a données, surtout si celles-ci contiennent des débris de muguet. La certitude sera d'autant plus grande, qu'à ces phénomènes viendra se joindre une prostration profonde, malgré l'absence de l'entérite.

Pour l'estomac, je ne connais aucun signe qui puisse y faire reconnaître la présence du cryptogame, pas même le vomissement de parcelles de muguet, car elles pourraient venir de l'œsophage ou du pharynx.

J'en dirai autant du muguet de l'intestin, rien ne peut donner la certitude de sa présence dans cette partie du tube digestif. La douleur à la pression, dans le point du ventre correspondant au siége du cryptogame, à laquelle M. Valleix attache une certaine importance, n'en a point à mes yeux, par les raisons que j'ai données à l'article des symptômes. La couleur des selles ne me paraît pas non plus avoir une grande signification ; néanmoins, si l'on y reconnaissait du muguet, on pourrait présumer que le gros intestin en est affecté: dans le seul cas de muguet de cet organe qu'il m'ait été donné d'observer, les dernières selles du malade en contenaient évidemment (voir l'observation 37'). Mais il pourrait se faire que le muguet contenu dans les selles vînt de l'œsophage; en conséquence, sa présence dans celles-ci n'est pas la preuve certaine de son développement à la surface de l'intestin.

ARTICLE VI. — PRONOSTIC.

Auvity avait observé que, sur 10 enfants affectés de muguet, il en mourait 9 ; Baron, sur 140, en a perdu 109 ; M. Valleix en a vu mourir 22 sur 24 (1).

Je comprends que, sous l'impression de semblables résultats, ces médecins aient soutenu que le muguet était une maladie d'une grande gravité. Mais toutes les statistiques sont loin de donner les mêmes proportions. MM. Trousseau et Delpech ont obtenu 23 guérisons sur 48 cas. Sur les 402 faits que j'ai recueillis à l'hospice de la Charité, du 1er février 1852 au 1er février 1853, je n'ai perdu que 20 malades encore dois-je observer que 3 de ces derniers ont succombé à la suite de complications telles que l'hépatite, l'érysipèle phlegmoneux, la gangrène des oreilles. Durant l'année 1854, sur 230 enfants atteints de muguet, je n'ai eu que 14 décès qui aient pu lui être attribués.

Le muguet n'est donc pas, dans toutes les circonstances de temps et de lieux, une maladie aussi grave qu'on pourrait le croire à la lecture des auteurs recommandables que j'ai cités en tête de cet article.

La différence qui existe entre mes chiffres et ceux des hôpitaux de Paris est si grande, qu'il n'est possible de l'expliquer que par la différence du climat. Le muguet est, il est vrai, ainsi que je l'ai démontré, plus fréquent à l'hospice de Marseille, mais il y reste bien plus souvent à l'état de simplicité : en effet, sur mes 402 muguets, 305 ont été sans entérite ; tandis que les 24 sujets de M. Valleix étaient tous affectés de muguets avec entérite, et que sur les 48 enfants cités par MM. Trousseau et Delpech (2), chez 14 seulement la maladie *s'est présentée exempte de toute complication gastrique ou intestinale.*

Au reste, le pronostic du muguet devant varier suivant les conditions dans lesquelles se trouve le petit malade, j'ai besoin d'entrer dans quelques détails à ce sujet.

(1) Ces faits ont été observés à l'hospice des Enfants-Trouvés de Paris.
(2) *Journal de médecine*, année 1845.

Le muguet est une maladie plus grave dans le Nord que dans le Midi, parce que, dans les pays tempérés, elle reste plus souvent à l'état de bénignité; toutefois il faut observer que, dans ces derniers, le pronostic doit être plus grave durant les chaleurs de l'été qu'aux autres époques de l'année, à cause de l'entérite, qui est beaucoup plus fréquente pendant cette saison.

La maladie a, dans les hôpitaux, une gravité qu'elle ne présente pas ordinairement en ville; ainsi il est rare que, dans la pratique privée, à Marseille du moins, on perde un enfant du muguet. Pour ma part, je n'en ai jamais vu mourir, bien que j'aie eu l'occasion de soigner des nouveau-nés atteints de muguets très intenses. Je n'oublierai jamais une petite fille des plus délicates, née avant terme, qui, le dixième jour après sa naissance (on était au mois de décembre), fut prise d'un muguet abondant suivi d'une entérite intense et de l'érythème le plus violent. Elle fut malade pendant quinze jours; plus d'une fois elle sembla près d'expirer; pourtant elle finit par guérir, mais elle habitait un quartier très aéré et une maison spacieuse située au midi.

Le pronostic doit donc être beaucoup plus grave pour les enfants des hospices que pour ceux qui sont logés dans les maisons particulières.

Le muguet sans entérite ne présente jamais aucune espèce de gravité lorsqu'il reste discret, ou bien si, devenant confluent, il ne s'étend pas au delà de la luette. Au contraire, si quelques points se montrent sur le pharynx, la maladie devient sérieuse, parce que généralement le mal se propage à l'œsophage. Lorsque ce dernier est atteint, le cas est des plus graves. Je n'ai jamais vu guérir de sujets ayant offert les signes qui accompagnent le muguet de cette partie.

La gravité du muguet avec entérite est toujours en rapport soit avec l'abondance du premier, soit avec l'intensité des phénomènes gastro-intestinaux. L'étendue et la confluence du muguet constituent un cas grave, même lorsque l'intestin est légèrement affecté; il en est de même si l'inflammation gastro-

intestinale est violente, alors que le muguet est discret; le cas
le plus sérieux conséquemment est celui dans lequel, avec un
muguet confluent et étendu, il y a une entérite intense.

L'érythème, quelque violent qu'il soit, et les ulcérations des
talons ne donnent pas au muguet un caractère spécial de gravité.

Le refus temporaire du sein n'est pas alarmant, si l'enfant
avale bien, et si ce refus peut s'expliquer par la confluence du
muguet ou par l'inflammation de la bouche.

Les signes les plus fâcheux durant la maladie sont : la teinte
brunâtre du muguet, la régurgitation des boissons, le vomissement à une époque avancée de l'affection, la diarrhée intense
avec tension du ventre, l'amaigrissement avec altération des
traits, la faiblesse du cri, l'effacement du pouls, le refroidissement du corps, l'immobilité cadavérique.

Les complications qui surviennent quelquefois dans le muguet, bien que celui-ci soit bénin, peuvent aussi rendre le pronostic très sérieux; ce dernier variera alors suivant la gravité
de ces complications.

ARTICLE VII. — NATURE ET SIÉGE DE LA MALADIE.

§ 1. Nature de la maladie.

Pendant longtemps, le muguet a été considéré comme une
affection purement locale : Billard, Dugès, Guersant, M. Blache
et M. Lélut le crurent ainsi; seulement ces habiles médecins
remarquèrent que très fréquemment il se compliquait d'entérite.

M. Valleix, frappé de l'existence constante de l'inflammation
intestinale dans les cas qu'il avait observés, manifesta le premier l'opinion que le muguet n'était pas une affection locale,
comme le pensaient ses prédécesseurs, mais une entérite avec
des caractères particuliers.

Voici l'opinion manifestée par M. Barrier dans son *Traité
pratique des maladies de l'enfance :* « Le muguet doit être considéré comme une phlegmasie de la muqueuse digestive, se
rattachant directement à l'acte par lequel se fait la rénovation

des couches épidermiques et épithéliaques des membranes tégu-
mentaires, acte dont la phlegmasie ne constitue pour ainsi dire
que l'exagération occasionnée par l'influence de l'aliment, au
contact duquel le tube digestif n'est point encore habitué (1). »

La majorité des médecins, et parmi eux il faut citer particulièrement MM. Trousseau et Delpech, Rilliet et Barthez, pensent que le muguet est tantôt une affection locale exclusivement
bornée à la bouche : c'est alors pour eux *le muguet idiopathique ;*
tantôt une affection qui se développe sous l'influence d'une
autre maladie dont elle dépend exclusivement, *muguet symptomatique.*

M. Bouchut admet les mêmes variétés de muguet; mais,
pour lui, toutes deux sont sous la dépendance d'une disposition
générale des individus. L'étude attentive des faits que j'ai eu
l'occasion d'observer m'oblige à combattre ces différentes manières de voir.

Ainsi je ne puis admettre que le muguet soit jamais une affection purement locale. Les développements dans lesquels je suis
entré en étudiant ses causes prouvent qu'un état particulier de
l'organisme tout entier préside toujours à sa manifestation. En
effet, dans quelle classe d'enfants le rencontre-t-on spécialement? Chez les enfants des hospices; chez ceux qui, en ville,
sont mal logés ou mal nourris. Eh bien! dans ces conditions,
il est évident qu'un état général maladif existe chez ces nouveau-nés; un air vicié ou une alimentation de mauvaise nature
modifient non pas tel ou tel organe, mais l'organisme entier. Il
est donc certain que, puisque le muguet se développe habituellement au milieu des circonstances spéciales que je viens d'indiquer, et que ces circonstances modifient l'état général du petit
être qui en subit l'influence, l'affection qui en est le résultat ne
peut être qu'une maladie générale; en conséquence, je crois
que le muguet n'est *jamais purement local.*

Cette opinion me paraît d'autant plus vraie, qu'il est d'obser-

____
(1) Tome I, p. 690.

vation en histoire naturelle que les parasites ne se développent jamais que sur les individus malades. Or, la production du muguet étant un parasite qui se développe souvent chez des enfants qui ne présentent aucun signe d'affection viscérale, il est naturel de penser qu'il existe chez eux un état morbide général dont le développement du cryptogame est l'expression.

Je ne puis non plus croire avec M. Valleix que le muguet soit une entérite; car beaucoup d'observateurs, MM. Trousseau et Delpech entre autres, se sont maintes fois assuré qu'il existait souvent sans que l'intestin fût le moins du monde malade, et mes relevés suffiraient à eux seuls pour prouver que bien souvent il en est ainsi. Il y aurait donc erreur à dire que le muguet est une entérite. Au reste, cette erreur qui, au premier abord, paraît surprenante de la part d'un observateur aussi remarquable que M. Valleix, s'explique au contraire par la rigueur que ce médecin apporte dans ses méthodes d'observation. Sur 24 cas de muguet, M. Valleix avait rencontré vingt-quatre fois l'entérite, il était logique de sa part d'en conclure que celle-ci dominait la maladie; que ce n'était pas dans la bouche, mais dans l'intestin qu'il fallait chercher le muguet. D'ailleurs, on ne doit pas être étonné que M. Valleix ait constamment vu le muguet coïncider avec l'inflammation de l'intestin, car tous les cas, moins un, ont été observés par lui durant l'été, saison si favorable au développement de l'entérite. L'erreur dans laquelle ce médecin distingué est tombé s'explique donc par la saison durant laquelle il a observé, et par le petit nombre de faits avec lesquels il a opéré; ce qui prouve la vérité de ma proposition déjà émise dans un autre article, que la méthode numérique, pour donner des résultats réellement avantageux, doit tenir un compte rigoureux de toutes les circonstances au milieu desquelles se font les observations, et doit surtout ne s'appliquer qu'à un très grand nombre de faits.

Du reste, en insistant sur l'existence de l'entérite dans le muguet, M. Valleix a rendu un véritable service, parce que, s'élevant à un ordre d'idées plus élevé et plus philosophique que ses devanciers, il a fait voir que cette maladie n'était pas une affection purement locale, et, tout en s'exagérant l'importance de l'entérite, il a démontré que, dans les cas de muguet grave, elle jouait le principal rôle.

Quant à l'opinion de M. Barrier, je reconnais avec lui l'importance des dispositions anatomiques et physiologiques que présente la membrane muqueuse digestive chez le nouveau-né, mais je ne crois pas que ce soit dans ces dispositions qu'il faille chercher l'essence de la maladie, car alors elle serait locale, et j'ai prouvé le contraire ; de plus, l'opinion du médecin de Lyon ne saurait expliquer la plus grande fréquence du muguet dans les hôpitaux qu'en ville.

Je ne puis pas non plus admettre les deux muguets, *idiopathique* et *symptomatique*, tels que les comprennent MM. Trousseau et Delpech, car, d'une part, je ne crois pas qu'il puisse y avoir un muguet purement local, et d'autre part, je crois que le muguet que ces médecins habiles appellent symptomatique est dans la grande majorité des cas idiopathique, vu que l'entérite suit l'apparition du cryptogame au lieu de la précéder, ainsi qu'on devrait le voir pour appeler ce muguet symptomatique. Sur les 97 cas de muguet avec entérite dont j'ai parlé, cinquante-cinq fois l'inflammation intestinale ne s'est développée qu'après la maladie de la bouche, vingt-trois fois elle a paru en même temps que cette dernière, et dix-neuf fois un peu avant ; de sorte que dix-neuf fois seulement, on pourrait dire que le muguet a été réellement symptomatique, chiffre trop minime pour m'empêcher de considérer tous ces cas d'entérite comme dépendant essentiellement de l'affection générale qui fait naître le muguet : c'est pourquoi j'ai dit, en étudiant les formes de la maladie, que je n'avais jamais rencontré de muguet symptomatique chez le nouveau-né. Qu'on veuille bien ne pas oublier que je ne m'occupe que des enfants âgés de quelques jours à un mois.

L'opinion de M. Bouchut est celle qui se rapproche le plus de la mienne ; mais par les raisons que je viens de donner, je ne

puis avec lui appeler muguet idiopathique le seul muguet bénin, et ranger dans la catégorie du muguet symptomatique les
cas dans lesquels il y a entéro-colite (1).

Pour moi, le muguet est une affection générale qui se manifeste par une inflammation spéciale d'une ou de plusieurs parties
des voies digestives. Suivant que la maladie atteint le nouveau-
né avec plus ou moins de violence, l'inflammation reste bornée
à la bouche, ou bien envahit soit successivement, soit simultanément, le pharynx, l'œsophage, l'estomac et l'intestin.

Le muguet est une maladie infectieuse spéciale qui, dans sa
forme grave, a de nombreuses analogies avec la fièvre typhoïde.

J'ai prouvé que le muguet était une maladie générale. Rien
de plus facile que de démontrer qu'elle se manifeste sous la
forme d'une inflammation dont le siége est dans les voies digestives. En effet, on voit dans tous les cas, sauf quelques rares
exceptions, la maladie caractérisée soit au début, soit dans son
état, soit à sa fin, par la rougeur, la douleur, la tuméfaction et l'altération des sécrétions d'un point plus ou moins étendu du tube
digestif : que faut-il de plus pour caractériser une phlegmasie?

Cette inflammation est spéciale ; car, dans le muguet seulement, la phlegmasie de la membrane muqueuse des voies digestives est accompagnée du développement du cryptogame
qui la fait ce qu'elle est.

Il est inutile de chercher à prouver que plus la maladie est
intense, plus elle frappe d'organes.

Quant à ses analogies avec la fièvre typhoïde, je vais tâcher
de les faire ressortir.

Les causes sous l'influence desquelles se développe le muguet
donnent aussi naissance à la fièvre typhoïde ; de ce nombre
sont l'habitation des lieux insalubres dans lesquels il y a encombrement, une alimentation peu réparatrice.

Les symptômes ont beaucoup de points communs : la diarrhée, la tension du ventre, l'accélération du pouls, la prostration

(1) *Traité pratique des maladies des nouveau-nés*, 3ᵉ édit. Paris, 1855,
p. 474.

des forces, l'amaigrissement, le facies, quelquefois des pétéchies, sont des phénomènes qu'on remarque dans les deux maladies.

Les altérations pathologiques ont aussi des points de ressemblance. Ainsi, dans les deux affections, on rencontre, après la mort, des rougeurs avec ramollissement et épaississement de la membrane muqueuse intestinale, surtout de celle de l'iléon, le développement inflammatoire des plaques de Peyer, celui des follicules isolés et leur ulcération, des altérations secondaires dans les poumons, la fluidité du sang. On objectera avec raison que l'altération des follicules de Brunner et des plaques de Peyer est constante dans la fièvre typhoïde, tandis que, dans le muguet, on ne l'observe pas dans tous les cas, puisque, sur 26 autopsies, moi-même je ne l'ai rencontrée que huit fois. A cette objection, je répondrai que, chez l'enfant de naissance, l'appareil folliculaire intestinal est loin d'être développé comme il le sera plus tard; car, sur ces 26 autopsies, onze fois je n'ai pas pu trouver la moindre trace de plaque de Peyer sans qu'on pût attribuer cette absence physiologique au plus ou moins de développement proportionnel de l'enfant, vu que chez des nouveau-nés robustes il m'est arrivé de ne pas rencontrer de plaques de Payer, tandis que chez des enfants délicats, et même chez des enfants nés avant terme, j'en ai rencontré soit à l'état physiologique, soit à l'état pathologique.

Je trouve dans Billard, page 414 de son *Traité des maladies des enfants* : « Dans l'état naturel, ils (les follicules) sont plus ou moins apparents; beaucoup d'enfants n'en présentent pas, et leur développement varie suivant les individus. »

On comprendra alors que, dans bien des cas, l'appareil folliculaire, n'ayant pas acquis son développement, ne puisse pas être altéré; d'ailleurs, dans les cas de muguet dans lesquels les follicules intestinaux sont malades, la ressemblance avec les lésions qu'ils présentent dans la fièvre typhoïde est assez grande pour qu'on puisse dire que les deux maladies sont de même nature.

On pourra encore m'objecter que la rate et les ganglions

mésentériques ne présentent pas dans le muguet le développement, le ramollissement qu'ils offrent dans la fièvre typhoïde;
le fait est réel, bien que cinq fois j'aie trouvé les ganglions mésentériques engorgés et ramollis, et six fois la rate plus friable
qu'à l'état normal. Mais la rate est-elle toujours altérée dans
la fièvre typhoïde? Je ne le crois pas, et la phrase suivante,
tirée de l'ouvrage de MM. Rilliet et Barthez, (page 519, vol. I,
1re édit.), me confirme dans cette opinion : « Disons tout de suite
que la rate est loin de se développer dans toutes les affections
typhoïdes. » Au reste, de même qu'il y a des différences dans
l'état anatomique et dans l'état physiologique, entre le nouveau-né et l'enfant plus âgé, entre celui-ci et l'adulte, pourquoi n'en remarquerait-on pas aussi dans l'état pathologique?
Ensuite n'est-ce pas un point très important de constater des
analogies frappantes, presque de la similitude, dans les causes
et les symptômes des deux maladies? Il serait, il me semble,
d'une mauvaise philosophie de rejeter de pareils rapproche-
ments, à cause de l'absence de quelques phénomènes anatomiques.

Quant à la nature de la production blanche qui constitue le
muguet, les opinions ont subi des modifications qui ont varié
suivant l'époque où la question a été étudiée. Ainsi, pendant
longtemps, le muguet fut confondu avec les aphthes. Dugès le
premier lui donna le nom d'*aphthes couenneux*, dénomination
qui prouvait, d'une part, le besoin d'éviter toute confusion avec
l'inflammation folliculeuse de la bouche, et, d'autre part, la
disposition à rapprocher le muguet de la diphthérite. Auvity
et Billard dirent que c'était du mucus concret dû à une altération de sécrétion. Baron et Guersant, MM. Blache, Lélut, Valleix, Trousseau et Delpech, considérèrent la production buccale comme une pseudo-membrane; MM. Lélut, Valleix et
Barrier furent de plus portés à admettre une altération de
l'épithélium.

L'opinion que la maladie était une stomatite pseudo-membraneuse était généralement adoptée, lorsqu'on fit la découverte

du cryptogame, qui est l'élément constitutif du muguet. Après
les détails étendus dans lesquels je suis entré relativement à
cette production, et surtout après ce qu'ont longuement écrit
les micrographes distingués que j'ai cités, je crois pouvoir, sans
donner de nouvelles preuves, me contenter de dire que la production qui constitue le muguet est un véritable cryptogame
combiné avec des débris d'épithélium.

De plus, je crois avec M. Valleix que cette production n'est
pas toute la maladie; pour moi, elle est au muguet ce que les
pustules varioliques sont à la variole, ce que l'exanthème ru-
béolique est à la rougeole. Comme pour ces affections cutanées,
pour le muguet la quantité de l'éruption influence la marche
de la maladie et sa terminaison; mais cependant elle peut être
suivie de mort, comme les fièvres éruptives, quoique l'éruption
soit discrète. J'en ai cité des observations : n'est-ce pas la preuve
la plus positive que le développement du cryptogame ne constitue pas toute la maladie, et qu'il n'est que sa manifestation
extérieure? Dans ces cas, la cause a agi spécialement sur les
organes internes en y produisant des altérations qui ont déterminé la mort.

§ 2. Siége de la maladie.

C'est, je crois, dans le sang qu'est le siége primitif de la maladie : ses causes et sa marche, l'état du sang après la mort, me
le font penser; puis, sous l'influence de la modification générale inconnue qui en est le résultat, a lieu sur la membrane
muqueuse des voies digestives, et en particulier sur celle de la
bouche, une localisation inflammatoire avec développement
d'un champignon. Après les détails que, dans l'article consacré
à l'anatomie pathologique, j'ai donnés sur les organes où se
développe de préférence le cryptogame, je n'ai pas à m'occuper de nouveau de ce sujet. Mais cette inflammation caractéristique siége-t-elle sur des points spéciaux de la membrane
muqueuse, les follicules, par exemple? Le cryptogame se dé-

véloppe-t-il sur ou sous l'épithélium? Peut-il se montrer sur
d'autres régions que les voies digestives? Voilà tout autant de
questions fort intéressantes qui ont déjà fixé l'attention des
observateurs et qui ont été résolues de différentes manières,
preuve de la grande difficulté du sujet.

Auvity et Billard pensaient que le muguet était sécrété par
les follicules, opinion combattue par MM. Trousseau et Delpech.
M. Gubler soutient que les mucédinées du muguet prennent
naissance dans l'intérieur des glandules qui s'ouvrent à la
surface de la langue, des lèvres et des autres parties de la
bouche (1). M. Bazin croit aussi que le champignon du muguet
a pour siége les follicules mucipares de la bouche (2). M. Ch. Robin combat cette manière de voir d'une manière péremptoire
à mon avis, par la réflexion suivante : « Sur la muqueuse de la
langue, en avant, où il n'y a pas d'orifices glandulaires, et sur
celle des joues, dont les glandes sont écartées les unes des
autres, on trouve des points blancs formés par le champignon,
très petits, dans les intervalles de ces orifices (3). »

Cette observation prouve que le siége du muguet n'est pas
dans les follicules, ou du moins qu'il peut se former sur d'autres points. D'ailleurs, comme M. Robin, j'ai cherché à voir,
au moyen de la loupe, au début du muguet, si la production
se montrait aux orifices glandulaires : je ne l'y ai pas trouvée ;
au contraire, je l'ai toujours observée à la superficie de la membrane muqueuse.

Je pense donc que le siége du muguet n'est pas dans les
follicules, mais à la surface de la membrane elle-même.

Quant à la position du muguet sur ou sous l'épithélium,
l'opinion des auteurs varie beaucoup aussi. Il semble, au premier abord, que rien n'est plus simple que de décider si la
membrane muqueuse est dépourvue ou non d'épithélium ;

(1) Gubler, *Note sur le muguet* (*Gazette médicale de Paris*, 1852).

(2) Bazin, *Recherches sur la nature et le traitement des teignes*. Paris,
1853.

(3) Ch. Robin, *Hist. nat. des végétaux parasites*. Paris, 1853, p. 512.

néanmoins, rien n'est souvent plus difficile : c'est ce qui explique
l'opposition qu'on trouve dans la manière de voir des auteurs,
à ce sujet. Billard pensait que le muguet se développait toujours
à la surface de l'épithélium ; Guersant croyait qu'il se formait
au-dessous, et M. Lélut admet qu'au bord libre des lèvres il
siége au-dessous de l'épithélium, tandis que sur d'autres points
de la bouche il est au-dessus. M. Ch. Robin pense que c'est
toujours à la surface de l'épithélium que se développe le
végétal.

Telle est mon opinion ; elle est basée sur les raisons suivantes :

La première, c'est que j'ai toujours observé avec les soins les
plus minutieux, et un très grand nombre de fois, soit à l'œil
nu, soit à la loupe, la membrane muqueuse de la bouche, un
peu avant la formation des points blancs et au moment de
leur chute ; jamais je n'ai pu constater la moindre usure de
l'épithélium dans ces circonstances. J'ai fait la même observation sur le cadavre, après avoir soigneusement enlevé la couche
de muguet.

Je sais qu'on peut m'objecter ce que je viens d'écrire moi-
même, qu'il est très difficile de juger si l'épithélium manque
ou non. A cette objection, je répondrai que le fait est difficile,
mais non pas impossible à constater, puisque, ainsi que je l'ai
dit, en parlant des ulcérations buccales, quatre fois, dans le
cours du muguet, j'ai reconnu la destruction de l'épithélium
sur un point limité de la bouche J'ajouterai qu'après les nombreuses observations que j'ai faites à ce sujet, je suis resté
convaincu de l'intégrité de l'épithélium dans le muguet, et par
conséquent de la position sus-épithéliaque de celui-ci.

Ma seconde raison c'est que dans les cas rares où j'ai trouvé
des excoriations sur la membrane muqueuse, j'ai vu quelquefois le muguet se former sur ces points dépourvus d'épithélium :
or, si le végétal se développait ordinairement sous l'épiderme ;
si, par conséquent, celui-ci était nécessaire à sa formation, on
ne le verrait pas naître sur les points qui en sont privés par le

fait d'un état maladif; de même le muguet ne se développerait
pas dans l'estomac et l'intestin, organes dont la membrane
muqueuse ne présente point d'épithélium.

Donc, si le muguet se forme sur les points privés d'épiderme,
on peut conclure que lorsque la membrane muqueuse n'est
pas excoriée, c'est au-dessus de lui qu'il se développe.

Par ces raisons et par celles que j'ai données, lorsque je me
suis occupé des symptômes et des altérations pathologiques, je
crois que le muguet se forme ordinairement au-dessus de l'épithélium.

Tout ce que je viens de dire prouve que je ne puis partager
l'opinion de MM. Trousseau et Delpech, qui pensent que le
muguet se forme ordinairement sur la membrane muqueuse,
préalablement dépouillée d'épithélium par le fait de la maladie,
et qu'il ne devient sus-épithéliaque que *lorsque l'épiderme muqueux s'est régénéré au-dessous de la concrétion pseudo-membraneuse* (1). Cette manière de voir est tout à fait contraire à ce
que j'ai constamment observé, je veux dire l'intégrité de l'épithélium sur les points où siège habituellement le muguet; car,
ce n'est que très exceptionnellement que je l'ai vu se développer
sur la membrane muqueuse dénudée. La comparaison que ces
médecins distingués font des phénomènes locaux du muguet
avec ceux qui se passent à la surface de la peau quand celle-ci
est excoriée, est, il est vrai, fort ingénieuse, mais elle n'est pas
conforme à ce que j'ai observé dans la bouche des nouveau-nés
atteints de muguet, et comme aujourd'hui il est prouvé que la
maladie n'est pas constituée par une pseudo-membrane, cette
comparaison n'a plus la même importance.

Plusieurs auteurs croient que la production qui constitue le
muguet peut se développer sur des points du corps autres que
les voies digestives.

M. Lélut cite le cas d'un enfant qui avait constamment à la

______

(1) Trousseau et Delpech, *Journal de médecine*, année 1845.

bouche un de ses doigts, sur lequel on vit se former des plaques en tout semblables au muguet (1).

Dugès dit (2) : « On l'observe quelquefois au mamelon des
nourrices, et, dans quelques cas encore, à la face interne des
lèvres de la vulve chez de très jeunes filles douées d'un embonpoint qui maintient les lèvres dans un étroit contact. »

MM. Trousseau et Delpech citent (3) l'observation d'un enfant de seize mois qui était atteint d'une entérite, et qui présenta autour d'un paraphimosis *plusieurs plaques blanches irrégulières au-dessus de la muqueuse, ayant tous les caractères du
muguet.*

MM. Trousseau et Delpech considèrent ces plaques comme
un véritable muguet, et font suivre l'observation des réflexions
suivantes : « Ce que nous venons de voir sur le prépuce, nous
l'observons quelquefois dans la vulve des petites filles, soit que
la maladie règne épidémiquement, soit que la malpropreté en
ait été seule la cause, etc. » Et plus loin : « Disons en passant
que nous avons vu assez fréquemment le muguet apparaître
soit à la bouche, soit à la vulve, chez les adultes affectés de
phthisie ou de fièvre puerpérale. »

MM. Rayer, Empis et Bouchut ont vu le muguet se transmettre de la bouche de l'enfant au mamelon de la nourrice.

Il est donc certain que des médecins, dignes de foi à toute
espèce de titres, ont vu naître ailleurs que dans les voies digestives une production semblable à celle du muguet.

Pour moi, ainsi que je l'ai dit dans l'article consacré à l'étiologie, jamais je n'ai vu le muguet se développer sur le mamelon
des nourrices dont les enfants avaient la maladie. Jamais non
plus je n'ai considéré comme du muguet les petites concrétions
pelliculaires qui se forment à la face interne des petites lèvres,

(1) *Archives de médecine*, année 1827.

(2) *Dictionnaire de médecine et de chirurgie pratiques;* article APHTHES
COUENNEUX, vol. III, p. 189.

(3) *Journal de médecine*, janvier 1845, p. 8.

à l'entrée du vagin, lorsque ces parties sont atteintes d'inflammation.

J'ai prouvé, dans l'article consacré à l'étiologie, que ces pellicules blanches qui se développent sur le sein des nourrices, et qui ressemblent tant au muguet, n'avaient aucune espèce de rapport microscopique avec lui.

N'en est-il pas ainsi dans les cas cités par les auteurs recommandables qui ont dit avoir vu le muguet se former sur le mamelon, sur le prépuce, dans la vulve? L'examen microscopique seul peut décider la question d'une manière péremptoire. Il est donc nécessaire de faire des recherches à ce sujet, et, pour ma part, je ne laisserai passer aucune occasion de l'éclaircir.

Au reste, je suis loin de nier la possibilité du développement d'un véritable muguet sur d'autres points que les voies digestives; plusieurs raisons, au contraire, me portent à penser qu'il peut en être ainsi.

La grande analogie de l'enveloppe cutanée avec le tégument interne, les conditions d'acidité qui peuvent se rencontrer soit sur le mamelon, soit sur tout autre point de la peau, rendent très logique cette manière de voir. D'ailleurs, de même qu'il y a une diphthérite muqueuse et une cutanée, il peut y avoir un muguet muqueux et un cutané. Je terminerai cet article en disant que, si l'on considérait cette opinion comme démontrée, l'existence du muguet à la surface du corps serait une preuve de plus en faveur de l'idée que cette maladie est sous la dépendance d'un état général, car c'est ordinairement chez des individus épuisés, souffrant depuis longtemps, que le tégument externe en est atteint.

ARTICLE VIII. — TRAITEMENT.

Le traitement du muguet est prophylactique ou curatif.

§ 1. Traitement prophylactique.

La cause la plus énergique et la plus fréquente de la maladie étant l'agglomération des nouveau-nés dans le même lieu, il

est tout naturel de penser que le meilleur moyen préventif
qu'on puisse employer est d'empêcher le séjour des enfants
dans les hospices. Voilà, sans doute, un moyen radical qui,
en annulant les funestes effets de l'encombrement, doit dimi-
nuer la mortalité des enfants de naissance. Cependant, je ne
crains pas de dire que cette méthode, belle en théorie, serait
féconde en résultats désastreux dans la pratique, et que la
mortalité serait plus grande encore si l'on voulait l'appliquer
aux enfants des hospices de Marseille.

En effet, dans quel but reçoit-on les nouveau-nés dans des
maisons spéciales? pourquoi les y garde-t-on un certain nombre de jours?

On agit ainsi principalement pour deux raisons : la première,
afin de sauver la vie de jeunes enfants que l'absence des moin-
dres précautions peut faire périr; la seconde, pour s'assurer
qu'ils ne sont atteints d'aucune maladie qui puisse se transmettre à leurs nourrices.

Or, croit-on qu'on puisse impunément faire voyager pendant
deux ou trois jours, dans toutes les saisons, un enfant qui souvent est sur le point de mourir au moment où il arrive à l'hospice? croit-on que, dans la diligence destinée à le transporter
au loin auprès de sa nourrice, les soins qu'il recevrait d'une
femme qui habituellement a deux enfants à soigner pourraient
être comparés à ceux qu'on lui prodigue dans une maison destinée à écarter les dangers qui l'attendent dès les premiers jours
de sa vie? Évidemment non, la thèse n'est pas soutenable. Le
froid, le chaud, la difficulté d'entretenir la propreté autour des
nouveau-nés, qui à chaque minute se salissent, la privation
inévitable d'une nourrice, seraient tout autant de causes qui
rendraient la mortalité plus considérable pendant les jours de
voyage que durant ceux passés à l'hospice, malgré les causes
nombreuses de maladie qui y ont pris droit de domicile. Là,
au contraire, les règles de la propreté sont ponctuellement suivies, de bonnes nourrices donnent immédiatement leur lait aux
enfants pour lesquels l'usage du biberon est impossible, les

soins médicaux, quelquefois préviennent, et souvent atténuent
les maladies.

De plus, si le nouveau-né ne séjournait pas, comment savoir
s'il n'aurait pas reçu au moment de la naissance le principe
d'une affection vénérienne qu'il pourrait communiquer à la
nourrice chez laquelle on l'enverrait? car il pouvait être sain en
apparence au moment de sa réception à l'hospice, et porter les
éléments d'un chancre. Évidemment une surveillance active
exercée pendant un certain nombre de jours peut seule mettre
à l'abri de toute crainte à ce sujet. Persuadé que c'est au moyen
du chancre seul que la syphilis peut se communiquer du nouveau-né à la nourrice, et *vice versâ*, je crois qu'une surveillance
de quelques jours est suffisante pour mettre à l'abri de toute
crainte de propagation syphilitique. J'ai déjà développé ces
idées dans un Mémoire publié en 1853; j'entrerai dans des détails encore plus complets dans le chapitre que je me propose
de consacrer à la syphilis des nouveau-nés.

J'ajouterai qu'indépendamment des raisons que je viens de
donner, vu le constant insuccès de l'allaitement artificiel dans
le Midi, vu l'éloignement des communes où l'on est obligé de
placer les enfants, vu la difficulté des placements, il est impossible à Marseille d'avoir des départs quotidiens; or, lorsque les
enfants ont été retenus pendant plusieurs jours, souvent ils sont
malades, et par conséquent dans l'impossibilité de voyager.

L'absence de séjour dans les hôpitaux, ce moyen que la pro-
phylaxie indiquait comme le plus sûr, doit donc être mis de
côté, comme mesure générale du moins, ainsi qu'une foule de
systèmes que la théorie exalte et rend séduisants, mais que la
pratique précipite bientôt du haut du piédestal sur lequel la
première les avait posés. Il me paraît d'autant plus convenable,
malgré la crainte du muguet, de garder les enfants dans l'hospice jusqu'à ce qu'ils soient en état de supporter un voyage,
que le muguet y fait un très petit nombre de victimes : 20 sur
402 malades en 1852, 14 sur 230 en 1854.

Les moyens prophylactiques à employer contre le muguet

sont dès lors tous ceux que l'hygiène indique comme les meilleurs à mettre en pratique pour prévenir les maladies des nouveau-nés en général.

Il faut changer les langes des enfants dès qu'ils sont mouillés, d'une part, pour éviter l'irritation que le contact des matières excrémentitielles détermine sur la peau, et d'autre part, pour empêcher l'absorption des miasmes méphitiques que le séjour prolongé de ces matières dans les berceaux détermine chez les nombreux enfants couchés dans la même salle.

Il faut souvent laver toute la surface du corps de l'enfant.

Les salles dans lesquelles sont placés les berceaux, doivent être d'une hauteur convenable mais petites ; je ne crois pas qu'il convienne de mettre plus de quatre nourrices avec leurs enfants dans la même pièce. Il faut espacer les lits et les berceaux. Les croisées doivent être larges, les murs blanchis à la chaux au moins une fois l'année. Le parquet doit être maintenu dans un état de propreté convenable au moyen du cirage. Les salles doivent être exclusivement destinées aux enfants bien portants et aux nourrices en bonne santé ; dès le moment qu'un malade existe, il doit être transporté dans une infirmerie spéciale.

Il va sans dire qu'un bon système de ventilation doit être établi de manière que l'air respiré par les enfants et les nourrices, soit aussi pur que possible.

Les nourrices doivent être occupées à l'air libre pendant plusieurs heures de la journée et se baigner une fois par semaine. Toutes les fois qu'elles ont allaité un enfant atteint de muguet, elles doivent, avant d'en recevoir un bien portant, faire à plusieurs reprises, sur leurs mamelons, des lotions avec de l'eau chlorurée ou tout autre liquide, de manière à entraîner ou à détruire les spores du cryptogame qui peuvent rester cachés dans les replis du mamelon, et de là être portés dans la bouche du nouveau nourrisson.

L'usage exclusif du biberon, celui des bouillies doivent être mis de côté.

§ 2. Traitement curatif.

Pour le muguet, comme pour toute autre maladie, il va sans
dire que la soustraction des causes sous l'influence desquelles
il s'est développé, est la première indication à remplir dans le
traitement curatif.

Quant aux agents qui doivent être employés, voici quelle est
ma manière de procéder :

Pénétré de l'idée que le cryptogame n'est pas toute la maladie, je me suis toujours appliqué à combattre l'élément le plus
important de l'affection, je veux dire la phlegmasie, qui atteint
un ou plusieurs points des voies digestives. Car, c'est contre
celle-ci qu'il faut diriger ses moyens d'action, sans se mettre en
peine de chercher un agent qui puisse détruire le cryptogame.
Du reste, dans cette conduite, j'ai suivi les errements des médecins habiles qui, avant moi, se sont occupés de la pathologie
de l'enfance, et je n'ai eu qu'à me louer de la méthode que j'ai
adoptée, ainsi que le prouvent mes résultats cliniques.

Chez les enfants atteints de muguet sans entérite, le traitement consiste exclusivement en applications d'eau de mauve
faites toutes les deux heures sur tous les points de la bouche,
au moyen d'un pinceau de charpie, et en bains tièdes donnés
tous les jours ou tous les deux jours suivant les cas.

Je défends toute tentative ayant pour but d'enlever les couches de muguet, car ces efforts déterminent sur les points malades une rougeur, une sécheresse, en un mot, une inflammation telle, quand on arrive à dépouiller la bouche, que bientôt
le muguet revient plus abondant qu'auparavant ; on ne saurait
donc trop insister sur le précepte de ne jamais chercher à hâter
la chute du muguet par des moyens mécaniques. Il faut dimi-
nuer ou modifier l'inflammation au lieu de l'exciter par des
frottements irrationnels, et le cryptogame disparaît de lui-
même, une fois la phlegmasie détruite.

Les applications de mauve et les bains, remplissent parfaitement ce but, dans les cas bénins et discrets.

Mais si le muguet est confluent, par conséquent l'inflammation plus intense, ces moyens simples ne suffisent plus. Il ne
faut pas oublier que, la maladie ayant une marche quelquefois
rapidement envahissante, on doit chercher à l'arrêter au plus
tôt quand, par sa violence, elle menace de se porter sur le pharynx et l'œsophage. Alors on doit employer des substances qui
puissent changer la nature de l'inflammation; il ne suffit plus
d'adoucir, d'humecter les parties malades, il faut amener chez
elles une perturbation. C'est pour remplir ce but qu'on a pré-
conisé les astringents et les caustiques plus ou moins énergi-
ques.

Parmi eux, on a successivement vanté le sirop de mûres, les
acides végétaux étendus d'eau, les solutions de borax, d'alun,
la liqueur de Labarraque, un mélange par parties égales de
miel et d'acide chlorhydrique, le nitrate d'argent en solution ou
en crayon. J'ai essayé ces différentes substances qu'on ne doit
employer que lorsque le muguet tend à prendre le caractère
confluent, et aucune ne m'a paru aussi avantageuse que l'alun
en poudre appliqué sur les parties malades. Ainsi, dans les cas
de muguet bénin mais confluent, je joins à l'emploi des applications de mauve et aux bains généraux, l'alun en poudre porté
deux fois par jour dans toute la cavité buccale au moyen du
doigt, d'une plume ou par insufflation, de manière à le faire pénétrer dans l'arrière-gorge lorsque le mal blanc s'est étendu jusqu'à ce point. En même temps, pour ne pas fatiguer la bouche
des enfants, je recommande aux nourrices de les faire teter le
moins possible, et de leur donner le lait au moment où il est
tiré du sein, en se servant d'une petite cuiller introduite profondément sur la base de la langue.

Pour les enfants atteints de muguet avec entérite, je combine
aussi les applications d'eau de mauve dans la bouche avec
celles d'alun, suivant le plus ou moins de confluence de la maladie, je donne des bains tous les jours, je fais administrer plusieurs fois dans la journée des lavements amidonnés et poser
sur le ventre des cataplasmes de farine de lin. Si l'inflamma-

tion intestinale résiste, je prescris quelques agents spéciaux tels que le sirop diacode donné par petites cuillerées à café une ou deux fois par jour, ou le sous-nitrate de bismuth à la dose de dix à vingt centigrammes.

Dans les cas les plus graves, j'emploie de plus des lavements avec addition de quelques gouttes de chlorure d'oxyde de sodium, dans le but de combattre l'intoxication miasmatique qui domine et gouverne l'inflammation de la membrane muqueuse du tube digestif.

Contre l'érythème et les ulcérations cutanées, les moyens qui me réussissent toujours sont les lotions avec l'eau amidonnée, les bains, les pansements avec la charpie enduite de cérat simple, et la séparation des jambes au moyen de linges secs et fins.

Lorsque le muguet récidive ou qu'il persiste malgré l'emploi des médications dont je viens de parler, le moyen curatif par excellence est l'envoi de l'enfant à la campagne.

Tels sont les moyens rationnels que j'ai mis en usage contre le muguet, et qui me paraissent remplir toutes les indications de la maladie.

Là se terminent mes observations sur le muguet; mais avant de m'occuper d'un autre sujet, je crois devoir fixer l'attention sur les différences qui existent entre le muguet observé dans les hôpitaux de Paris et celui qui règne à l'hospice de la Charité de Marseille; c'est une étude comparative qui me paraît digne d'intérêt.

Fréquence de la maladie dans les deux villes. — A Marseille, le muguet est plus fréquent qu'à Paris; car, dans cette dernière ville, la proportion est, d'après les relevés de Billard faits en 1826, de 23,50 pour 100, et d'après ceux de M. Valleix, faits en 1838, de 25 pour 100; tandis que dans la première, l'année 1852 m'a donné une proportion de 73,50 pour 100, et celle de 1854 de 58,22. Il y a donc une différence notable entre le

contingent de Paris et celui de Marseille, et bien qu'il y ait une
distance considérable entre les époques mises en parallèle, je
crois que les bases de la comparaison n'en sont pas moins
bonnes.

Lésions. — Je n'ai jamais eu l'occasion d'observer ces ulcérations profondes de la bouche, si bien décrites par M. Valleix
et signalées aussi par MM. Trousseau et Delpech. A peine si,
dans quelques cas, j'ai rencontré de légères excoriations, ainsi
qu'on a pu le voir dans le cours de mon travail.

En revanche, j'ai signalé une altération de la membrane
muqueuse de la bouche, du pharynx ou de l'œsophage, qu'on
n'a pas observée à Paris : je veux parler de la mortification de
cette membrane.

Les muguets sans entérite sont beaucoup plus fréquents à
Marseille qu'à Paris, puisque M. Valleix n'en a jamais vu sans
elle, et que MM. Trousseau et Delpech, sur 48 cas, n'en ont eu
que 14 sans entérite; tandis qu'à Marseille, dans plus des trois
quarts des cas, j'ai vu manquer l'inflammation de l'intestin,
car elle n'a existé que 97 fois sur 402.

M. Valleix a toujours rencontré l'érythème; pour lui, c'est
une altération qui fait partie intégrante du muguet. MM. Trousseau et Delpech, il est vrai, n'y attachent pas la même importance. A Marseille, je ne l'ai observé que 221 fois sur 402,
et 8 fois seulement il a paru avant le développement du
muguet.

A Marseille, peu d'ulcérations cutanées; rarement l'érythème
arrive-t-il jusqu'à produire des excoriations. A Paris, au contraire, M. Valleix a vu souvent les ulcérations des malléoles,
et MM. Trousseau et Delpech signalent la fréquence des excoriations à la suite de l'érythème.

Mortalité. — A Paris, la mortalité, à la suite du muguet, est
considérable : 9 décès sur 10, 109 sur 140, 22 sur 24, 25 sur
48 ; telles sont les proportions fournies par les relevés faits dans

les hospices de Paris (1). A Marseille, au contraire, la mortalité
est bien faible, puisqu'à l'hospice de la Charité la proportion
n'a été que de 5 décès pour 100 cas, en 1852, et de 6 pour 100
en 1854.

A quoi peuvent tenir ces différences? Je ne puis me les
expliquer que par l'influence des lieux et du climat. En
effet, une ville placée au bord de la mer par le 43ᵉ degré
de latitude, fréquemment battue par le vent du nord-ouest,
mistral; une ville où il pleut rarement, présente-t-elle les
mêmes conditions que celle qui se trouve traversée par un
fleuve; qui est placée par 49 degrés, où la direction habituelle
des vents n'est pas la même que dans la première; où des pluies
fréquentes entretiennent l'air dans un état constant d'humidité?
Évidemment l'influence exercée sur l'organisme par des climats
si différents ne saurait être la même. Il est, au reste, positif que
la situation topographique d'un pays agit sur la constitution
physique et morale des habitants; que les hommes du Midi et
les hommes du Nord présentent entre eux de nombreuses
différences. Or, pourquoi n'en serait-il pas ainsi pour les maladies? Il est parfaitement logique, au contraire, d'admettre que
le climat, tout en laissant subsister une maladie, en modifie
pourtant la physionomie, l'expression, tout comme il modifie
les traits et le tempérament de l'homme, bien qu'il n'en change
pas la nature. Au reste, il est bien reconnu que certaines affections morbides qui ne se développent qu'avec peine ou rarement sous certaines latitudes, naissent au contraire sous
d'autres avec la plus grande facilité en présentant un groupe
plus complet de symptômes.

Combien serait intéressant un travail destiné à faire ressortir
les nuances que présentent les maladies suivant les climats où
on les observe!

Ma conclusion est que le climat explique les différences que
je viens de signaler entre le muguet observé dans les hôpitaux

(1) Voyez page 197, article PRONOSTIC.

de Paris et celui qui règne endémiquement à l'hospice de la Charité de Marseille (1).

(1) De loin, je ne pouvais m'expliquer ces différences que par l'influence exclusive des lieux et du climat ; mais dans le séjour que je viens de faire à Paris, ayant examiné de près les conditions au milieu desquelles se trou vent les enfants atteints de muguet, j'ai reconnu un fait que je dois mentionner et qui, mieux que le climat, explique la mortalité des nouveau-nés atteints de muguet à l'hospice des Enfants-Trouvés de Paris.

Dans une visite faite à cet hôpital, M. le docteur Baron, médecin de l'établissement, m'a appris que dès qu'un nouveau-né était atteint de muguet, on avait l'habitude de le priver de sa nourrice, celle-ci redoutant pour ses seins le contact de la bouche de l'enfant. On comprend, dès lors, que ce nouveau-né, nourri artificiellement, soit bientôt atteint d'un muguet grave, muguet avec entérite, et succombe. Il me paraît même surprenant qu'on puisse sauver un seul enfant atteint de cette maladie. A mon avis, loin de priver de sa nourrice l'enfant atteint de muguet, on devrait lui en donner une dès le début de l'affection, s'il n'en avait pas avant, d'autant plus que les mamelons des nourrices n'éprouvent aucun résultat fâcheux du contact d'une bouche atteinte du muguet.

A Marseille, les enfants conservent leurs nourrices pendant toute la durée du muguet ; or, on comprend facilement l'heureuse influence exercée par le lait de la femme sur la marche de la maladie. Cette pratique établit une grande différence entre les nouveau-nés de l'hospice des Enfants-Trouvés de Paris et ceux de la Charité de Marseille ; de là vient sans doute la différence dans la gravité de la maladie et la mortalité.

Ce qui se passe à l'hôpital Necker, dans le service de M. Natalis Guillot, est une preuve du fait que je viens d'avancer ; là, les nouveau-nés ne quittent pas leurs mères, leurs nourrices ; aussi la mortalité dans le muguet est peu considérable. Je tiens ces détails de M. le docteur Natalis Guillot lui-même.

La circonstance que je viens de signaler ne détruit certainement pas ce que j'ai dit de l'influence du climat, d'autant plus que dans les hôpitaux de Paris les conditions hygiéniques sont bien meilleures qu'à la Charité de Marseille, mais modifie mon opinion relativement à la cause de la différence de mortalité.

CHAPITRE III.

ENTÉRITE SIMPLE.

M. Valleix a observé qu'il n'était pas fréquent de rencontrer chez les nouveau-nés l'inflammation intestinale sans muguet (1). Le fait est positivement vrai pour les enfants des hospices, mais il ne l'est plus pour ceux qui sont placés en ville dans de bonnes conditions hygiéniques. En effet, chez ces derniers, j'ai eu bien des fois l'occasion de rencontrer l'inflammation de l'intestin sans muguet. J'ai vu aussi cette maladie exister dans ces conditions de simplicité à l'hospice de la Charité, il est vrai beaucoup plus rarement que dans ma clientèle privée.

M. Valleix considère comme le commencement du muguet, les cas d'entérite qu'il décrit; peut-être a-t-il raison, mais la présence du cryptogame ayant manqué, il est impossible de se prononcer à ce sujet d'une manière formelle. Il appuie son opinion sur les nombreux points de ressemblance qui existent entre les cas d'entérite simples et ceux dans lesquels il y a muguet. Ces points de ressemblance sont incontestables, mais rien ne doit surprendre dans ce fait, car l'inflammation intestinale existant également dans les deux cas, il doit nécessairement y avoir de grandes analogies entre eux. La différence capitale est l'absence du cryptogame : quand ce dernier n'existe pas, on ne peut pas dire qu'il y ait muguet; tout comme, lorsque celui-ci existe à l'état de simplicité sans inflammation intestinale, on ne peut pas dire qu'il y ait entérite. Il me paraît donc important de séparer l'entérite du muguet, et de ne pas considérer comme fatalement liés l'un à l'autre ces deux états morbides. En conséquence, je crois qu'il y a une entérite simple, une entérite

____

(1) *Clinique des maladies des enfants nouveau-nés*, p. 481, article Entérite.

sans muguet, comme j'ai prouvé précédemment qu'il y avait un muguet simple, un muguet sans entérite.

Les développements dans lesquels je suis entré dans le chapitre II, et ceux que je vais donner, prouveront la vérité de cette opinion. Toutefois, comme je n'ai pas épargné les détails à propos de l'entérite du muguet, et que celle-ci ressemble beaucoup à l'entérite simple, je ne m'étendrai pas aussi longuement sur cette dernière.

ARTICLE I. — CAUSES.

Il est incontestable que, chez les enfants des hospices, la cause de l'entérite est la viciation de l'air qu'ils respirent. Je n'aurais à répéter à ce sujet que ce que j'ai déjà dit à propos de l'étiologie du muguet, car il n'est pas douteux pour moi que le séjour à l'hôpital, en modifiant l'économie entière, en l'hyposthénisant, fasse naître diverses inflammations de mauvaise nature telles que le muguet, l'entérite, l'ophthalmie purulente qui peuvent exister chacune à l'état d'isolement, mais qui quelquefois au contraire frappent le même individu à la fois, suivant les prédispositions. La cause première de l'entérite dans les hôpitaux est donc l'air qu'on y respire.

On voit aussi, particulièrement dans la pratique privée, cette maladie se développer sous l'influence d'autres causes, telles que la privation d'une nourrice et l'usage prolongé du biberon, l'emploi des bouillies à la place du lait, l'introduction dans l'estomac d'aliments solides. Après les détails dans lesquels je suis entré à propos des causes du muguet, je crois inutile d'insister sur ces différents points, ce que j'ai dit de celui-ci s'appliquant à l'entérite.

Une saison plus qu'une autre facilite-t-elle le développement de la maladie? Il est positif que c'est dans les mois les plus chauds de l'année qu'elle se développe de préférence, tous les observateurs sont de cet avis. Il est vrai que les faits que j'ai à relater, semblent démontrer le contraire, car sur les sept cas

dont je donnerai l'historique, l'inflammation simple de l'intestin s'est manifestée deux fois au mois de janvier, une fois en février, une fois en avril, une fois en juillet, une fois en septembre, une fois en octobre; mais cette contradiction apparente
s'explique par le petit nombre des observations. Il suffit de se
rappeler ce que j'ai dit à ce sujet sur l'entérite qui survient
pendant le muguet, pour acquérir la conviction que l'inflammation de l'intestin atteint les nouveau-nés particulièrement
pendant les saisons chaudes.

Une cause positive d'entérite, cause importante à examiner
et dont on peut étudier l'effet, surtout sur les enfants placés
en ville dans de bonnes conditions hygiéniques, c'est le lait de
certaines nourrices. Il est positif que chez quelques enfants
atteints d'entérite, la maladie ne disparaît que lorsqu'on leur
donne un autre lait. Ce dernier déterminait donc l'irritation
d'entrailles dont souffraient ces enfants. Trois cas peuvent alors
se présenter, si l'on cherche à se rendre compte de la maladie des
nouveau-nés par l'état des nourrices : dans le premier, ces femmes ont les apparences de la santé, et leur lait, examiné au
microscope, présente de bonnes conditions; mais ces nourrices
ont des dispositions morales qui expliquent la maladie du nouveau-né, elles sont irascibles ou bien se tourmentent pour rien,
sont dans un état constant d'agitation. Or, cet état moral est
suffisant pour rendre le nourrisson malade. Après tout ce qui a
été dit de l'influence du moral de la nourrice sur la santé du
nourrisson, je n'ai pas besoin d'insister sur ce point. M. Bouchut, dans son *Traité sur les maladies des nouveau-nés*, s'est livré
à ce sujet à des réflexions pleines de tant de justesse que je ne
saurais trop en recommander la lecture. Dans le second cas,
les nourrices ont aussi l'apparence d'une excellente santé, mais
leur lait est trop riche en globules, trop nourrissant, comme
on dit vulgairement. Dans le troisième cas, les femmes sont
ordinairement délicates, et leur lait présente, au milieu de globules moins nombreux et plus inégaux que de coutume, ces
corps granuleux si bien décrits par M. Donné auquel la science

doit tant de travaux intéressants sur les études microscopiques relatives aux liquides animaux. Ce lait, en opposition avec celui dont je viens de parler, est pauvre. Eh bien! ces différentes dispositions des nourrices peuvent être les causes uniques de l'entérite des nouveau-nés, j'ai eu maintes fois l'occasion de m'en convaincre.

Il va sans dire aussi que certaines maladies de la nourrice, en modifiant le lait d'une manière fâcheuse, peuvent déterminer une irritation intestinale chez le nouveau-né. On ne peut rien dire de plus rationnel et de plus sage que ce que M. Bouchut a dit à ce sujet dans les considérations générales auxquelles il s'est livré sur l'allaitement dans la première partie de son Traité; j'adopte de tout point ses opinions sur cet article.

Il résulte de ce qui précède que les causes de l'entérite simple des nouveau-nés sont de deux ordres : les unes sont indirectes, le séjour dans les hospices, dans une habitation malsaine; les autres sont directes, l'usage d'aliments indigestes ou d'un lait de mauvaise qualité. Le concours de ces différentes causes est quelquefois nécessaire pour développer la maladie; d'autres fois, au contraire, une seule d'elles suffit pour la faire naître.

ARTICLE II. — FORMES, SYMPTOMES, MARCHE, DURÉE,
TERMINAISONS.

J'ai vu l'entérite simple revêtir trois formes.

Dans la première, la plus fréquente de toutes, le principal symptôme était le changement qui survenait dans la couleur et la consistance des selles; celles-ci, au lieu d'être jaunes, homogènes et épaisses, devenaient vertes et semi-liquides, ou bien elles étaient constituées par un liquide jaune verdâtre, avec des flocons épais de couleur verte. Quelquefois la maladie se bornait à ces symptômes, sans que même les selles eussent augmenté de fréquence. D'autres fois, au contraire, elles étaient plus fréquentes qu'à l'état normal; alors l'enfant poussait des cris spontanés, surtout pendant la nuit, souvent un peu avant de venir à la selle, ce qui faisait dire avec juste raison aux nourrices que les cris étaient le résultat de coliques. Le ventre était un peu tendu, et quelquefois paraissait douloureux à la pression. Le petit malade ne refusait jamais le sein, il semblait même s'y porter avec plus d'avidité. La peau conservait sa chaleur normale, le pouls sa fréquence habituelle. Quelquefois un érythème envahissait les fesses et les cuisses. La maladie se terminait heureusement au bout de quelques jours, quatre à huit environ, par le retour des selles à l'état normal. J'ai vu des enfants chez lesquels ces phénomènes se reproduisaient de temps en temps durant les premiers mois de la vie. Les bonnes femmes du Midi désignent cet état sous le nom de *gouttette affamade*, parce que l'enfant a l'air affamé; pour elles, ces troubles intestinaux ne constituent pas une maladie; cependant ils sont produits par une véritable entérite, à forme bénigne, il est vrai, mais qui n'en doit pas moins fixer l'attention du médecin, parce que c'est une prédisposition qui peut devenir le principe d'une maladie sérieuse. C'est surtout pour cette forme qu'il faut chercher la cause de la maladie dans les mauvaises qualités du lait des nourrices.

Dans la seconde forme, les enfants étaient pris de diarrhée, et souvent, dès le début, ils vomissaient le lait; cinq fois ce dernier symptôme s'était montré sur les sept observations que j'ai à donner; la diarrhée était ordinairement très liquide, verte ou jaune, quelquefois mêlée de flocons épais, verts; le ventre était tendu, plus chaud que le reste du corps; le plus souvent il paraissait douloureux à la pression. Au début, l'enfant tetait avec le même plaisir, la peau devenait chaude, le pouls s'accélérait : il avait 10, 20, 30 pulsations de plus qu'à l'état normal. Le petit malade poussait de temps en temps, surtout pendant la nuit, des cris qui indiquaient ses souffrances abdominales, quelquefois même il agitait en même temps ses bras. Dans les 7 cas, ces cris spontanés ont existé. Bientôt à ces premiers symptômes venaient quelquefois se joindre des phénomènes cérébraux; il en a été ainsi cinq fois sur sept. Ces phé-

15

nomènes consistaient en chaleur brûlante de la tête, prostration, mouvements spasmodiques dans les mâchoires ou les membres; une fois il y a eu écume à la bouche; le pouls prenait alors une fréquence encore plus grande, quoique la peau des membres eût une grande tendance au refroidissement; la face, par moments, était violacée, d'autres fois très pâle; l'enfant refusait le sein. Plus tard, il se refroidissait tout à fait, à l'exception de la tête et du ventre qui restaient chauds; les vomissements cessaient, parce que le petit malade ne prenait plus rien; le doigt introduit dans la bouche n'était plus serré par les mâchoires, la diarrhée s'arrêtait, le pouls ne pouvait plus se sentir, les cris étaient changés en grognements sourds qui se faisaient entendre surtout quand on remuait le malade, la face pâlissait, quelquefois elle était violacée, la respiration se précipitait; ce signe seul empêchait alors de croire qu'on avait sous les yeux un cadavre, et bientôt la mort arrivait. Durant la maladie, la bouche restait toujours sans altérations, à peine si la langue présentait un enduit d'un blanc sale à sa base. Les petits malades succombaient ordinairement du troisième au huitième jour de l'invasion. Chez l'un des sept, la mort n'arriva que le dix-huitième jour; mais, dans ce cas, il n'y eut ni symptômes cérébraux, ni vomissements.

Dans la troisième forme, la marche de la maladie était très rapide. Après un jour ou deux de diarrhée, les nouveau-nés étaient pris de vomissements très fréquents formés d'abord par le lait et les liquides qu'on leur donnait, puis par des matières jaunâtres muqueuses; en même temps, la diarrhée augmentait, les selles étaient très fréquentes, très liquides, d'abord jaunes ou vertes, puis tout à fait aqueuses. Au bout de quelques heures, la physionomie de l'enfant changeait complétement, le visage était pâle et plombé, les yeux étaient caves; c'était à ne pas reconnaître l'enfant frais et gras qu'on avait vu la veille; la peau se refroidissait, le pouls ne pouvait plus se sentir, le ventre était plutôt rétracté que tendu. Au bout de vingt à vingt-quatre heures, l'enfant succombait.

Deux fois seulement en quatre ans j'ai vu à l'hospice de la Charité l'entérite suivre cette marche. Les sujets de ces deux observations étaient deux garçons robustes, l'un âgé de huit jours, l'autre de douze.

Ces faits se rapportent à la forme de la maladie appelée entérite *cholériforme*.

En effet, quelle frappante analogie avec le choléra ! Je dois cependant faire ici une observation, c'est que, durant les deux épidémies de 1849 et 1854, tandis que, dans mon service, plusieurs nourrices ont été emportées par la maladie, pas un nouveau-né ne m'a présenté non-seulement la forme d'entérite que je viens de décrire, mais même le moindre symptôme cholérique.

Mes observations écrites d'entérite simple sont trop peu nombreuses pour que je puisse baser sur elles une analyse de chaque symptôme en particulier, ce travail n'ayant une importance réelle que lorsqu'on peut opérer, comme je l'ai fait pour le muguet, sur un nombre considérable de faits; cependant je crois qu'elles suffisent pour qu'on puisse croire à la vérité du tableau que j'ai cherché à tracer.

ARTICLE III. — ANATOMIE PATHOLOGIQUE.

Les altérations que j'ai rencontrées après la mort chez les jeunes sujets atteints d'entérite simple étaient en rapport avec les symptômes que j'ai énumérés. En effet, d'une part, elles portaient sur l'estomac et l'intestin, avec immunité de la bouche, du pharynx et de l'œsophage; et, de l'autre, elles se montraient sur les membranes cérébrales ou le cerveau.

Estomac. — Sur six observations suivies d'autopsie, cinq fois la membrane muqueuse de l'estomac était altérée; une fois elle était saine. Ces altérations consistaient quatre fois en rougeur, sans perte de consistance, c'était une hypérémie simple; une fois il y avait de plus perte de consistance; deux fois l'altération était limitée à quelques points de l'estomac; trois fois elle était générale.

Ce qui doit fixer l'attention d'une manière spéciale, c'est le rapport qui a pu exister entre l'état de l'estomac et les vomissements. Ceux-ci ont existé quatre fois sur six : or, sur ces quatre fois, dans un cas l'estomac ne présentait pas d'altérations, et dans un cas où il était altéré, il n'y eut pas de vomissements ; ce symptôme n'est donc pas sous la dépendance spéciale des altérations appréciables de l'estomac. Ces réflexions confirment pleinement ce que j'ai dit du vomissement dans l'article consacré à l'anatomie pathologique du muguet. Du reste, le peu de gravité des altérations de l'estomac démontre qu'elles étaient tout à fait secondaires et ne constituaient pas l'élément primitif de la maladie ; on verra, au contraire, que celles de l'intestin étaient beaucoup plus importantes et tout à fait en rapport avec les symptômes présentés par les petits malades, diarrhée et tuméfaction du ventre.

Intestin. — Dans tous les cas l'intestin présentait des altérations : une fois il était malade d'un bout à l'autre ; une fois les altérations étaient bornées au duodénum, à une partie du jéjunum, au côlon et au rectum ; une fois elles étaient bornées au duodénum, à l'iléon, au côlon descendant et au rectum ; une fois au duodénum, au jéjunum et à l'iléon ; une fois au tiers inférieur de l'iléon et au gros intestin ; une fois le côlon et le rectum étaient seuls altérés, et il y avait invagination dans le jéjunum.

Ces altérations consistaient en rougeurs avec ou sans ramollissement de la membrane muqueuse, en gonflement, érosion des plaques de Peyer, en tuméfaction des follicules du gros intestin. Quatre fois la rougeur de la membrane muqueuse était accompagnée de ramollissement ; deux fois cette membrane résistait aux pinces ; quatre fois on voyait des plaques de Peyer saillantes et d'un rouge pointillé ; et deux fois il y avait érosion, une fois sur une seule plaque, une fois sur deux ; quatre fois, les follicules du gros intestin se présentaient sous la forme de granulations blanches saillantes.

Méninges et cerveau. — Quatre fois les méninges présentaient des altérations consistant en une forte injection accompagnée une fois d'une suffusion séro-sanguinolente siégeant sous l'arachnoïde : dans deux de ces cas la substance cérébrale était un peu plus ferme que de coutume, et une fois elle laissait écouler à chaque incision une certaine quantité de gouttelettes de sang.

Ces lésions, qui constituent le premier degré de l'inflammation, une forte hypérémie, étaient en rapport avec les symptômes présentés par les petits malades : chaleur de la tête, assoupissement, agitation, mouvements convulsifs ; elles n'existaient pas chez les deux qui n'avaient pas présenté de symptômes cérébraux.

Les autres organes n'ayant pas présenté d'altérations, je borne là mon analyse anatomo-pathologique. J'ajouterai seulement que dans les deux cas d'entérite cholériforme qu'il m'a été donné d'observer, je n'ai trouvé pour altération qu'un développement prononcé de l'appareil folliculeux de l'intestin, plaques de Peyer et follicules du gros intestin, avec légère injection de la membrane muqueuse.

Les observations suivantes mettront à même de vérifier la vérité du tableau symptomatique que j'ai donné ; de plus, elles feront apprécier avec exactitude les altérations trouvées à l'autopsie.

Obs. I. — *Entérite simple, mort le quatrième jour.*

Le n° 3220, garçon robuste, a été reçu dans la section d'allaitement le 25 septembre 1849, quelques heures après sa naissance ; il a été donné immédiatement à une nourrice.

Le 30 septembre, il est atteint de diarrhée ; le lendemain, 1er octobre, il m'est présenté. Cet enfant est très gras et frais, il n'a rien dans la bouche, langue blanchâtre à la base, vomissements de lait immédiatement après avoir tété ; ventre souple et indolore, diarrhée très liquide jaune et fréquente ; cris spontanés, peau chaude, pouls à 138 pulsations ; ni érythème, ni rougeurs nulle part. Bains, lavements amidonnés. Donner le sein à de longs intervalles.

Le 2 octobre, l'enfant est très assoupi, mais il n'a pas de convulsions, les vomissements ont continué, bouche saine, ventre un peu tendu, paraissant douloureux à la pression, diarrhée séreuse abondante, peau chaude, sans rougeurs ; pouls petit et précipité, 150 pulsations. Lavements amidonnés, cataplasmes sur le ventre, sinapismes aux jambes, eau de riz gommée pour nourriture.

Le 3 , le facies de l'enfant est altéré, visage pâle et bleuâtre ; plus de vomissements, la diarrhée continue, ventre tendu ; peau presque froide, excepté au ventre, sur lequel il y a une forte chaleur ; assoupissement, l'enfant avale, son pouls est petit , les pulsations ne peuvent être comptées ; mort à minuit.

Autopsie à neuf heures du matin.

Le cadavre a de l'embonpoint : teinte bleuâtre vers les parties déclives ; le ventre conserve un certain degré de chaleur.

Bouche tout à fait saine, membrane muqueuse pâle, ainsi que celle du pharynx et de l'œsophage. À l'ouverture de l'abdomen , l'estomac et le paquet intestinal se montrent décolorés, blanchâtres ; le gros intestin seul paraît malade, par sa teinte rougeâtre ; les ganglions mésentériques sont blancs et sans altérations ; l'estomac contient du lait coagulé et des mucosités filantes ; sa membrane muqueuse présente, dans le grand cul-de-sac et vers le cardia, une teinte framboisée uniforme : elle a la consistance normale, car on peut former des lambeaux d'un centimètre de long ; le duodénum et le jéjunum contiennent un liquide jaune qui a teint leurs parois : mais, après un lavage convenable, il est facile de s'assurer que le premier présente une rougeur uniforme semblable à celle de l'estomac, sans ramollissement de la membrane muqueuse ; cette rougeur se prolonge un peu dans le jéjunum ; l'iléon est sain, il offre une seule plaque de Peyer vers la valvule iléo-cœcale, elle est blanchâtre comme le reste de l'intestin ; le cœcum ne présente rien d'anormal ; dans le côlon et le rectum, on reconnaît les traces d'une inflammation bien évidente ; leur membrane muqueuse est couverte de plaques d'un rouge intense pointillé, et les intervalles présentent une fine arborisation d'un rouge vif ; sur les plaques, il y a un peu de gonflement, les pinces ne peuvent pas y former de lambeaux ; on remarque, de plus, un nombre prodigieux de petites glandules blanches, faisant une légère saillie sur la membrane muqueuse et contenues dans son épaisseur ; ces glandules me paraissent toutes surmontées par un petit point noir. Ayant divisé les plus volumineuses, qui sont de la grosseur d'un grain de millet, je n'ai vu s'écouler aucun liquide. Le gros intestin contenait une matière liquide un peu épaisse, d'un jaune clair et des mucosités abondantes.

Les autres viscères abdominaux n'offrent rien qui soit digne de remarque, si ce n'est que la vésicule biliaire est distendue par un liquide très vert.

Les téguments de la tête sont bleuâtres, fortement injectés : les os du crâne même présentent cette teinte ; les sinus veineux de la dure-mère sont aussi gorgés de sang ; à mesure qu'on incise les membranes cérébrales, il s'écoule une grande quantité de sérosité rougeâtre, qui a son siége sous l'arachnoïde ; celle-ci est partout d'un rouge vif ; on peut l'enlever par lambeaux, ainsi que la pie-mère, sans rencontrer d'adhérences. Les circonvolutions cérébrales ont leur consistance et leur aspect habituels ; la substance du cerveau est aussi à l'état normal ; les ventricules contiennent peu de sérosité ; le canal rachidien n'est pas examiné.

Les viscères de la poitrine sont à l'état normal ; un peu de teinte bleuâtre des poumons à leur partie déclive.

Obs. II. — Entérite simple ; mort le sixième jour ; invagination intestinale.

Le n° 1362, fille robuste âgée de quatre à cinq semaines, est reçue le 9 octobre 1849, dans la section d'allaitement ; elle est donnée le lendemain à la nourrice.

Le 11, celle-ci me prévient que l'enfant vomit le lait dès qu'elle a teté et qu'elle a un peu de diarrhée. Le facies de la petite fille est bon, la bouche ne présente rien, la langue est un peu blanche, le ventre est souple, la pression fait naître des cris , mais je n'ai pas la certitude qu'il soit douloureux , parce que l'enfant crie dès qu'on la touche ; les selles sont jaunes, liquides et abondantes ; la peau est chaude, surtout au milieu du ventre ; le pouls a 138 pulsations développées ; aucune rougeur nulle part. Trois sangsues autour de l'ombilic, lavements amidonnés, bains ; ne donner le sein que toutes les quatre heures.

Le 13, le facies est moins bon ; figure grippée, la peau des membres est froide, le pouls est petit, les pulsations sont fréquentes, mais je ne puis les compter. Bouche saine, vomissements de temps en temps, ventre tendu, moins chaud, selles très liquides, jaunes et fréquentes, point d'érythème ; la nuit précédente, l'enfant a beaucoup crié, a agité ses bras ; la tête est plus chaude que le reste du corps ; la pupille se contracte naturellement à la lumière. Lavements amidonnés, cataplasmes de farine de lin sur le ventre, sinapismes aux jambes.

Le 15, depuis la veille, l'enfant est immobile, assoupie, la tête est chaude, la pupille contractée ; il n'y a pas eu de mouvements convulsifs ; les membres sont chauds, le pouls est petit, mais je puis compter 150 pulsations. L'enfant n'a plus vomi , il est vrai qu'elle tette très peu à la fois ; le ventre est moins tendu, la pression ne fait pas pousser de cris ; selles toujours liquides , mais rares et peu abondantes, peau sans rougeur. Eau fraîche sur le front , vésicatoires volants aux jambes, lavements amidonnés, cataplasmes sur le ventre, eau de riz gommée pour boisson et nourriture.

Le 16, l'enfant a eu pendant la nuit des mouvements convulsifs dans le bras gauche : elle est assoupie, la pupille reste contractée, la tête n'est plus chaude, la surface du corps est froide, le visage pâle, le pouls est petit et fréquent ; pas de vomissement. L'enfant n'a pu prendre le sein qu'on lui a présenté ; elle ne serre plus le doigt introduit dans la bouche, ce qu'elle faisait auparavant ; celle-ci est sans muguet ; il y a eu trois selles semi-liquides depuis la veille ; le ventre est peu tendu, pas d'érythème. La secrétion urinaire a toujours été peu abondante ; les vésicatoires ont bien pris.

Mort le soir à cinq heures.

Autopsie le lendemain à neuf heures du matin.

Le cadavre conserve un certain embonpoint ; il est violacé dans les parties déclives.

La bouche, le pharynx et l'œsophage ne présentent rien à noter. L'estomac est vide, rétracté, et sa membrane muqueuse, de couleur rosée, offre la consistance normale ; le duodénum ne présente aucune altération, pas plus que le jéjunum, dont la membrane muqueuse est d'un gris rosé et nullement ramollie ; mais, dans le tiers supérieur de ce dernier, on rencontre deux points invaginés.

Ces deux invaginations ont eu lieu dans une étendue de 2 centimètres, et sont séparées l'une de l'autre par un intervalle de 6 centimètres ; elles ne présentent aucune espèce d'adhérence : les points invaginés ne sont ni rouges ni gonflés, et il suffit de tirer doucement les deux bouts de l'intestin, pour lui rendre ses dispositions naturelles ; la membrane muqueuse de l'iléon est blanchâtre , elle a sa consistance normale.

Au contraire, celle du gros intestin, depuis la valvule iléo-cœcale jusqu'à l'anus, présente une rougeur vive, uniforme, pointillée, et elle ne peut fournir de lambeaux ; elle présente de plus quelques points saillants d'un rouge plus vif que le reste. Tout l'intestin était un peu rétracté, et contenait une matière jaune d'ocre semi-liquide.

Les ganglions mésentériques sont blancs et sans désorganisation ; le foie, la rate, les reins sont à l'état normal.

Les poumons sont rares et crépitants ; le cœur contient de très petits caillots noirâtres.

Les os du crâne sont fortement imbibés de sang ; les membranes du cerveau sont rouges, mais sèches ; la substance cérébrale offre un peu moins de mollesse qu'à l'état normal, et quand on la divise, on remarque une foule de petites gouttelettes de sang excessivement déliées.

Les ventricules sont secs ; il existe dans le corps strié droit une petite cavité, espèce de lacune vide dans laquelle on pourrait loger un grain de millet.

Obs. III. — *Entérite simple, mort le quatrième jour.*

Le n° 10582, garçon robuste, entré dans la section d'allaitement le 1ᵉʳ février 1853, quelques heures après sa naissance, est donné à la nourrice le 3.

Jusqu'à ce jour, il était resté en bonne santé ; mais dans la journée il commença à vomir le lait, dès qu'il avait teté ; le soir, il poussa une selle verte épaisse et ne cessa de crier toute la nuit.

Le 4, les vomissements de lait continuent, la bouche de l'enfant est saine ; il tette sans difficulté ; le ventre est un peu tendu et semble douloureux au toucher ; il y a eu, depuis le soir, deux selles jaunes semi-liquides, mêlées de flocons verts ; la peau est chaude, surtout vers le ventre ; le pouls est à 126 pulsations. Cataplasmes sur le ventre, lavements amidonnés, eau de riz gommée pour nourriture.

Le 5, les cris spontanés continuent jour et nuit ; rien dans la bouche, facies assez naturel, peu altéré ; vomissements, ventre tendu et chaud ; il n'y a eu, depuis la veille, qu'une selle formée par une matière verte semi-liquide ; pouls à 126 pulsations. Dans la journée, on a présenté à l'enfant le sein, qu'il a refusé ; le soir, il a eu un peu de roideur dans la mâchoire inférieure et de l'écume à la bouche ; selle verte semi-liquide; quelques cris plaintifs, et mort dans la matinée du 6.

Autopsie le lendemain 7, à neuf heures du matin.

Cadavre d'un bel enfant, teinte violacée de la peau.

La bouche, le pharynx et l'œsophage sont à l'état normal; l'estomac est vide, rétracté ; sa membrane muqueuse est d'un rouge érythémateux depuis le cardia jusqu'au pylore ; du côté de la grande courbure, on remarque une foule de replis qui donnent, à cette portion de l'estomac, l'aspect de celui des ruminants, parce que leur réunion forme des espèces de loges ou aréoles. Le sommet de ces replis est d'un rouge plus vif que le reste ; la membrane muqueuse a partout sa consistance habituelle, on peut sans peine former des lambeaux. Le duodénum et le jéjunum sont teints en jaune, mais sans rougeur ; cette couleur vient de la matière jaune semi-liquide qu'ils contiennent; dans le reste de l'intestin, cette matière prend une teinte verdâtre.

Dans les deux tiers supérieurs de l'iléon, la membrane muqueuse est intacte comme dans les parties de l'intestin déjà décrites ; j'y compte six plaques de Peyer grises, sans aucune altération; la plus longue a 3 centimètres : mais, dans le tiers inférieur de l'iléon, il existe de nombreuses rougeurs pointillées à teinte vive, formant des plaques de 1 à 2 centimètres de long, séparées par des portions de membrane muqueuse saines; on y voit aussi sept plaques de Peyer, dont l'une, la plus volumineuse, a 3 centimètres de long sur 1 centimètre de large, est un peu saillante, rouge au sommet des aréoles et circonscrite par une ligne d'un rouge très vif; les autres sont à peine rosées ; la valvule iléo-cœcale présente une rougeur uniforme ; la membrane muqueuse du gros intestin offre, d'un bout à l'autre, une teinte érythémateuse très vive, et une foule de replis sinueux, dont le sommet est plus rouge que le reste de la membrane. Il n'y a nulle part, dans toute l'étendue de l'intestin, ni épaississement, ni ramollissement ; on peut former des lambeaux de membrane muqueuse plus ou moins étendus, suivant les points où l'on cherche à les détacher.

Le péritoine est à l'état normal ; les ganglions mésentériques sont nombreux, petits, violacés, mais sans mollesse. Le foie et la rate ont une couleur rouge-brun ; ils contiennent beaucoup de sang , mais leur consistance et leur volume ne présentent rien d'anormal.

La vésicule biliaire est plate et contient un peu de bile jaune ; les reins et la vessie n'offrent rien à noter.

Le thymus présente deux beaux lobes rouges et consistants. Le cœur contient des caillots noirâtres ; les poumons sont partout crépitants, mais fortement colorés en rouge.

Les méninges sont fortement injectées de sang noirâtre, surtout à leur partie inférieure et postérieure ; le cerveau et le cervelet me paraissent un peu plus fermes que de coutume, mais leur coloration n'est nullement altérée ; ils ont leur teinte gris rosé habituelle.

Obs. IV. — *Entérite, mort le sixième jour de la maladie.*

Le n° 10530, garçon robuste, est entré, le 3 janvier 1853, dans la section d'allaitement.

Cet enfant, âgé de huit jours, avait le dévoiement depuis quatre jours, quand il m'a été présenté. Le 4, je constate l'état suivant : Enfant robuste, face un peu pâle, rien dans la bouche, langue blanchâtre à la base, pas de vomissements, ventre chaud et tendu, cris quand on le presse ; de plus, l'enfant pousse souvent des cris spontanés ; selles fréquentes formées par un liquide vert : point de rougeur à la peau. Le petit garçon prend bien le biberon : peau des bras et du visage plutôt froide que chaude, pouls petit à 120 pulsations. Lavements amidonnés, bains, eau de riz gommée.

Le 5, depuis la veille au milieu du jour, l'enfant a été pris de mouvements convulsifs durant quelques minutes, et laissant entre eux d'assez longs intervalles de calme ; visage très pâle et froid, ainsi que la surface du corps, bouche saine ; depuis la veille au soir, le biberon ne peut plus être pris, à peine si la déglutition se fait ; pas de vomissements, ventre tendu et chaud ; l'enfant paraît insensible ; plus de selles depuis vingt-quatre heures ; pouls à peine appréciable, tellement il est petit ; respiration très lente ; plus de cris depuis la veille au soir. En défaisant les langes pour me montrer la surface du corps, on trouve une selle peu copieuse, épaisse, d'un jaune verdâtre.

Mort dans la journée.

Autopsie le lendemain 6, à neuf heures du matin.

Teinte violette du ventre et de la face ; cadavre conservant encore un certain embonpoint.

La bouche, le pharynx et l'œsophage sont à l'état normal ; à l'ouverture de l'abdomen, le paquet intestinal, distendu par des gaz, présente une couleur blanchâtre ; les ganglions mésentériques sont violets, mais petits et assez consistants.

L'estomac contient quelques matières glaireuses, et environ une cuillerée à bouche de bile jaune qui en a teint les parois ; sa membrane muqueuse présente, dans le grand cul-de-sac, une plaque d'un rouge foncé de la grosseur d'une pièce de cinquante centimes ; partout on peut former des lambeaux ; elle présente aussi, en allant du cardia au pylore, plusieurs stries rouges et saillantes, séparées par un espace sain de quelques millimètres.

Le duodénum offre, près du pylore, une petite plaque rouge foncé, et les valvules conniventes forment des anneaux d'un rouge vif ; la membrane muqueuse résiste, on peut y former des lambeaux.

Le jéjunum présente un grand nombre de plaques d'un rouge érythémateux et de fines arborisations. La membrane muqueuse n'a pas sa consistance habituelle, on ne peut y former de lambeaux. L'iléon présente aussi quelques rougeurs semblables à celles du jéjunum, et vers sa partie inférieure, on aperçoit six plaques de Peyer, dont les trois supérieures sont grisâtres et sans altération ; mais celles qui sont plus bas sont saillantes et rouges ; une d'elles, placée à 2 centimètres seulement de la valvule iléo-cœcale, présente au centre une érosion comme une grosse lentille ; la membrane muqueuse de l'iléon n'est pas ramollie ; au-dessous des plaques de Peyer enflammées, le tissu sous-muqueux a son aspect habituel. Ces plaques de Peyer ont de 2 centimètres de long à 4 millimètres de large.

L'intestin grêle contient une matière semi-liquide d'un jaune foncé.

Le gros intestin présente, d'un bout à l'autre, des plaques rouges de la grosseur d'une pièce de cinquante centimes, très rapprochées les unes des autres, sur lesquelles la membrane muqueuse est épaissie et sans consistance ; de plus, dans le cœcum et le côlon transverse, il existe une foule de petits points blancs, saillants, logés dans l'épaisseur de la membrane muqueuse ; cet intestin contient aussi des matières jaunâtres épaisses.

Le foie, d'un rouge foncé, est un peu gorgé de sang ; la vésicule est petite, contient très peu de bile d'un vert clair ; sa membrane interne est blanche ; la rate a son volume et sa consistance ordinaires.

Le thymus est des plus beaux que j'aie vus ; ses lobes sont d'un beau rose, grisâtres et granuleux à l'intérieur.

Les poumons sont roses et crépitants ; à leur partie inférieure et postérieure, ils sont d'un rouge foncé.

Le cœur contient un peu de sang lie de vin sans caillots.

Les membranes cérébrales sont gorgées de sang ; mais le cerveau a son aspect gris rosé et sa mollesse ordinaires; point de sérosité dans les ventricules. Le cervelet est un peu foncé en couleur ; la moelle allongée et la moelle épinière sont à l'état normal.

Les quatre observations qu'on vient de lire présentent des exemples de cette manifestation cérébrale dont j'ai parlé dans le tableau de la maladie, et l'autopsie a fait reconnaître l'existence d'une hypérémie des membranes du cerveau. Jamais il n'y a eu une inflammation confirmée, mais l'hypérémie doit en être regardée comme le premier degré. Peut-être si les petits malades avaient vécu plus longtemps, aurait-on trouvé des altérations plus positives d'un état phlegmasique. Au reste, dans les autopsies que j'ai faites chez les nouveau-nés morts de convulsions, je n'ai jamais rencontré d'autres altérations : la mort est trop rapide pour qu'on trouve autre chose. D'ailleurs, je crois que cette congestion consécutive à l'entérite doit hâter de plusieurs jours la mort des enfants.

Indépendamment des phénomènes cérébraux, la maladie a suivi à peu près la même marche dans les quatre observations : dans trois il y a eu des vomissements; dans toutes, ballonnement du ventre avec chaleur, diarrhée, mouvement fébrile, et mort rapide, puisque la maladie n'a pas dépassé le sixième jour.

Les altérations trouvées dans les voies digestives étaient aussi de même nature : injection dans différents points et lésion d'autant plus étendue, surtout d'autant plus profonde, qu'on se rapprochait du gros intestin; car c'était dans cette portion du tube digestif qu'on trouvait la membrane muqueuse épaissie et ramollie, qu'on rencontrait, en un mot, les caractères les plus positifs de l'inflammation de la membrane muqueuse intestinale.

La seconde observation offre bien une altération particulière, je veux parler de l'invagination de l'intestin, mais celle-ci ne peut pas être considérée comme le résultat de l'entérite; c'est

une lésion pour ainsi dire cadavérique, ou qui du moins s'est
produite dans les derniers instants de la vie. En effet, elle n'a
pas été accompagnée des symptômes de l'invagination pathologique, vomissements opiniâtres et constipation ; de plus, elle a
eu lieu dans un point de l'intestin qui n'était pas malade, et elle
n'a présenté aucune trace qui annonçât un travail phlegmasique, ni rougeurs, ni gonflement, ni adhérences ; au contraire,
c'était avec la plus grande facilité que les portions invaginées
se séparaient les unes des autres à la moindre traction, exactement comme s'il s'était agi d'un doigt de gant. L'invagination a
eu lieu sans doute pendant l'agonie, sous l'influence du mouvement péristaltique de l'intestin. Bien que cet effet n'ait rien
d'extraordinaire, car on en possède de nombreux exemples
dans la science, il ne méritait pas moins d'être signalé non-
seulement à cause de la situation de l'invagination, qui le plus
ordinairement, chez les jeunes enfants, se trouve dans le gros
intestin, mais encore à cause de sa reproduction à 6 centimètres en dessous.

Aux quatre observations précédentes, je joins un fait qui,
par de nombreux points de ressemblance, a sa place marquée
à côté d'elles. Seulement je regrette que l'épidémie de choléra,
qui sévissait alors dans toute son intensité, m'ait empêché, par
les nombreuses occupations qu'elle m'avait créées, de recueil-
lir l'observation dans tous ses détails. Je dois donc me contenter d'en donner le résumé.

Une fille robuste, âgée d'un mois, fut reçue le 20 juillet 1854
dans la section d'allaitement. On fut obligé de la nourrir au
biberon pendant quelques jours, parce qu'il n'y avait pas de
nourrice disponible. Malgré la privation du lait de femme,
l'enfant conservait toutes les apparences d'une bonne santé,
lorsqu'une des berceuses eut l'imprudence de mettre entre ses
mains une poire cuite, que la petite fille avala à peu près entière. La nuit suivante, elle fut prise de vomissements et de
diarrhée jaune. Au milieu des selles, je retrouvai le lendemain
24 juillet des morceaux entiers de cette poire. Dès ce moment,

l'enfant me présenta de la fièvre, de la tuméfaction au ventre, avec vomissements, diarrhée, cris et agitation. Au bout de trois jours environ, elle fut prise d'assoupissement avec chaleur brûlante de la tête, quoique le visage fût très pâle; elle eut quelquefois des mouvements convulsifs dans les bras, et conserva une contracture à peu près permanente dans ces membres. En même temps que ces symptômes cérébraux se manifestèrent, le dévoiement continua, le ventre resta tendu, et de temps en temps il y eut quelques vomissements. Les deux derniers jours, la prostration fut complète, l'enfant ne remua plus, et quelques heures avant la mort, qui eut lieu le 1er août, par conséquent le huitième jour de la maladie, la respiration fut haute et fréquente, le pouls imperceptible, et la peau froide.

Obs. V. — *Entérite, mort le troisième jour de la maladie.*

Le n° 10513, fille de force de moyenne, a été reçue dans la section d'allaitement le 14 janvier 1853 ; elle avait vingt-trois jours.

Jusqu'au 17 janvier, son état est satisfaisant ; elle tette bien et pousse deux ou trois selles louables chaque jour ; son pouls, examiné à son entrée, donnait 120 pulsations. Le 17, elle est prise de diarrhée et de vomissements ; les selles sont très fréquentes et formées par un liquide vert ; les vomissements sont constitués par le lait ingéré et se renouvellent toutes les fois que l'enfant prend le sein ; la bouche ne présente point de muguet, la langue est rouge, les papilles sont développées ; le ventre est chaud et tendu ; l'enfant crie quand on le presse; il pousse aussi de temps en temps des cris plaintifs ; la peau ne présente pas de rougeurs ; le pouls est à 132 pulsations. Lavements amidonnés, cataplasmes, bains, riz gommé

Le 18, les vomissements sont moins fréquents, mais l'enfant ne tette plus bien. Bouche comme la veille, ventre idem, selles fréquentes, liquides et jaunes; peau ayant de la tendance au refroidissement ; face pâle, amaigrie et commençant à devenir violette. Le pouls ne peut se sentir, les battements du cœur sont faibles et fréquents. Lavements, cataplasmes, eau de riz gommée. Le 19, agonie, face violette, peau froide, respiration lente, immobilité cadavérique, ventre tendu, plus de selles, l'enfant n'avale pas.

Mort à neuf heures du soir.

Autopsie le lendemain 20 janvier, à neuf heures du matin.

Teinte violette de la face et des parties déclives.

La bouche, le pharynx et l'œsophage sont à l'état normal, sauf le bout de la langue, dont les papilles ne sont plus rouges, mais présentent plus de saillie qu'habituellement.

À l'ouverture de l'abdomen, le paquet intestinal est d'une blancheur remarquable; l'estomac, au contraire, présente une teinte ardoisée. Les ganglions mésentériques sont blancs de lait ; il y en a six qui sont de la grosseur d'un haricot ; à la section, ils ne présentent pas de mollesse.

L'estomac est distendu par un liquide couleur chocolat au lait, un peu grisâtre ; le duodénum, par un liquide jaunâtre argileux, ainsi que le jéjunum ; l'iléon et le gros intestin sont distendus par des gaz et un liquide glaireux, filant, coloré en jaune très clair. La membrane muqueuse de l'estomac est de plus tapissée par une couche de mucosités filantes ; elle est, dans toute son étendue, d'un rouge pointillé, uniforme, sans épaississement ni ramollissement, car on peut former des lambeaux de 1 centimètre ; la membrane musculeuse est pâle.

Le duodénum présente près du pylore une plaque rouge, pointillée, de la largeur d'une pièce de deux francs. Les valvules conniventes forment de beaux anneaux rouges ; lignes circulaires entre lesquelles la membrane muqueuse est intacte.

Le jéjunum est pâle ; l'iléon présente un grand nombre de stries d'un rouge foncé, à la distance de 3 à 4 centimètres les unes des autres ; l'intervalle est blanc ; de plus, à partir de la fin du jéjunum jusqu'à la valvule iléo-cœcale, on compte vingt-six plaques de Peyer de forme elliptique, ayant de 1 à 3 centimètres de long et de 3 à 6 millimètres de large ; ces plaques sont un peu plus saillantes que de coutume ; elles ont généralement 1 millimètre de saillie ; à l'état normal, à peine, lorsqu'elles sont visibles, si on les sent faire saillie sous le doigt ; la plupart ont leur couleur habituelle, d'un blanc sale ; mais un certain nombre de celles qui sont les plus rapprochées de la valvule iléo-cœcale sont d'un rouge pointillé.

Le gros intestin est rosé dans les deux tiers supérieurs ; mais, dans le tiers inférieur, il est d'un rouge pointillé ; le cœcum, le côlon ascendant et le côlon transverse présentent une foule de granulations blanches, peu saillantes, contenues dans l'épaisseur de la membrane mu-

queuse ; celle-ci, dans tout le tube digestif, a sa consistance habituelle ;
on forme des lambeaux plus ou moins étendus, selon les régions. Les
autres viscères, examinés avec attention, ne présentent rien à noter,
sauf les poumons, qui sont congestionnés à leur partie postérieure et
inférieure.

OBS. VI. — *Entérite simple. Mort le dix-huitième jour.*

Le n° 8954, garçon robuste, entré dans la section d'allaitement le
15 avril 1850, quelques heures après sa naissance, est donné à une
nourrice le 19.

Jusqu'au 25, l'enfant est bien ; mais, à partir de ce jour, il tette
moins, et ses selles deviennent semi-liquides et vertes. N'ayant été
appelé à examiner ce malade que le 1er mai, voici ce que je constate :

Le visage est pâle, l'enfant refuse quelquefois le sein ; il ne vomit
pas ; le ventre est légèrement ballonné ; ne paraît pas douloureux au
toucher, *les selles ne sont pas fréquentes, mais elles sont constituées
par un liquide vert mêlé de flocons épais de la même couleur ;* la peau
est chaude ; le pouls a 132 pulsations ; la bouche est sans altération ;
la base de la langue est couverte d'un enduit blanc sale. Lavements
amidonnés, bains.

Pendant quelques jours, il n'y a pas de changement notable dans
l'état de l'enfant ; mais le 5, il est facile de s'apercevoir qu'il a maigri
et que sa maladie tend à s'augmenter ; en effet, le ventre est tendu,
chaud, paraît douloureux quand on le presse ; les selles sont plus fréquentes et formées par un liquide vert : il y a un peu de rougeur érythémateuse autour de l'anus. l'enfant tette peu ; sa bouche est saine ;
il ne vomit pas, mais pousse souvent, surtout la nuit, des cris spontanés, suivis d'évacuations alvines. Le pouls est à 132 pulsations ; la
peau presque froide, excepté vers la poitrine et le ventre ; rien du côté
des autres fonctions. Bains, lavements amidonnés, eau de riz gommée.

Le 10, l'enfant s'est affaibli ; il refuse complétement le sein ; pourtant la bouche ne présente rien d'anormal ; il prend les liquides à la
cuiller, et ne vomit pas. Le reste *ut suprà,* si ce n'est que le pouls est
rapide et ne peut se compter. Même traitement.

Le 13, l'enfant a le visage considérablement amaigri et violacé ; la
respiration est un peu haute et précipitée ; la peau est froide ; pas de
selles depuis la veille ; les cris sont remplacés par des grognements
sourds.

16

Mort le 14 au matin.

Autopsie le 15, à neuf heures du matin.

Maigreur considérable du cadavre.

Les poumons sont parfaitement sains, roses et crépitants ; le cœur est à l'état normal et ne contient point de caillots.

La bouche offre seulement, sur la langue, un enduit sale, jaunâtre; mucus desséché ; le pharynx et l'œsophage ne présentent point d'altérations. A l'ouverture de l'abdomen, on est frappé par la teinte rougeâtre, lie de vin, généralement répandue sur tout le paquet intestinal. Les ganglions mésentériques sont violacés, mais sans autre altération. L'estomac contient du lait coagulé et quelques mucosités filantes ; sa membrane muqueuse est d'un rouge pointillé prononcé, surtout vers la petite courbure ; on peut former quelques lambeaux très courts; on ne peut pas la dire ramollie, mais elle n'a pas sa consistance normale ; celle du duodenum, du jejunum et de l'iléon est sans consistance ; les pinces en retirent de tout petits fragments sans cohésion ; de plus, elle est d'un rouge dont l'intensité varie suivant les points, mais qui existe partout; ainsi, il y a des plaques d'un rouge foncé où la membrane paraît un peu gonflée ; d'autres, où la rougeur présente une teinte plus claire. A peu de distance de la valvule iléo-cœcale, je compte dix plaques de Peyer saillantes et rouges ; elles se déchirent facilement par l'action des pinces ; deux d'entre elles présentent au centre un point ulcéré de la grosseur d'une lentille : ce sont des érosions qui ne dépassent pas la membrane muqueuse. Les membranes sous-jacentes de l'intestin grêle ne sont pas altérées.

Le gros intestin est à peine rosé, sa membrane muqueuse a sa consistance habituelle ; on peut y former des lambeaux d'un centimètre dans différents points ; on y remarque un certain nombre de grains blanchâtres, contenus dans l'épaisseur de la membrane muqueuse et faisant une légère saillie sous le doigt. L'intestin contenait un liquide peu abondant de couleur jaune verdâtre.

Le foie, la rate, les reins et le cerveau ne présentent rien qui mérite d'être signalé.

La cinquième observation est remarquable par la rapidité avec laquelle la maladie a marché, ce qui a tenu sans doute à l'abondance des déjections. Cette marche se rapproche beaucoup de celle de l'entérite cholériforme, dont elle diffère pour-

tant par la nature purement bilieuse des déjections alvines,
par la tension et la chaleur du ventre et par la durée de la maladie, encore plus courte dans l'entérite cholériforme.

Si l'observation 5e offre dans ses symptômes quelque analogie avec cette maladie, elle en présente aussi dans les altérations
trouvées à l'autopsie ; on a dû remarquer en effet l'état d'hypertrophie des plaques de Peyer et celle des follicules du gros
intestin, caractère qu'on rencontre aussi dans la troisième forme
d'entérite.

L'observation 6e mérite de fixer l'attention par l'étendue et
la gravité des lésions gastro-intestinales, qui du reste sont en
rapport avec la durée de la maladie.

Comme, d'une part, il n'y a pas eu de complication cérébrale
qui ait hâté la marche de l'affection, et que, d'autre part, les
déjections alvines n'ont pas été assez abondantes pour emporter le malade dans quelques jours, l'entérite a suivi à peu près
la marche qui a été signalée dans les muguets graves. L'examen
cadavérique a aussi dévoilé les mêmes altérations : injection
étendue de la membrane muqueuse gastro-intestinale avec
ramollissement, plaques de Peyer saillantes et rouges, érosions,
hypertrophie des follicules du gros intestin, teinte violacée
des ganglions mésentériques.

Faudrait-il conclure de ces réflexions que muguet et entérite
sont une seule et même maladie, ainsi que le pense M. Valleix :
pas le moins du monde ; car il ne faut pas oublier que dans les
observations qui précèdent, jamais il n'y a eu la moindre trace
de muguet dans la bouche, et que l'autopsie n'en a pas signalé
dans les organes cachés à la vue pendant la vie. On pourrait
dire que si les malades avaient vécu, le muguet se serait peut-
être montré comme pour quelques-uns des faits que j'ai cités
dans l'article consacré à cette maladie ; c'est possible, mais rien
ne le prouve ; et, dès lors, il me paraît beaucoup plus sage de
n'appeler du nom de muguet que les affections dans lesquelles
le cryptogame est découvert, ou, pendant la vie, dans les parties
que l'œil peut atteindre, ou, après la mort, dans les organes

profondément situés. Du reste, dans les cas de muguet que j'ai
eu l'occasion d'observer, le cryptogame a toujours paru avant
le dix-huitième jour, et dans l'observation 6ᵉ, la mort n'a eu lieu
qu'à cette époque, sans qu'il y en eût eu la moindre apparence.

Sans doute, comme M. Valleix, je trouve beaucoup de ressemblance entre les observations d'entérite sans muguet, qu'il a
données dans son ouvrage (1), et certains muguets, entre ceux-
ci et mon observation 6ᵉ; mais il n'y a là rien de bien étonnant,
puisque, dans les deux cas, la maladie tire sa principale physionomie de l'inflammation intestinale. A mon avis, cette ressemblance n'est pas suffisante pour qu'on puisse en faire une seule
et même affection.

ARTICLE IV. — PRONOSTIC.

D'après ce que j'ai dit de la marche de l'entérite simple, il est
évident que le pronostic devra varier suivant la forme de la
maladie; dans la première, il sera sans gravité, car l'affection,
traitée d'une manière convenable, guérit dans tous les cas;
mais dans la seconde, et surtout dans la troisième forme, le
pronostic devra être des plus sérieux ; tous les enfants de l'hospice de la Charité que j'ai vu atteints d'entérite avec les symptômes qui se rattachent à ces deux formes, sont morts. La manifestation cérébrale, la fréquence, l'abondance des évacuations,
et surtout leur nature séreuse sont des signes du plus fâcheux
augure.

ARTICLE V. — TRAITEMENT.

Comme pour le muguet, on peut diviser le traitement en
prophylactique et en curatif. Je me suis longuement étendu sur
le premier à propos de cette maladie; tout ce que j'en ai dit
s'applique parfaitement à l'inflammation de l'intestin. Je me
contenterai donc de répéter en quelques mots que pour éviter

____

(1) *Clinique des maladies des enfants nouveau-nés*, page 463 et suivantes.

l'entérite chez l'enfant qui vient de naître, il faut que l'air qu'il respire soit aussi pur que possible, que son alimentation exclusive soit de lait de femme, et que celle-ci présente les qualités qui constituent une bonne nourrice. Si l'on veut être complétement édifié sur ce dernier point, on ne saurait mieux faire que de lire attentivement les conseils pleins de sagesse donnés à ce sujet par M. Bouchut dans la première partie de son *Traité des maladies des nouveau-nés*, intitulé : *Hygiène de la première enfance*.

Quant au traitement curatif, il est évident que la première condition à remplir est de s'assurer si la cause de la maladie ne réside pas dans l'oubli de ces lois de l'hygiène qui sont de première nécessité pour le salut du jeune enfant. Le lait de la nourrice ne serait-il pas la cause de l'irritation intestinale qu'on est appelé à traiter ? Telle est la première question qu'on doit s'adresser, surtout lorsque le nouveau-né est atteint de la première forme d'entérite. L'examen de la femme, l'examen microscopique de son lait fixeront le praticien à ce sujet. Il est évident que si les recherches auxquelles on se livre prouvent que le lait n'a pas les qualités voulues, le changement de nourrice est le moyen de traitement le plus sûr et le plus efficace. J'en dirai autant de la nécessité de suspendre toute espèce de nourriture autre que le lait, si l'on avait commencé à donner à l'enfant des panades ou tout autre aliment indigeste. Le changement de lieu est aussi indispensable, si le logement du petit nourrisson ne présente pas toutes les garanties désirables de salubrité.

L'observation exacte de ces préceptes peut à elle seule guérir la maladie, mais il peut se faire que celle-ci se soit développée, bien que les lois de l'hygiène aient été scrupuleusement suivies. Alors un traitement très simple suffira à la guérison de la première forme : des lavements amidonnés, des cataplasmes de farine de lin sur le ventre, des bains ; tels sont les moyens à mettre en pratique. S'il y a tension du ventre, chaleur, si l'enfant pousse des cris qui dénotent la présence des coliques, l'éloignement temporaire du sein et l'usage d'une potion d'huile d'amandes douces avec addition de sirop diacode suffisent ordinairement pour faire disparaître ces symptômes.

Les moyens à employer dans la seconde forme sont de différente nature; antiphlogistiques, évacuants, révulsifs, peuvent trouver leur application.

L'eau de riz gommée à la place du lait, les lavements amidonnés, les bains, les cataplasmes émollients, sont les moyens les plus rationnels à mettre en pratique, en y joignant l'application d'une ou deux sangsues, suivant l'âge du sujet, posées sur le ventre ou bien vers les cuisses, si des symptômes cérébraux se manifestent.

L'administration du sirop d'ipécacuanha peut être fort utile, j'ai eu maintes fois l'occasion d'en retirer des avantages réels dans ma pratique privée, mais il faut que ce médicament soit administré tout à fait au début du mal; donné plus tard, il pourrait aggraver les symptômes au lieu d'arrêter la marche de la maladie. Une à deux cuillerées à café suffisent ordinairement. J'ai eu surtout à m'en louer dans les cas où la matière des vomissements était jaunâtre, où la conjonctive et la face présentaient de la tendance à prendre cette teinte.

Un vésicatoire, placé sur l'abdomen, trouverait son application dans les cas où l'enfant serait trop faible pour être baigné ou pour perdre du sang, les succès que MM. Paul Dubois et Bouchut ont retirés de ce moyen employé chez des enfants plus âgés permettent de l'essayer toutes les fois que, dès le second jour, les accidents s'aggravent comme dans les cas que j'ai cités.

Les vésicatoires aux jambes et les synapismes peuvent rendre service lorsqu'il s'agit, pour dégager le cerveau, de produire une révulsion énergique sur un point éloigné.

Le sous-nitrate de bismuth à la dose de dix à vingt centigrammes est un bon moyen à employer, quand la maladie se prolonge et que la diarrhée est verte.

Telles sont les ressources que le praticien possède pour combattre la seconde forme d'entérite, qui, malheureusement, dans les hôpitaux surtout, offre bien peu de chances de guérison.

Quant à la troisième forme, le moyen par excellence est l'opium. Le sirop diacode, donné par cuillerée à café, est le mode d'administration que je préfère. L'extrait de ratanhia, donné en potion ou en lavements, peut être combiné avec succès aux préparations opiacées, et le vésicatoire posé sur l'abdomen ne doit pas non plus être négligé.

La suspension de l'allaitement, une cuillerée à café de sirop diacode donnée toutes les trois heures, un lavement d'extrait de ratanhia avec cinquante centigrammes de cette substance, donné toutes les trois heures, un vésicatoire sur le ventre et des sinapismes promenés sur les membres inférieurs, telle est la manière dont il convient de combiner ces différents moyens pour tâcher d'arrêter les évacuations de l'entérite cholériforme, qui, par leur abondance, tarissent si rapidement les sources de la vie.

Dans mon avant-propos, j'ai émis l'opinion qu'il y avait convenance à séparer les maladies du nouveau-né de quelques jours de celles de l'enfant plus âgé. En effet, on peut dire qu'il y a entre elles les différences qui existent entre les maladies de ce dernier et celles de l'adulte.

Mes observations sur l'entérite simple de l'enfant né d'hier en sont une preuve évidente; le parallèle suivant démontrera la vérité de mon assertion.

Chez l'enfant âgé de quelques mois et plus, l'entérite cholériforme seule marche avec une grande rapidité; mais l'entérite la plus fréquente à cet âge, appelée avec juste raison par M. Bouchut entéro-colite, débute habituellement avec une certaine lenteur et marche de même. *Peu d'enfants succombent avant le dixième jour révolu*, dit cet auteur (1); *la plupart s'étei-*

______

(1) *Traité pratique des maladies des nouveau-nés*, par E. Bouchut, 3ᵉ édition, Paris, 1855, p. 511.

gnent au bout d'un mois; lorsqu'ils résistent au delà de cette époque, c'est qu'ils sont plus vivaces; la maladie peut durer plus de deux mois. Jamais, chez l'enfant de quelques jours, je n'ai vu l'entérite sans muguet se prolonger aussi longtemps. Sur mes sept observations, on a pu voir que dans six l'enfant n'avait pas même dépassé le huitième jour.

Voilà une première différence : l'entérite a une marche plus rapide chez l'enfant qui vient de naître que chez celui qui est plus avancé en âge.

Chez ce dernier, à moins que l'entérite ne soit typhoïde, il ne se développe pas ordinairement de symptômes cérébraux, tandis que, chez le premier, on les voit naître avec facilité. Sur sept fois, je les ai vus se développer cinq fois. Ces observations, il est vrai, sont peu nombreuses, ce n'est qu'après de nouveaux faits qu'on pourra se prononcer d'une manière définitive; mais je raisonne ici d'après ce qu'il m'a été donné de voir.

Il y aurait donc là une nouvelle différence, différence dans la forme.

Chez l'enfant de quelques jours, la chaleur de la peau est moins considérable, l'accélération du pouls moins prononcée, la chaleur abandonne plus vite la périphérie pour se porter vers l'abdomen, le pouls s'affaiblit aussi bien plus rapidement, puisqu'au bout de peu de temps on ne peut plus en sentir les battements.

Chez l'enfant déjà avancé, l'érythème des fesses et des cuisses existe presque toujours avec l'entéro-colite, ordinairement même il paraît plusieurs jours avant l'invasion de la maladie. Chez l'enfant de quelques jours, il n'en est pas ainsi : je n'ai vu paraître l'érythème qu'après l'invasion de la diarrhée; et souvent je l'ai vu manquer. Dans mes observations, il n'a existé que chez le malade mort le dix-huitième jour.

Certainement la nature de l'entérite est la même pour les deux catégories d'enfants ; les troubles fonctionnels des organes abdominaux, les altérations trouvées à l'autopsie prouvent que chez les uns et les autres la maladie est une inflammation de la membrane muqueuse intestinale; mais les différences que j'ai signalées démontrent que l'âge des enfants apporte certaines modifications à la même maladie, et les nuances que j'ai indiquées ont de l'importance, non-seulement pour le nosographe, mais plus particulièrement encore peut-être pour le praticien; c'est surtout à cause de ce dernier point de vue que j'ai cru devoir insister sur ces différences.

CHAPITRE IV.

DES DIFFÉRENTS ÉTATS QUI ONT ÉTÉ DÉSIGNÉS SOUS LE NOM VAGUE D'ICTÈRE DES NOUVEAU-NÉS.

On sait que les enfants de naissance présentent très souvent une coloration jaune de la peau. Désignée par Juncher sous le nom d'*ictéroides corporis infantum*, par Sauvage sous celui de *jaunisse des néophytes*, et universellement connue sous la dénomination d'ictère des nouveau-nés, cette coloration ne constitue pas une maladie, mais un symptôme, et c'est sous ce point de vue seulement qu'il faut l'étudier. Dès lors, l'attention doit spécialement se porter sur les conditions anatomiques qui donnent naissance à ce symptôme; c'est là un fait qui a été reconnu par M. Bouchut, lorsque dans son *Traité des maladies des nouveau-nés*, il a décrit l'ictère, au chapitre de l'hépatite.

L'étude attentive des nombreux cas d'ictère que j'ai eu l'occasion d'observer chez les enfants de naissance m'a démontré que la teinte jaune des téguments ne se développait pas toujours sous l'influence des mêmes causes organiques. Tantôt l'ictère est un phénomène général, une suffusion qui se fait dans tous les tissus. Cette différence capitale dans les modifications organiques qui entraînent l'ictère à leur suite m'amène naturellement à séparer les cas; ainsi, je m'occuperai d'abord de l'ictère borné à la peau, ou local, puis de l'ictère général.

ICTÈRE LOCAL.

Billard est le premier qui ait fixé l'attention des médecins sur l'ictère cutané, et comme la description qu'il en donne est parfaite, je ne saurais mieux faire que de citer textuellement : « J'ai presque toujours vu, dit-il, l'ictère des téguments succéder à la coloration rouge de la peau chez les nouveau-nés; l'apparition de cette couleur se fait par degrés. Lorsque les enfants sont encore très rouges, on remarque à la surface de la peau une nuance jaunâtre qui se distingue à peine de la couleur rouge ; si l'on applique le doigt sur la peau, au lieu de blanchir elle jaunit sous la pression et redevient aussitôt rouge ; mais peu à peu l'ictère devient plus évident, et, vers le troisième, quatrième ou huitième jour, il remplace tout à fait la couleur rouge et se trouve à son tour remplacé par la coloration blanche ou rose tendre, qui est propre à la peau des jeunes enfants ; il semblerait donc que l'ictère fût la nuance ou la couleur intermédiaire entre la congestion tégumentaire des nouveau-nés et la couleur blanche propre à leurs téguments (1). »

Il existe réellement un ictère borné à la peau qui tient aux modifications que subit celle-ci après la naissance; le sang qui, au moment où l'enfant vient au monde, fluxionne l'enveloppe cutanée et lui donne une couleur rouge prononcée, se retire peu à peu ; celle-ci prend alors différentes couleurs, variant du jaune clair jusqu'au jaune verdâtre ; ces couleurs sont évidemment le résultat d'une partie des matériaux du sang lentement résorbés, ainsi qu'on le voit dans l'ecchymose.

M. le docteur Pr. Despine m'a dit n'avoir remarqué cet ictère des téguments que chez les enfants dont le cordon avait peu saigné à la naissance, et il a ajouté que, s'étant déterminé depuis longtemps à ne plus lier le cordon que par précaution, alors que le sang s'était arrêté de lui-même, il n'avait plus observé ni la coloration rouge, ni la coloration jaune de la peau,

____

(1) Billard, *Traité des maladies des enfants*, 3ᵉ édit., Paris, 1837, p. 732.

dont je m'occupe en ce moment. C'est là un fait intéressant qui mérite de fixer l'attention. Pour M. Despine, cette forme d'ictère ne viendrait que de l'habitude générale qu'ont les accoucheurs de lier immédiatement le cordon, pratique qui aurait pour conséquence la congestion des téguments, et plus tard leur couleur jaune.

Pour moi, j'ai rencontré l'ictère tégumentaire chez presque tous les nouveau-nés; il est vrai que, dans la plupart des cas, j'ignorais si le cordon avait beaucoup ou peu saigné.

Cet ictère ne dure que quelques jours, n'est jamais très intense, tend plutôt à se rapprocher du vert qu'à prendre la couleur safranée, et son signe distinctif, c'est que *la conjonctive reste blanche, la peau seule reste jaune.* Cette coloration ne tient pas à une maladie, mais à un état tout à fait physiologique; elle est plus ou moins prononcée, suivant les enfants, peut-être aussi, comme le pense M. Despine, suivant que le cordon, en saignant plus ou moins, a débarrassé les téguments du nouveau-né d'une quantité de sang plus ou moins considérable.

Il va sans dire que l'ictère cutané n'exige aucune espèce de traitement, il doit être abandonné à lui-même.

Billard, indépendamment de l'ictère des téguments, parle aussi d'un ictère qu'on ne rencontre que dans certains organes; mais il ne me paraît pas convenable de m'occuper ici de cette teinte jaune, car elle constitue un phénomène qui, n'étant révélé que par l'autopsie, est entièrement du domaine de l'anatomie pathologique.

ICTÈRE GÉNÉRAL.

Il est des cas où la coloration jaune existe sur la peau et sur la conjonctive; alors l'ictère est général et ne peut plus tenir aux changements qui se font à la naissance dans l'enveloppe tégumentaire; cette couleur jaune, qui s'étend partout, vient nécessairement d'un trouble apporté à la circulation ou à la sécrétion de la bile, dont les matériaux viennent colorer les tissus.

Pour qu'un pareil phénomène ait lieu, il faut que, de près ou de loin, le foie soit affecté; une suffusion jaune générale ne peut exister sans que cet organe intervienne comme cause matérielle. Le foie est donc toujours en souffrance dans ces cas, mais il peut l'être primitivement ou secondairement, il peut l'être de différentes manières. C'est ce que prouvera l'étude qui va suivre.

J'ai vu un grand nombre de nouveau-nés atteints d'ictère avec coloration jaune de la conjonctive; cependant, pour être précis, je m'en tiendrai à l'analyse de soixante-quatre observations écrites, prises par moi dans le cours d'une année.

L'étude attentive de ces observations m'a démontré que, chez les nouveau-nés atteints d'ictère, tantôt celui-ci existait sans aucun autre symptôme, tantôt avec les signes les plus positifs de l'hépatite, tantôt avec ceux de l'entérite.

Sur les 64 enfants qui font le sujet de mes observations, 37 se trouvent dans la première catégorie, 1 seul est dans la seconde, 26 sont dans la troisième.

ARTICLE I. — MARCHE DE LA MALADIE, FORMES, DURÉE, TERMINAISONS.

Première catégorie. — A une époque qui variait entre un jour et dix jours, mais surtout dans les quatre premiers jours de la vie, la peau de l'enfant présentait une teinte jaune dont le degré était variable suivant les individus; ordinairement d'un jaune clair le premier jour, elle prenait peu à peu plus d'intensité, au point d'avoir quelquefois un aspect safrané; la conjonctive oculaire présentait les mêmes nuances de jaune, la membrane muqueuse de la bouche était aussi légèrement colorée en jaune; l'enfant tetait comme de coutume, le tube digestif ne présentait chez lui aucune espèce de trouble, les selles restaient jaunes et épaisses comme dans l'état de santé. Le pouls présentait le même nombre de pulsations qu'à l'état normal, la peau avait sa chaleur naturelle, les urines tachaient le

linge en jaune, la figure de l'enfant n'exprimait nullement la
douleur ; en un mot, sauf la couleur jaune de la peau et de la
conjonctive, on n'aurait pas dit qu'il fût malade. Quelquefois,
peu de jours après l'apparition de l'ictère, survenait une
ophthalmie avec abondante sécrétion de pus ; la couleur de
celui-ci, semblable à celle de la peau, était si prononcée, que les
nourrices désignaient cet état sous le nom de *jaunisse tombée
sur les yeux*. 11 enfants m'ont présenté ce phénomène, dont je
m'occuperai en détail à l'article des symptômes.

Chez les 37 enfants, la maladie a duré de deux jours à vingt-
deux ; elle a duré chez 8 enfants dix jours, chez 4 quinze jours,
chez 4 huit jours, chez 4 sept jours, chez 3 treize jours, chez 3
douze jours, chez 2 seize jours, chez 2 onze jours, chez 1 enfant
vingt-deux jours, chez 1 dix-neuf jours, chez 1 neuf jours, chez
1 six jours, chez 1 quatre jours, chez 1 trois jours, chez 1 deux
jours.

Chez tous ces enfants, la maladie s'est terminée par la guérison ; alors peu à peu la teinte jaune de la peau diminuait d'intensité, la conjonctive pâlissait, et l'enfant était tout à fait débarrassé au bout du nombre de jours que j'ai indiqué. (Voir les
observations 1re et 2e.)

Seconde catégorie. — Chez le seul enfant qui puisse être placé
dans cette catégorie, l'ictère général augmenta progressivement,
la région du foie se tuméfia et devint douloureuse au toucher.
Il y eut de la constipation et de l'inappétence, le pouls varia
entre 102 et 96, l'enfant maigrit peu à peu et finit par succomber le dix-septième jour de la maladie. (Voir l'observation 3e.)

Troisième catégorie. — Le plus souvent le même jour que
l'ictère, quelquefois avant lui, rarement après, se déclaraient
tous les symptômes de l'entérite aiguë, diarrhée, tension,
chaleur, douleur du ventre, et accélération du pouls. Sur les
26 enfants que je place dans cette catégorie, chez 21 la diarrhée
se montra le même jour que l'ictère, chez 3 de deux à trois
jours avant, chez 2 de deux à quatre jours après.

Quand l'inflammation intestinale était simple, ou qu'elle ne

présentait pas une trop grande intensité, la diarrhée cessait au
bout de quelques jours, puis l'ictère se dissipait. (Voir l'obser-
servation 4°.) Cependant la maladie ne conservait pas toujours
cette bénignité, car cinq enfants succombèrent. Sur ce nombre,
2 périrent, l'un le quatrième jour après l'apparition de l'ictère,
l'autre le sixième jour après, emportés par un muguet avec
entérite intense, les 3 autres moururent, 1 le quatrième jour,
1 le cinquième, l'autre le dix-huitième, les deux premiers à la
suite de l'entérite seule, le troisième, sous l'influence d'une
affection gangréneuse. (Voir les observations 5° et 6°.)

La maladie a duré chez 6 enfants six jours, chez 3 dix-huit
jours, chez 3 dix jours, chez 3 huit jours, chez 3 quatre jours,
chez 2 neuf jours, chez 1 vingt-trois jours, chez 1 vingt jours,
chez 1 quatorze jours, chez 1 treize jours, chez 1 sept jours,
chez 1 cinq jours.

ARTICLE II. — SYMPTOMES.

Couleur de la peau. — Dans la majorité des cas, le changement survenu dans la couleur de la peau, de la conjonctive et
de la membrane muqueuse buccale était l'unique symptôme
qui faisait reconnaître l'existence d'une maladie chez le nouveau-né ; trente-sept fois sur soixante-quatre, il en fut ainsi.
Dans tous les cas, la peau, habituellement rouge dès les premiers jours de l'existence, perdait d'abord son éclat, tendait à
s'assombrir, puis une nuance légèrement jaune se montrait, et
bientôt la jaunisse était évidente. La peau prenait graduellement
une teinte jaune de plus en plus prononcée, de sorte qu'au bout
de trois à quatre jours, elle avait acquis son maximum d'intensité. La nuance n'était pas toujours la même, elle variait
depuis le jaune canari pâle, jusqu'à la couleur du safran, cette
dernière constituait l'ictère le plus intense. La couleur jaune
de la peau disparaissait graduellement comme elle s'était manifestée, arrivant peu à peu à être presque inappréciable. Il va
sans dire que la conjonctive suivait les différentes phases de

couleur que je viens d'indiquer pour la peau. Quant à la membrane muqueuse buccale, sa teinte jaune s'effaçait plus tôt que celle de la peau et de la conjonctive, ce qui tenait, je crois, à la couleur rouge habituelle de la membrane, qui rend plus difficile à apprécier le changement de coloration.

Chaleur de la peau. — La chaleur de la peau n'était nullement modifiée chez les enfants de la première catégorie, il n'en était pas toujours ainsi chez ceux de la troisième, mais ces modifications tenaient exclusivement à l'existence de l'entérite, qui amenait un certain degré de réaction et de chaleur.

Etat de l'hypochondre droit. — Une seule fois sur soixante-quatre, j'ai trouvé la région du foie plus développée qu'à l'état normal, c'était chez le seul enfant que j'ai placé dans la seconde catégorie, celui qui fait le sujet de la troisième observation. Dans ce cas, l'hypochondre droit faisait une saillie manifeste, dans tous les autres cas sans exception, il ne présentait aucune espèce de développement anormal.

Quant à la sensibilité de la région du foie, je puis dire que dans les nombreux cas d'ictère que j'ai eus sous les yeux, je n'ai pas une seule fois acquis la conviction qu'elle fût exaltée, qu'on déterminât de la douleur en comprimant ce point ; très souvent au contraire j'ai été convaincu que la pression ne déterminait aucune espèce de douleur. 63 fois sur 64, il en a été ainsi. On sait d'ailleurs que chez l'adulte, souvent la pression ne fait point naître de douleur sur les points correspondants au foie malade.

Etat des selles. — Chez les nouveau-nés de la première catégorie, les selles n'étaient nullement modifiées soit sous le rapport du nombre, soit sous celui de la consistance, soit sous celui de la couleur. Au contraire, chez le sujet de la seconde catégorie, il y eut de la constipation, mais les selles restèrent jaunes, elles ne furent jamais grises comme elles le deviennent chez l'adulte. Chez les enfants de la troisième catégorie, les selles étaient toujours liquides comme dans l'entérite. Je n'ai rien de particulier à signaler à ce sujet après ce que j'en ai dit dans les chapitres précédents.

Vomissement. — Je n'ai observé le vomissement qu'une fois sur soixante-quatre, c'était dans un cas de la troisième catégorie.

Refus du sein. — Aucun enfant de la première catégorie n'a refusé le sein. Chez le nouveau-né placé dans la seconde, ce refus a été observé. Chez les enfants de la troisième catégorie, le refus du sein a été signalé dans tous les cas graves, ainsi qu'on l'observe dans l'entérite intense ou dans certains muguets.

Etat des urines. — Chez les soixante-quatre nouveau-nés, les urines étaient plus colorées que de coutume, ce que l'on reconnaissait aux taches jaunes qui salissaient les langes.

Etat du pouls. — Chez les enfants de la première catégorie, le pouls ne présentait aucune espèce d'altération ; mais dans le cas grave placé dans la seconde catégorie, le pouls avait baissé de quelques pulsations, phénomène que j'ai rencontré plus d'une fois dans les maladies des nouveau-nés. Chez les sujets placés dans la troisième catégorie, le pouls s'accélérait, et sa fréquence était en rapport avec l'intensité de l'entérite concomittante. Dans ces cas, je l'ai vu varier de 120 à 150 ; du reste, je n'ai à ce sujet qu'à répéter ce que j'ai dit au chapitre de l'entérite.

Ophthalmie purulente. — Peut-on considérer cette affection comme un satellite obligé de l'ictère? Non, sans doute; cependant je n'en parle ici que parce qu'elle l'accompagne assez souvent. Or, cette fréquence m'empêche de la considérer comme une simple coïncidence. Onze fois sur soixante-quatre, telle est la proportion qui a existé dans les cas sur lesquels je possède des notes précises; tandis que sur 402 cas de muguet je ne l'ai rencontrée que trente-quatre fois, ce qui ne serait que cinq fois et demie pour les 64, si la proportion avait existé. Il y a donc dans cette fréquence plus grande autre chose qu'une simple coïncidence, il y a probablement une relation entre l'ictère et l'ophthalmie, ce qui donnerait raison aux nourrices lorsqu'elles

disent que la jaunisse est tombée sur les yeux de leurs enfants.
N'y aurait-il pas dans ce phénomène une métastase comme dans
la blennorrhagie, par exemple, lorsqu'il survient une arthrite?
La marche de la maladie pourrait le faire croire; en effet, sur
les 11 cas d'ictère dans lesquels il y a eu ophthalmie, celle-ci
est toujours survenue après, et sept fois l'ictère s'est bientôt
dissipé en laissant à sa place l'inflammation des paupières, qui
n'a disparu qu'un certain nombre de jours après la cessation
complète de l'ictère. Trois fois la jaunisse a guéri en même
temps que l'ophthalmie; une fois seulement la première a per-
sisté encore quelques jours, malgré la cessation de la seconde.
L'ophthalmie a toujours consisté en une véritable blépharite
avec boursouflement très intense des paupières et écoulement
muco-purulent d'un jaune safrané. Huit fois, les deux yeux
ont été attaqués en même temps, une fois l'un après l'autre, et
deux fois l'œil gauche seul a été atteint.

ARTICLE III. — ANATOMIE PATHOLOGIQUE DE L'ICTÈRE GÉNÉRAL,
  NATURE DES MALADIES QUI EN SONT LA CAUSE.

Chez le nouveau-né comme chez l'adulte, on ne peut expliquer une suffusion jaune générale sans admettre une modification survenue dans l'état du foie : aussi mes recherches nécros-
copiques se sont-elles spécialement dirigées soit sur cet organe,
soit sur ceux qui sont directement en rapport avec lui et par
continuité de tissu et par leurs fonctions. Mais rien n'est plus
difficile que l'étude des altérations du foie. Billard, il y a vingt-
six ans, écrivait à ce sujet les lignes suivantes (1) :

  « Je ne crois pas que l'inflammation d'aucun organe soit plus
difficile à constater que celle du foie; les altérations de couleur
et de texture sont si nombreuses et si variables, qu'on ne sait
le plus souvent à quelle cause les rapporter, et sans parler ici
des nuances innombrables qu'offre la coloration du foie chez

____

(1) *Traité des maladies des enfants*, 3ᵉ édition, p. 455.

les adultes, je pourrais citer un grand nombre de variétés de couleur que présente le foie chez les enfants. »

Si je transcris ici ces lignes de Billard, c'est que j'ai eu bien souvent l'occasion d'en reconnaître la vérité ; j'ajouterai que le volume et la consistance du foie présentent aussi de nombreuses variétés, sans qu'il soit possible d'attribuer ces dispositions à un état pathologique. On comprend dès lors toutes les difficultés que présente l'étude de l'anatomie pathologique du foie ; les exemples suivants en fourniront la preuve.

Examen du foie chez 8 enfants âgés de moins d'un mois, morts de maladies diverses, et qui jamais n'avaient présenté de symptômes qui eussent pu faire croire à une maladie de cet organe :

1° Chez un enfant mort de pneumonie, le foie était d'un brun foncé ; il avait 14 centimètres transversalenent, 8 centimètres 5 millimètres d'avant en arrière ; il était ferme ; il ne sortait des sections qu'une petite quantité de sang violacé. La vésicule contenait une grande quantité de bile verte (1).

2° Chez un enfant mort du muguet, le foie était d'un rouge brun ; il avait 10 centimètres transversalement, 6 centimètres 1/2 d'avant en arrière ; il était mou et laissait écouler peu de sang. La vésicule contenait une bile d'un vert foncé.

3° Chez un enfant mort du muguet, le foie était d'un jaune foncé ; il avait 12 centimètres transversalement, 8 d'avant en arrière ; il se déchirait difficilement et contenait peu de sang. Sa vésicule était distendue par de la bile épaisse d'un vert foncé.

4° Chez un enfant mort de pneumonie, le foie était violacé ; il avait 11 centimètres transversalement, 7 d'avant en arrière ; il était mou ; les sections laissaient écouler une certaine quantité de sang. La vésicule contenait beaucoup de bile épaisse d'un vert foncé.

5° Chez un enfant mort d'entérite, le foie était d'un brun

(1) Toutes les mesures ont été prises dans les plus grands diamètres.

jaunâtre; il avait 11 centimètres transversalement, 7 d'avant en arrière; il était ferme et laissait écouler peu de sang des incisions. La vésicule contenait un peu de bile verte.

6° Chez un enfant mort du muguet, le foie était d'un gris rougeâtre; il avait 13 centimètres transversalement et 8 centimètres d'avant en arrière. Son tissu était ferme; il s'écoulait peu de sang des incisions. La vésicule biliaire était affaissée et vide, sa membrane interne tout à fait blanche et veloutée.

7° Chez un enfant mort de congestion cérébrale, le foie était d'un rouge foncé; il avait 9 centimètres transversalement, 6 centimètres d'avant en arrière; sa consistance était assez ferme et il s'écoulait peu de sang des sections. La vésicule contenait un peu de bile verte.

8° Chez un enfant mort de pneumonie, le onzième jour de la maladie, le foie était d'un rouge très foncé, couleur marron; il avait 10 centimètres transversalement, 5 d'avant en arrière, et 5 de hauteur. Des incisions faites en tous sens donnaient lieu à un écoulement de sang noir. Le tissu de l'organe était d'un gris rougeâtre à l'intérieur. Il était ferme, ne pouvait s'écraser sous les doigts. La vésicule était très petite, affaissée, contenait à peine une demi-cuillerée à café de bile jaune filante; sa membrane interne était blanche et veloutée.

Il est facile de voir, par le relevé qui précède, que le foie présentait chez les huit sujets dont il vient d'être question des variétés de couleur, de volume et de consistance, que la quantité, la couleur et l'épaisseur de la bile variaient aussi, bien que chez tous rien n'eût pu faire supposer que l'organe fût atteint de maladie. On conçoit donc, vu ces variétés normales, combien il doit être difficile de reconnaître une altération légère du foie, une hypérémie, une inflammation à son début, par exemple. Ces difficultés sont réelles, positives; il faut que l'altération soit plus avancée pour qu'on puisse sans peine admettre son existence. Ainsi, lorsque le foie est volumineux, gorgé de sang noir et ramolli, on peut croire à une inflammation, bien que le caractère le plus positif de celle-ci soit la présence du pus, phénomène qu'on observe rarement, et que, pour ma part, je n'ai pas eu l'occasion de rencontrer.

Les difficultés que je viens de signaler ne doivent pas arrêter le médecin ; elles doivent, au contraire, le pousser à faire des recherches minutieuses chez les sujets morts dans le cours de l'ictère : aussi n'ai-je négligé aucune occasion de me livrer à ces recherches, dont je vais faire connaître le résultat.

Comme les cas dans lesquels on observe la jaunisse se terminent le plus souvent d'une manière heureuse lorsqu'il n'y a pas de complications ; comme ordinairement elle a disparu à l'époque de la mort, lorsqu'une autre maladie vient emporter le nouveau-né, il est assez difficile de réunir un grand nombre d'observations suivies d'autopsie. Aussi je n'en possède que neuf qu'il me soit permis de présenter dans cet article, six fournies par les 64 cas qui forment la base de ce travail, et trois qui sont en dehors.

Voici quelles étaient les altérations qui existaient chez ces neuf sujets :

Chez tous, la peau et la conjonctive conservaient la teinte jaune, la membrane muqueuse de la bouche était d'un rose pâle, elle avait perdu la légère couleur jaune observée pendant la vie.

Les viscères présentaient une coloration jaunâtre plus ou moins prononcée.

Chez aucun, il n'y a jamais rien eu de particulier à noter, ni dans le cerveau, ni dans les organes thoraciques.

Les viscères abdominaux, au contraire, présentaient des lésions importantes à étudier.

Premier sujet. — Enfant mort le sixième jour de l'ictère sous l'influence d'un muguet avec entérite. L'estomac, distendu par des gaz, contenait un liquide jaunâtre ; le grand cul-de-sac était d'un rouge foncé avec de nombreuses arborisations ; le reste de la membrane muqueuse était rosé, partout elle s'enlevait avec la plus grande facilité au moindre frottement, nulle part on ne pouvait former de lambeaux ; les autres membranes étaient

fermes et résistantes. L'intestin grêle contenait une matière d'un
jaune clair semi-liquide ; le duodénum, et surtout le tiers supérieur du jejunum, offraient des lignes transversales d'un rouge
vif : c'était le sommet des valvules conniventes enflammé ; le
reste de l'intestin grêle était d'un gris rosé offrant à peine quelques rougeurs insignifiantes ; mais, d'un bout à l'autre, la
membrane muqueuse se déchirait à la moindre traction et se
réduisait en pulpe grisâtre au moindre frottement.

Le foie était d'un rouge jaunâtre, il avait 12 centimètres transversalement, 7 d'avant en arrière ; il était ferme, ne s'écrasait
pas sous les doigts, laissait écouler peu de sang des incisions.
La vésicule contenait un peu de bile d'un vert foncé, était
blanche et veloutée intérieurement.

Deuxième sujet. — Enfant mort le quatrième jour de l'ictère,
à la suite d'un muguet confluent avec entérite. L'estomac était
tout à fait sain, sa membrane muqueuse était rosée ; on y formait facilement des lambeaux ; le duodénum et la partie supérieure du jéjunum contenaient une grande quantité de bile d'un
beau jaune qui donnait cette couleur à la membrane muqueuse ;
mais celle-ci ne présentait aucune trace d'inflammation, si ce
n'est dans le tiers inférieur du jéjunum et dans l'iléon, où il
existait une phlegmasie évidente.

Le foie était d'un rouge brun, il avait 11 centimètres transversalement, et 7 d'avant en arrière ; son tissu était ferme, des
incisions s'écoulait peu de sang. La vésicule était petite, affaissée sur elle-même, contenant un peu de bile jaune.

Troisième sujet. — (Voir l'observation 5ᵉ.) Enfant mort le
quatrième jour d'un ictère avec entérite. La membrane muqueuse de l'estomac était rosée, on formait facilement des lambeaux ; il n'y avait un peu de rougeur que vers le pylore ; le
duodenum et la partie supérieure du jéjunum contenaient de
la bile jaune, mais ne présentaient point d'altérations, tandis
que le reste de l'intestin grêle offrait les caractères d'une inflammation évidente.

Le foie était d'une couleur jaune très foncée, il avait 14 cen-

timètres transversalement, 9 d'avant en arrière; il était très
ferme, même dur, quand on en comprimait des fragments entre les doigts; il s'écoulait des sections une grande quantité de
sang noir; le tissu du foie était très jaune à l'intérieur. La vésicule était affaissée et ne contenait qu'un peu de bile verte.

Quatrième sujet. — Enfant mort le cinquième jour d'un ictère
avec entérite. L'estomac contenait une grande quantité de lait
coagulé; sa membrane muqueuse était pâle et ramollie dans
presque toute son étendue, excepté vers le pylore, où l'on pouvait former des lambeaux. Le duodénum et le jéjunum contenaient un liquide d'un jaune rougeâtre, et la membrane
muqueuse était rouge, mais sans ramollissement.

Le foie était d'un rouge foncé, avait 11 centimètres transversalement, 7 d'avant en arrière; il était ferme; la quantité de
sang qui s'écoulait des incisions était modérée. La vésicule était
distendue par une bile verte épaisse.

Cinquième sujet. — Enfant mort le dix-septième jour d'un
ictère sans diarrhée (voir l'observation 3ᵉ). L'estomac contenait une grande quantité de liquide jaune filant; sa membrane
muqueuse présentait dans le petit cul-de-sac une rougeur érythémateuse de la grandeur d'une pièce de 5 francs, et, dans le
grand cul-de-sac, un ramollissement qui occupait l'étendue
d'une pièce de 6 francs; la membrane muqueuse y était réduite
en une espèce de gelée grisâtre. Le duodénum et la partie
supérieure du jéjunum contenaient une grande quantité de bile
jaune qui teignait leurs parois; mais la membrane muqueuse
n'était nullement altérée; le reste de l'intestin n'offrait d'ailleurs aucune trace d'inflammation.

Le foie était d'un rouge grisâtre, il avait 15 centimètres transversalement, 10 d'avant en arrière; des incisions s'écoulait une
grande quantité de sang noirâtre; sa substance, s'écrasant
dans tous les points avec la plus grande facilité, était évidemment ramollie. La vésicule était distendue par une bile verte
très épaisse, sa membrane interne était teinte en vert.

Sixième sujet. — Enfant mort le dix-huitième jour d'un

ictère intense avec entérite (voir l'observation 6ᵉ). L'estomac ne contenait que des mucosités filantes, sa membrane muqueuse était à l'état normal. L'intestin contenait des matières liquides couleur chocolat; le duodénum et le jéjunum étaient sains, mais l'iléon présentait une inflammation évidente.

Le foie était d'un jaune verdâtre; il avait 11 centimètres transversalement, 8 d'avant en arrière et 3 1/2 d'épaisseur; son tissu incisé était dur, criait sous le scalpel, avait une couleur jaune verdâtre; il ne s'écoulait pas une goutte de sang des incisions; les doigts ne pouvaient écraser le tissu de l'organe qu'avec beaucoup de peine. La vésicule contenait un peu de bile verte visqueuse, sa membrane interne était verdâtre et veloutée.

Septième sujet. — Enfant mort d'un muguet avec entérite quatre jours après l'apparition de l'ictère. L'estomac était vide, sauf quelques mucosités blanchâtres; sa membrane muqueuse était d'un rouge brun, mais donnait partout des lambeaux. Le duodénum et le jéjunum étaient sains, la membrane muqueuse de l'iléon était pâle, mais ramollie.

Le foie était violacé; il avait 11 centimètres 2 millimètres transversalement, 7 centimètres d'avant en arrière, 3 d'épaisseur, il était un peu mou; des sections s'écoulait assez de sang noir. La vésicule contenait une bile d'un jaune brun.

Huitième sujet. — Enfant mort le cinquième jour d'une entérite. L'estomac contenait des mucosités transparentes mêlées de stries brunes; la membrane muqueuse était d'un rouge érythémateux et ne donnait point de lambeaux. L'intestin grêle contenait un liquide jaune verdâtre, le duodénum et le jéjunum offraient une rougeur uniforme avec des arborisations.

Le foie présentait des marbrures grisâtres et d'un rouge brun; il avait 12 centimètres et 1/2 transversalement, 7 d'avant en arrière, 4 d'épaisseur; il était ferme; des incisions s'écoulait peu de sang. La vésicule contenait beaucoup de bile épaisse d'un vert foncé.

Neuvième sujet. — Enfant mort au cinquième jour d'une entérite. L'estomac était rempli par un liquide rougeâtre ; sa membrane muqueuse présentait une rougeur peu intense et ne
donnait pas de lambeaux. Le duodénum et le jéjunum étaient
légèrement injectés ; leur membrane muqueuse était ramollie.
L'iléon présentait aussi des traces d'inflammation avec encore
plus de rougeur.

Le foie était d'un brun foncé, avait 11 centimètres transversalement, 7 1/2 d'avant en arrière, 5 d'épaisseur ; il était ferme ;
des incisions s'écoulait peu de sang. La vésicule contenait un
peu de bile verte.

Un fait important résulte de ce qui précède, c'est que, chez
les neuf nouveau-nés morts pendant l'ictère, le foie ou l'intestin étaient altérés. Dans 7 cas, le foie ne présentait que des variétés de couleur, de volume et de consistance en tout semblables à celles remarquées chez les enfants morts sans ictère. Au
contraire, dans 3 cas, chez les troisième, cinquième et sixième
sujets, il était altéré : chez le troisième, il y avait hépatite ; chez
le cinquième, hypérémie, et chez le sixième, une altération
difficile à qualifier, mais cependant bien réelle. Dans les 7 cas
où l'organe sécréteur de la bile ne paraissait pas altéré, l'intestin était atteint d'inflammation.

Ainsi donc, dans les neuf autopsies que j'ai pu faire, le foie ou
les organes qui sont en rapport avec lui, qui peuvent réagir
sur lui, présentaient des altérations.

Il est évident que la suppuration du foie, telle qu'elle a été
rencontrée par Baumes, MM. Richard de Nancy et Martin de
Lyon, qu'une phlegmasie avec rétrécissement des canaux bi-
liaires, peuvent être observées dans les autopsies et expliquer
l'existence de l'ictère ; mais n'ayant jamais rencontré ces altérations, je me contente de les mentionner.

Jamais non plus je n'ai observé les faits signalés depuis peu
par M. le docteur Albert Porchat (1) ; je veux parler de l'accu-

____

(1) *Recherches relatives à l'usage de la bile chez les nouveau-nés*, par le
docteur Albert Porchat (*Gazette médicale* du 10 février 1855).

mulation dans la vésicule biliaire d'une bile épaisse d'apparence résineuse, de couleur foncée, *avec absence des éléments de la bile dans les matières contenues dans l'intestin*. J'ai plus d'une fois rencontré la distension de la vésicule biliaire par une bile épaisse d'un vert foncé, même dans des cas où il n'y avait jamais eu d'ictère, mais toujours les matières fécales étaient colorées en jaune ou en vert. J'ai déjà dit que, chez les nouveau-nés atteints d'ictère, je n'avais jamais vu de selles décolorées. Du reste, je crois, avec M. le docteur Porchat, que l'accumulation dans la vésicule biliaire d'une bile trop épaisse pour arriver dans le duodénum peut amener l'ictère, et que l'absence complète de la bile dans l'intestin du nouveau-né peut amener la mort de ce dernier.

Les détails d'anatomie pathologique dans lesquels je viens d'entrer confirment ce que m'avait appris la symptomatologie, à savoir, que l'ictère est le résultat tantôt d'une maladie primitive du foie, tantôt d'une maladie consécutive.

Les médecins du xviiie siècle attribuaient l'ictère des nouveau-nés à la gêne qu'éprouvait la circulation de la bile à la suite de la rétention du méconium dans les intestins. Cette opinion pourrait tout au plus s'appliquer à des cas exceptionnels, mais ne peut expliquer la jaunisse dans les cas nombreux où elle existe, alors que le méconium a été complétement expulsé.

Aujourd'hui, généralement, on explique l'ictère par l'existence d'une hépatite. « L'ictère des nouveau-nés, dit M. Bouchut(1), résulte toujours d'une affection inflammatoire légère ou grave du foie. » Je vais chercher à prouver que, dans la majorité des cas d'ictère, l'existence de l'hépatite me paraît moins que certaine.

Le mode de développement, la marche de l'ictère, n'ont pas été les mêmes chez les 64 enfants dont j'ai recueilli les observations, puisque, dans le tableau symptomatique que j'ai donné,

(1) *Traité pratique des maladies des nouveau-nés*, 3e édition, Paris, 1855, p. 638.

je me suis vu forcé de les classer dans trois catégories. Le seul point de ressemblance qui existe entre tous est l'ictère général. Chez les enfants de la première catégorie, pas de douleur, pas de gonflement dans la région du foie ; aucune espèce de trouble dans les voies digestives, ni diarrhée, ni constipation. Chez le nouveau-né placé dans la seconde catégorie, gonflement et sensibilité de l'hypochondre droit, constipation. Chez les enfants de la troisième catégorie, chaleur du ventre, diarrhée, mouvement fébrile.

Voilà des symptômes tout différents, dont la cause anatomique est nécessairement différente aussi.

Dans la première catégorie, le seul symptôme existant est la suffusion jaune ; or, cette couleur, uniformément répandue, dénote bien certainement une modification survenue dans le foie, mais elle n'indique pas à elle seule qu'il y ait hépatite. Il faudrait, pour admettre l'inflammation du foie dans ces cas, qu'il y eût au moins quelques troubles digestifs, le refus du sein, la constipation. Rien de semblable n'existe ; l'enfant est en parfaite santé, sauf l'ictère. On dira peut-être que quelquefois, chez l'adulte, l'ictère et de très légers troubles digestifs, tels qu'un peu d'amertume dans la bouche, une légère diminution d'appétit, constituent toute la maladie, et que cependant ces symptômes sont considérés comme ceux d'une hépatite bénigne. Je répondrai que, dans ces cas, rien ne prouve qu'il y ait réellement hépatite ; car ces phénomènes peuvent être le résultat soit d'une congestion simple du foie, soit d'une surexcitation des organes qui l'entourent et qui sont en rapport direct avec lui. Au reste, l'intervention de l'hépatite ne me semble pas nécessaire pour expliquer l'ictère des nouveau-nés, et l'existence d'une hypérémie simple me parait beaucoup plus facile à admettre. En effet, si l'on réfléchit à l'état dans lequel se trouve le foie au moment de la naissance, il est facile de reconnaître qu'à cette époque un trouble doit s'opérer dans la circulation de l'organe, à cause de la suspension brusque des fonctions de la veine ombilicale ; dès lors, pendant un certain temps, une

sorte de gêne doit exister tant dans la circulation du sang que
dans celle de la bile, et l'on comprend que, si cette gêne est
portée trop loin, une sorte d'hypérémie ait lieu, et que l'ictère
en soit la conséquence.

Voilà comment je me suis toujours expliqué la fréquence de
l'ictère chez le nouveau-né. J'ajouterai qu'en faisant quelques
recherches dans l'immortel ouvrage de Morgagni *De sedibus
et causis morborum*, j'ai eu la satisfaction de me trouver à peu
près en communauté de pensée avec le père de l'anatomie pathologique, ainsi que le prouve le passage suivant, dans lequel,
après avoir dit que quinze de ses fils nouveau-nés furent atteints d'ictère, Morgagni s'exprime de la manière suivante :
« Quid ergo est? Si effectus omnibus communis, communis
» quoque causa esse debet; a veri similitudine non alienum
» est, respici oportere venam ombilicalem, quæ sive ut incisa,
» siloque constricta inferat in continuatam portarum venam
» contractionem quandam, sive ut orbata sanguine, a placenta
» reduce, non juvet hoc utili additamento reliquum per se con-
» vectum, a novo alimenti genere fortasse crassiorem, utrolibet,
» aut utroque morbo retardet bilis in hepate secretionem, donec
» viscus hoc, cessante illa contractione, paulatim assuescat,
» aptumque iterum fiat ad bilem separandam, verum tamen
» hæc, ut vides intra conjecturam sunt(1). » Une hypérémie
qui serait la conséquence de la gêne momentanée de la circulation dans le foie me paraît expliquer d'une manière satisfai-
sante l'apparition de l'ictère chez les enfants de la première
catégorie.

Pour les nouveau-nés dont l'ictère est accompagné de symptômes semblables à ceux qu'a présentés l'enfant placé dans la
seconde catégorie, il est incontestable que c'est dans l'hépatite
qu'il faut chercher la cause anatomique de la jaunisse ; car,
dans ce cas, l'inflammation du foie, qui est incontestable (voir
l'observation 3ᵉ) explique la suffusion jaune générale.

(1) Morgagni, *De sedibus et causis morborum*, lettre XLVIIIᵉ, § 60.

Chez les enfants de la troisième catégorie, la jaunisse a toujours coïncidé avec une entérite ; sur vingt-six cas, deux fois seulement la teinte jaune existait avant l'inflammation intestinale ; dans les vingt-quatre autres cas, n'y a-t-il pas une relation directe entre l'entérite et l'ictère? Probablement alors l'excitation de l'intestin se propage au foie, et l'ictère en devient la conséquence. Cette remarque avait été faite tacitement par M. Valleix, dans les quelques lignes que cet auteur estimable consacre à ce sujet, lorsqu'il dit (1) : « C'est surtout dans quelques cas de diarrhée très abondante, survenue très rapidement, que j'ai vu apparaître cette coloration : alors il y a véritablement teinte ictérique. » Dans ces cas, le foie étant seulement surexcité par l'effet de l'inflammation intestinale, il n'est pas étonnant que l'organe ne présente pas de traces d'inflammation à l'autopsie.

Pour les deux cas de cette troisième catégorie dans lesquels l'ictère a précédé l'entérite, il est probable qu'il était le résultat de la congestion du foie que j'ai signalée.

Du contenu de cet article, je crois pouvoir conclure : Que l'ictère avec suffusion jaune de la conjonctive est produit par une modification survenue dans le foie, mais que cet état est tantôt primitif, tantôt consécutif;

Que, dans le premier cas, on peut le plus souvent s'expliquer l'ictère par une hypérémie simple du foie : trente-neuf fois sur soixante-quatre, il en aurait été ainsi ; et d'autres fois par une véritable hépatite : une fois sur soixante-quatre;

Que, dans le second cas, c'est par l'entérite qu'on peut s'expliquer le développement de l'ictère : vingt-quatre fois sur soixante-quatre, telle est la proportion que j'ai obtenue.

ARTICLE IV. — CAUSES.

M. Bouchut dit, page 583 de son *Traité des maladies des nouveau-nés*, qu'on observe l'ictère chez le tiers des enfants qui

(1) *Clinique des maladies des enfants nouveau-nés*, Paris, 1838, p. 8.

viennent au monde; pour moi, je n'ai rencontré la couleur jaune de la peau et de la conjonctive que soixante-quatre fois sur 408 enfants, c'est-à-dire dans plus du sixième des cas. Cet ictère n'en est pas moins un phénomène fréquent chez le nouveau-né, ce que je m'explique par les conditions dans lesquelles se trouve le foie au moment de la naissance. L'âge des 64 enfants dénote bien que le trouble qui survient dans la circulation du foie à la naissance est la cause principale de la fréquence de la suffusion jaune générale; car c'est dans les premiers jours de la vie qu'on l'observe : ainsi 19 enfants avaient quatre jours, 16 trois jours, 13 deux jours, 5 cinq jours, 4 six jours, 4 huit jours, 1 neuf jours, 1 dix jours, 1 un jour.

Il n'est pas sans intérêt d'examiner si la force de la constitution, le sexe, les saisons, les climats, ne facilitent pas le développement de l'ictère. Voici quel est le résultat de mon examen chez les 64 enfants dont je possède les observations :

Constitution. — 27 enfants étaient robustes, 24 de force moyenne et 13 étaient délicats.

Sexe. — Il y avait 36 garçons et 28 filles.

Saisons. — 26 enfants ont été atteints d'ictère pendant l'automne, 21 pendant l'été, 9 pendant l'hiver, 8 durant le printemps. Ils sont répartis de la manière suivante, pour les mois : 4 en janvier, 2 en février, 3 en mars, 2 en avril, 2 en mai, 4 en juin, 7 en juillet, 5 en août, 9 en septembre, 10 en octobre, 11 en novembre, 5 en décembre.

On ne peut réellement tirer aucune conclusion de ces chiffres relativement à l'influence de la constitution et du sexe, mais on peut en conclure que le froid n'est pas propice au développement de l'ictère; car, pour l'hiver, je ne trouve que 9 enfants, tandis que, pour l'été et l'automne, j'en compte 47; et cette dernière saison ayant été, à l'époque de mes observations, plus chaude que de coutume, on peut conclure de ce qui précède que la chaleur semble propice au développement des différentes modifications du foie qui entraînent l'ictère à leur suite, observation qui est tout à fait en rapport avec ce qu'on voit chez l'adulte.

Le séjour dans les hôpitaux et l'encombrement ne sont pour rien dans la fréquence de l'ictère, qui tient à la congestion simple du foie, car on l'observe en ville comme dans les hospices; mais la respiration d'un air vicié, en facilitant le développement de l'entérite, devient cependant une cause d'ictère. Quant à l'hépatite, tout ce que je puis dire, c'est que j'ai vu plus d'un nouveau-né en mourir à l'hospice; tandis que dans la clientèle privée, je n'ai jamais observé le fait.

Très souvent, les enfants atteints de sclérème présentent une suffusion jaune générale; je crois que, dans ce cas, la jaunisse doit être considérée comme la conséquence de la gêne qui existe dans la circulation du nouveau-né atteint d'œdème, car on comprend qu'un état congestionnel du foie, et consécutivement l'ictère, puissent être le résultat de cette gêne.

ARTICLE V. — PRONOSTIC.

Le pronostic doit être favorable lorsque l'ictère est l'unique symptôme présenté par l'enfant; mais si une véritable hépatite vient à se manifester, le pronostic doit être réservé, car la mort peut devenir la conséquence de la maladie. Le refus du sein, la prostration des forces, la lenteur du pouls, joints à la tuméfaction de l'hypochondre droit et à la constipation, sont des signes du plus fâcheux augure. L'existence de l'entérite rend le pronostic fâcheux : 5 enfants ont succombé sur 26.

ARTICLE VI. — TRAITEMENT.

Lorsque la suffusion jaune n'est accompagnée d'aucun trouble digestif, il n'y a rien à faire : elle se dissipe d'elle-même; mais il ne faut pas oublier que l'état du foie qui amène cette jaunisse pouvant s'aggraver par le fait du développement d'une véritable hépatite, on doit toujours surveiller le nouveau-né atteint d'ictère, afin d'agir immédiatement si le cas l'exigeait.

Les bains, les lavements émollients, devront être employés au début de l'hépatite conjointement avec les cataplasmes de farine de lin posés sur la région du foie; en même temps, le petit malade sera nourri avec de l'eau gommée, un peu de lait coupé s'il refuse le sein, et, dans le cas contraire, on aura le soin de ne pas lui donner trop souvent à teter. Quelques légères prises de calomel pourront devenir utiles, si les lavements sont insuffisants. Si la maladie résiste, des vésicatoires volants posés sur la région du foie trouveront leur application.

En cas d'entérite, c'est le traitement de cette dernière qu'il faut mettre en pratique.

S'il y a des signes d'infection générale, des symptômes de l'hépatite que les auteurs ont appelée maligne, l'usage du chlorure d'oxyde de sodium en lavement, du quinquina par la bouche, est indiqué.

Je vais terminer ce chapitre par quelques observations qu'il viendront à l'appui des détails dans lesquels je suis entré.

Obs. I. — *Ictère, muguet léger.*

Le n° 10445, garçon robuste, né le 29 octobre 1852, est reçu le 31 dans la section d'allaitement.

A son entrée, on remarque une teinte ictérique répandue sur toute la peau ; d'ailleurs, l'enfant est bien.

Le 3 novembre, cet enfant est soumis à mon examen : la peau et la conjonctive sont d'un jaune intense, la bouche est aussi un peu jaune, le ventre est indolore partout ; deux selles jaunes épaisses dans les vingt-quatre heures ; peau fraîche; pulsations du pouls régulières, mais je ne puis les compter, à cause des mouvements de l'enfant ; il tette bien et ne vomit pas. Le 5, même état : la région du foie n'est ni tendue ni douloureuse. Le 8, l'ictère a la même intensité ; léger muguet depuis deux jours ; ventre indolore ; deux selles jaunes épaisses par vingt-quatre heures ; léger érythème des fesses. Pouls à 132 pulsations, peau fraîche. Le 11, la coloration jaune est beaucoup moins prononcée; le reste *ut suprà.* Le 15, l'ictère a disparu, le muguet s'est

détaché ; l'enfant, durant le cours de sa maladie, n'a jamais refusé le
sein ; les selles sont jaunes, épaisses ; l'érythème pâlit. Le 23, l'enfant
a quitté l'hospice ; sa santé était parfaite.

Obs. II. — *Convulsions, ictère, ophthalmie purulente.*

Le n° 10589, né le 5 février 1853, a été reçu le lendemain dans
la section d'allaitement ; c'est un garçon de force moyenne, bien portant.

Dans la journée du 6, on s'aperçoit que l'enfant prend bien le biberon, mais qu'il vomit le lait dès qu'il l'a pris. Le 7, vers sept heures
du matin, vomissements jaunes et bientôt après mouvements convulsifs.

Les quatre membres et les muscles du visage sont atteints de con-
tractions brusques ; secousses rapides alternant avec des intervalles de
relâchement complets, mais courts. Peau normale ; je ne puis sentir
le pouls ; les battements du cœur ont leur fréquence habituelle. Ventre
souple, selles formées par le méconium. Face rouge violacé au moment
de la convulsion ; respiration un peu rapide, mais pure. Une sangsue
à chaque apophyse mastoïde, sinapismes promenés rapidement sur les
membres inférieurs, lavements laxatifs, eau sucrée pour nourriture.
Le 8, les convulsions ont complétement cessé dans la journée de la
veille ; l'enfant est très calme ; il serait tout à fait bien sans l'ictère
dont il est atteint ; les conjonctives sont jaunes ; il tette bien, n'a plus
vomi ; ventre souple, selles épaisses, jaunes ; pouls à 120 pulsations.
Le 10, l'ictère est aujourd'hui bien prononcé ; les conjonctives sont
très jaunes, l'intérieur de la bouche a aussi cette teinte. Depuis la
veille, les paupières de l'œil droit sont très rouges ; il s'en écoule une
humeur épaisse d'un jaune safrané, de la même teinte que la peau.
Rien à noter du côté des voies digestives : trois selles épaisses, d'un
jaune verdâtre, dans les vingt-quatre heures. Lavements de mauve,
collyre au sulfate de zinc, 5 centigrammes. Le 12, grand boursouflement des paupières de l'œil droit ; à peine si l'on peut découvrir le
globe oculaire ; écoulement purulent considérable d'un jaune safrané.
Ventre sans gonflement, hypochondres à l'état normal, pouls à 120 pulsations. Cautérisation des paupières avec le crayon de nitrate d'argent. Le 14, diminution de l'ictère. Même traitement. Le 16, l'ictère
a disparu depuis la veille ; l'œil gauche s'est pris ; il est dans les

mêmes conditions que le droit ; l'écoulement purulent est abondant des deux côtés. Nitrate d'argent promené sur les paupières. Le 18, l'enfant tette bien, ne vomit pas. Ventre souple et indolore ; trois selles épaisses jaunes dans les vingt-quatre heures. Yeux dans le même état. Cautériser avec le nitrate d'argent. Le 20, le boursouflement et l'écoulement des paupières sont beaucoup moins forts. Cautérisation. Le 22 et le 24, nouvelles cautérisations. Le 26, il n'existe plus de gonflement, il n'y a que de la rougeur et quelques granulations sur les paupières ; peu d'écoulement d'un jaune clair ; le globe oculaire est bien ; l'enfant est d'ailleurs en très bon état ; pouls à 120 pulsations. Nouvelle cautérisation.

Le 2 mars, l'enfant est renvoyé tout à fait guéri.

Ces deux observations prouvent que chez le nouveau-né, le foie peut subir une modification passagère qui a pour résultat l'ictère, sans qu'aucun trouble autre que la jaunisse survienne dans l'économie. Sous cette forme, l'ictère n'est pas le résultat d'une hépatite, car aucun signe local ne dénote une inflammation, il n'y a ni gonflement ni douleur à la pression ; il n'y a aucune espèce de trouble dans les fonctions digestives, et l'ictère disparaît de lui-même sans qu'on fasse subir le moindre traitement au nouveau-né. Ces deux observations confirment donc ce que j'ai dit précédemment sur la congestion du foie à laquelle sont sujets les enfants qui viennent de naître.

La seconde observation est un exemple d'ophthalmie purulente avec les caractères que je lui ai assignés, lorsque cette maladie survient dans le cours de l'ictère.

Dans les deux observations, on doit avoir noté l'analogie qui existe entre cette forme d'ictère chez le nouveau-né et l'ictère dit *idiopathique* de l'adulte ; toutefois il y a entre eux une différence capitale sur laquelle je dois fixer l'attention : c'est la couleur des selles chez les uns et les autres. Chez l'enfant, elles restent colorées, jaunes, et aussi abondantes qu'à l'état normal ; tandis que chez l'adulte elles prennent une teinte grisâtre. Ce fait a été signalé par M. Bouchut dans le chapitre HÉPATITE de son *Traité des maladies des nouveau-nés.*

Obs. III. — *Hépatite. Mort le dix-septième jour. Hypertrophie et ramollissement du foie.*

Le n° 10,377, garçon de force moyenne, a été reçu dans la section d'allaitement le 17 septembre 1852, deux jours après sa naissance ; il a été donné à la nourrice le 19.

Ce jour-là, on s'est aperçu d'un peu d'ictère ; ni vomissements ni diarrhée. Le 20, la conjonctive et la peau sont d'un jaune bien prononcé, l'enfant refuse quelquefois le sein ; le ventre est souple, deux selles jaunes épaisses dans les vingt-quatre heures. Le 22, ictère encore plus intense ; la membrane muqueuse buccale est légèrement jaune ; quelques points de muguet sur la langue ; bouche sèche ; l'enfant tette avec peine et refuse souvent le sein, mais il avale sans difficulté ; pas de vomissements, une selle épaisse par vingt-quatre heures. L'enfant ne crie pas quand on presse le ventre, qui est souple et sans chaleur anormale ; l'hypochondre droit est un peu tendu, mais ne paraît pas douloureux ; la peau est fraîche partout, le pouls est à 102 pulsations. Lavements laxatifs, application fréquente de mauve dans la bouche.

Le 24, même état, sauf un grain de muguet sur la lèvre inférieure et un peu de rougeur autour de l'anus. Bains. Le 26, les lèvres, la langue et le palais sont couverts de muguet sous forme de lentilles blanches, une seule selle jaune et épaisse, léger érythème s'étendant autour de l'anus ; l'enfant prend plus souvent le sein. Je ne puis sentir le pouls. Mêmes prescriptions. Le 28, l'ictère est au même degré que le 22, le muguet dans le même état que le 26 ; l'enfant a souvent refusé le sein, il maigrit ; pas de vomissements, ventre souple, une seule selle épaisse depuis vingt-quatre heures, peau fraîche, pouls à 96 pulsations. Cinq centigrammes de calomel en quatre fois. Le reste *ut suprà*.

Le 29, deux selles jaunes abondantes, le muguet commence à se détacher, l'enfant tette mieux et plus souvent. Continuer le calomel. Le 1er octobre, le muguet s'est détaché, rougeur de la bouche ; l'enfant tette de temps en temps avec assez de facilité, l'ictère a le même degré d'intensité, l'hypochondre droit est tendu ; je ne suis pas certain qu'il soit douloureux ; trois selles vertes assez abondantes. Pouls à 102 pulsations. Bains, mauve dans la bouche, lavements émollients, suspendre le calomel. Le 2, les selles sont jaunes et épaisses, deux ou trois dans

les vingt-quatre heures. 102 pulsations faibles. La peau du tronc et
des membres est moins jaune que celle du visage. L'enfant tette et ne
vomit pas. Suspendre les bains. Le 4, grande maigreur du visage, dont
la teinte jaune persiste, bouche tout à fait saine ; l'enfant tette, mais
avec une grande lenteur. Le cri est faible ; ventre souple, selles épaisses ;
léger erythéma populatum des fesses, excoriation aux deux malléoles
internes, peau tendant au refroidissement. 102 pulsations faibles. Le 5,
depuis la veille, l'enfant n'a plus teté, il avale avec peine ; pas de selles,
ventre tendu ; pouls complétement effacé, peau froide et violette. Mort
le soir, à sept heures.

Autopsie le lendemain, à dix heures du matin.

Teinte jaune de la peau, surtout au visage ; conjonctive jaune, une
petite ulcération à chaque malléole interne.

Bouche pleine d'un liquide jaune spumeux, la membrane muqueuse
ne présente rien d'anormal, elle est pâle.

Le pharynx et l'œsophage sont pâles, tout à fait à l'état normal.

L'abdomen contient un peu de sérosité citrine qui rend les viscères
très humides et brillants.

Les intestins sont d'un blanc jaunâtre et distendus par des gaz, les
ganglions mésentériques sont peu développés.

L'estomac contient une grande quantité de liquide jaune filant, son
grand cul-de-sac est ramolli dans l'étendue d'une pièce de six francs,
la membrane muqueuse, réduite en une espèce de gelée grisâtre, s'enlève avec le dos du scalpel, et l'on aperçoit alors la membrane musculeuse dont on pourrait compter les fibres ; le petit cul-de-sac présente
une rougeur érythémateuse dans l'étendue d'une pièce de cinq francs.
Le duodenum et la partie supérieure du jejunum contiennent en grande
quantité une matière jaune dont leurs parois sont teintes, mais ils ne
présentent aucune trace d'inflammation ainsi que le reste du jejunum.
Dans le tiers supérieur de l'iléon, on voit une plaque de Peyer de
4 centimètre 1/2 de long sur 6 millimètres de large, peu saillante,
granulée et fortement teinte en jaune. De ce point à la valvule iléo-
cœcale, la membrane muqueuse ne présente que quelques arborisations
rosées et deux petites plaques de Peyer de couleur grisâtre. L'iléon ne
contient point de matières. Le gros intestin, qui contient un liquide
vert épais, est d'une pâleur remarquable. La membrane muqueuse de
l'intestin a partout sa consistance habituelle et fournit de jolis lambeaux.

Le foie a 15 centimètres transversalement, 10 d'avant en arrière, il est d'un rouge grisâtre. La vésicule biliaire est distendue par de la bile verte très épaisse, sa surface interne ne présente point de rougeur, elle est au contraire teinte en vert. Le foie, incisé dans tous les sens, laisse écouler une grande quantité de sang noirâtre dont il est gorgé ; sa substance s'écrase dans tous les points avec la plus grande facilité, si on la racle avec le scalpel, elle se réduit en pulpe, c'est un foie ramolli.

La rate et les reins sont à l'état normal.

Les poumons sont blanchâtres, parfaitement crépitants, un peu violacés dans leurs lobes inférieurs en arrière.

Le cœur, le péricarde, le cerveau sont à l'état normal.

Cette troisième observation prouve que l'ictère des nouveaunés peut être le résultat d'une véritable hépatite, et que celle-ci peut se terminer par la mort. L'étude attentive des symptômes fait voir la différence qui existe entre cette observation et les précédentes. Ici la région du foie est tendue, il existe des troubles digestifs, appétit variable, tantôt l'enfant prend le sein, tantôt il le refuse, constipation. Dans les autres observations, il n'existe rien de semblable, l'ictère seul dénote que le foie n'est pas dans un état complétement normal. Or, s'il y a une différence dans l'expression symptomatique, il doit y en avoir une dans l'altération organique. Dans un cas, il y a hypérémie; dans l'autre, inflammation; le premier état prédispose au second, mais il n'est pas semblable à lui.

Obs. IV. — Entérite avec ictère. Guérison.

Le n° 10,434 est une fille de force moyenne, reçue le 22 octobre 1852 dans la section d'allaitement, deux jours après sa naissance.

Jusqu'au 26, sa santé est parfaite ; mais ce jour-là toute la surface du corps et la conjonctive présentent une coloration jaune ; l'enfant tette bien, ne vomit pas, ventre un peu tendu, indolore, ainsi que l'hypochondre droit, qui n'est nullement saillant, plusieurs selles liquides vertes. Une bulle de pemphigus à côté de l'ombilic. Pouls à 132 pulsations ; peau modérément chaude. Bains, lavements amidonnés, lait coupé avec de l'eau de riz. Le 28, l'ictère est beaucoup plus prononcé ; le reste *ut suprà.* Le 30, le ventre est ballonné, chaud, l'enfant crie quand on le presse, elle pousse aussi des cris spontanés ; cinq selles vertes liquides dans les vingt-quatre heures. Jaunisse intense étendue à la conjonctive et à la membrane muqueuse de la bouche. 140 pulsations. Cataplasmes sur le ventre, bains, lavements amidonnés. Le 1er novembre, l'ictère est moins prononcé, trois selles jaunes liquides depuis la veille, Mêmes prescriptions. Le 3, la jaunisse a disparu, les selles s'épaississent, le ventre n'est plus tendu. Pouls à 120 pulsations, peau fraîche. Érythema populatum à la partie postérieure des cuisses. Bains.

Guérison complète le 10 novembre.

La quatrième observation démontre la liaison qui existe entre l'entérite et l'ictère ; la coloration jaune se montre dès le premier jour de l'apparition de l'inflammation intestinale, et disparaît avec celle-ci. Il est tout naturel de penser que la suffusion jaune est le résultat d'une surexcitation du foie déterminée par l'entérite. C'est, dans les cas de cette catégorie, l'explication la plus raisonnable, la plus physiologique qu'on puisse donner de l'ictère. Il me paraît plus logique d'expliquer ainsi ce dernier que d'admettre une simple coïncidence.

Obs. V. — *Entérite avec ictère. Mort le quatrième jour.*

Un garçon robuste, né le 16 juillet 1851, est reçu le surlendemain dans la section d'allaitement ; le 20, il est donné à la nourrice. Le 21, on s'aperçoit d'un commencement d'ictère accompagné de diarrhée jaune ; le pouls est à 132 pulsations. Lavements amidonnés, bains.

Le 22, l'enfant tette bien, ne vomit pas ; ventre tendu et chaud ; rien à noter dans la région du foie ; selles liquides jaunes. Teinte ictérique d'un beau jaune ; conjonctive de même couleur ; membrane muqueuse de la bouche d'un jaune léger. Lavements amidonnés, cataplasmes sur le ventre, bains. Le 24, l'enfant a maigri ; sa figure exprime la souffrance ; il ne tette presque plus ; pas de vomissements ; ventre ballonné ; la diarrhée persiste ; pouls à 132 pulsations, peau presque froide. Le 25, l'enfant ne prend plus le sein ; serre à peine le doigt

introduit dans la bouche ; ventre tendu, constipation ; le pouls est effacé ;
la couleur jaune de la peau est plus pâle, un peu terreuse.

Mort à à onze heures du soir.

Autopsie huit heures après.

La teinte jaune de la peau est peu intense ; la conjonctive et la
membrane muqueuse buccale sont décolorées.

L'estomac est à l'état normal ; sa membrane muqueuse est rosée ; on
forme facilement des lambeaux ; mucosités adhérentes à la membrane
muqueuse. Le duodenum contient de la bile jaune et ne présente point
d'altération. Les deux tiers inférieurs de l'intestin grêle sont remarquables par une fine arborisation d'un beau rouge et par de nombreuses plaques d'un rouge piqueté plus foncé, de la largeur d'une pièce
de vingt-cinq centimes ; la membrane muqueuse n'y est pas ramollie ;
le gros intestin présente de nombreuses lignes rouges dans le sens de
sa longueur. Les ganglions mésentériques sont d'un rouge lie de vin ;
quelques-uns sont hypertrophiés.

Le foie est d'une couleur jaune très foncée ; il a quatorze centimètres transversalement, neuf d'avant en arrière ; il est très ferme ; une
grande quantité de sang noir s'écoule des incisions faites dans tous les
sens ; ses tranches ont une couleur jaune bien prononcée ; la vésicule
biliaire affaissée contient un peu de bile verte.

Les autres viscères ne présentent rien à noter, sauf une teinte jaunâtre évidente.

Dans cette observation, l'existence de l'entérite n'est pas nécessaire pour expliquer la présence de l'ictère, l'altération du
foie étant suffisante pour en rendre compte ; cependant il peut
se faire que l'hypérémie de cet organe ait été la conséquence de
l'entérite ; rien ne prouve le contraire, et, pour ma part, j'admets volontiers cette relation de cause à effet.

Obs. VI. — *Entérite avec ictère, inflammation gangréneuse de la peau.*
Mort le dix-huitième jour.

Le n° 44,178, fille robuste, est reçue le 20 février 1854 dans la
section d'allaitement, deux jours après sa naissance ; elle est donnée à
la nourrice le 22.

A son entrée, elle avait la peau très rouge : puis celle-ci est deve-

nue jaune ; en même temps, il s'est manifesté de la diarrhée. Le 27,
ictère de force moyenne, conjonctive jaune ; l'enfant tette bien, ne vomit pas ; ventre un peu tendu ; elle crie la première fois qu'on le presse ;
une seconde fois, je le presse dans tous les sens, et à peine si à la fin
elle fait une légère grimace ; hypochrondre droit à l'état normal ; selles
fréquentes, glaireuses, jaunes, semi-liquides, contenant du sang noirâtre. Point d'érithème ; cinq ou six pustules sur le ventre et les
cuisses ; urines jaunâtres : pouls à 126 pulsations ; peau modérément
chaude : un grain de muguet dans la bouche : la poitrine est à l'état
normal. Cataplasmes sur le ventre, lavements amidonnés, bains.

Le 2 mars, l'enfant a vomi un peu de lait, cependant elle n'a plus rendu
ni glaires, ni sang ; la peau est moins jaune et le ventre moins tendu :
pouls à 126 pulsations ; muguet très discret. Mêmes prescriptions.
Le 4, la diarrhée est de nouveau intense ; les selles sont très liquides,
jaunes et sanguinolentes ; l'enfant ne vomit pas ; elle tette avec peine ;
le ventre est tendu, paraît douloureux. La bouche est sèche ; quelques
grains de muguet. Il y a un peu de toux , cependant la poitrine est
sonore, la respiration normale ; le pouls est à 140 pulsations ; la peau,
jaune et sans chaleur. A la partie interne de la cuisse gauche, il existe
un furoncle surmonté d'un point noir ; on en voit un semblable derrière chaque oreille. Mêmes prescriptions. Le 6, selles jaunes un peu
moins liquides, mais toujours fréquentes ; l'enfant tette un peu mieux,
ne vomit pas. Ventre plus souple , il paraît indolore au toucher ; le
furoncle de la cuisse s'est ouvert, il est bleuâtre ; il y a derrière chaque
oreille une excoriation saignante ; pouls à 140 pulsations. L'ictère, jusqu'à ce jour, est peu intense, et la région du foie ne présente rien d'a-
normal. Les grandes lèvres sont tuméfiées et saignantes. Cataplasmes
sur le ventre, lavements chlorurés. Le 8, figure exprimant la souffrance , teinte ictérique plus prononcée que les jours précédents ;
quelques grains de muguet dans la bouche, lèvres jaunâtres. La petite
fille tette assez bien, sans vomir ; le ventre est tendu, la pression détermine quelques cris ; selles très fréquentes , liquides et jaunes ; la
région du foie n'est ni tendue ni douloureuse ; il y a de la toux, cependant la poitrine ne présente rien d'appréciable à la percussion et à l'auscultation. L'enfant pousse souvent des cris plaintifs ; le furoncle de la
cuisse est guéri ; les oreilles sont toujours excoriées et saignantes ;
de plus, je trouve au bas de la nuque, à droite, une tumeur violacée, à
base dure et douloureuse, ayant 5 centimètres de large sur un centi-

mètre de haut. Pouls à 140 pulsations. Même traitement, cataplasmes sur la tumeur. Le 10, la tumeur du cou s'est affaissée ; il y existe deux petites ouvertures, d'où s'échappe une sérosité noirâtre, de mauvaise odeur. Lèvres fuligineuses ; l'enfant tette ; hier elle a vomi des matières noirâtres ; le ventre est tendu, insensible ; les selles sont grisâtres, composées de grumeaux semblables à du pain bis mâché et de sang noirâtre. Pouls plus fréquent et plus petit, je ne puis compter les pulsations. Même traitement ; de plus, lotions sur la tumeur, avec une décoction de quinquina chlorurée.

Le 11, peau sans chaleur, ictère intense et général, lèvres tout à fait noires, bouche sèche ; l'enfant serre le sein sans pouvoir teter, elle avale sans vomir, ventre tendu, indolore, selles fréquentes couleur marron, les excoriations des oreilles sont saignantes, suppuration ichoreuse fétide à travers les ouvertures de la nuque. Sur la paupière inférieure gauche, tumeur violacée, dure ; une semblable sur la malléole interne gauche, et sur la jambe droite, bouton pointu noirâtre au sommet ; cri faible, pouls imperceptible. Même traitement.

Mort le 12 mars, à six heures du matin.

Autopsie le même jour, à trois heures après midi.

Le cadavre conserve un certain embonpoint, il est très jaune de la tête aux pieds. Plaques violettes tout le long du dos.

Une matière noirâtre, sortie de la bouche, a taché ses lèvres et ses joues.

La tumeur de la nuque est affaissée, verdâtre ; un stylet, introduit dans les ouvertures, rencontre un décollement de six centimètres dans le sens transversal, et de deux dans le sens vertical ; le foyer ouvert, je trouve ses parois complétement noires, il s'en exhale l'odeur gangréneuse la mieux caractérisée. En examinant attentivement la cavité, je trouve qu'elle s'étend vers la partie antérieure du cou jusqu'à la clavicule droite. Dans ce trajet, le tissu cellulaire et les muscles sont convertis en bouillie noirâtre avec odeur de gangrène caractéristique. Cette altération gangréneuse pénètre jusqu'à l'œsophage sans l'atteindre.

La membrane muqueuse de la bouche est recouverte d'un mucus noirâtre, mais elle est pâle, sans altérations, elle a sa consistance habituelle. Le pharynx et l'œsophage contiennent quelques concrétions de muguet brunâtres, tout à fait libres d'adhérence ; la membrane muqueuse de ces deux conduits est plus pâle qu'à l'état normal, mais elle donne plusieurs lambeaux qu'on forme facilement.

Le ventre est fortement météorisé; à l'ouverture de l'abdomen, il s'écoule environ deux cuillerées à bouche de sérosité rougeâtre. Le paquet intestinal est distendu par des gaz, il est d'un rouge foncé dans quelques points. Tous les viscères présentent une teinte jaune. Les ganglions mésentériques sont blancs, aplatis, ont leur consistance et leur volume habituels.

L'estomac ne contient que des mucosités filantes, et l'intestin, des matières couleur chocolat très liquides. La membrane muqueuse de l'estomac est d'un blanc jaune, on y forme partout des lambeaux. Le duodenum et le jejunum n'offrent rien, la membrane muqueuse en est blanche, elle n'est pas ramollie, on peut la soulever dans plusieurs points. Dans l'iléon, on rencontre trois larges plaques de Peyer tout à fait à l'état normal, et un certain nombre d'ecchymoses d'un violet rouge qui ont la forme de plaques de six centimètres de long. Celles-ci sont séparées les unes des autres par des intervalles sains ; sur les points malades, la membrane muqueuse ne supporte pas la moindre traction ; à mesure qu'on la touche, elle se réduit en pulpe couleur marron. Le gros intestin ne présente rien à noter, sa membrane muqueuse fournit des lambeaux.

Le foie, qui est d'un jaune verdâtre, a onze centimètres dans son diamètre transverse, huit d'avant en arrière à sa base, et trois et demi d'épaisseur. La vésicule biliaire contient un peu de bile verte visqueuse, sa membrane interne est verdâtre, veloutée, sans altérations. Le foie, dans quelque point qu'on l'incise, est dur, crie sous le scalpel, il est d'un jaune vert, couleur foie de soufre, il ne sort pas une goutte de sang des incisions, c'est avec peine qu'on l'écrase sous les doigts.

La rate est d'un rouge clair, elle a huit centimètres de long sur cinq de large et deux centimètres d'épaisseur : elle ne contient pas de sang, elle est couleur lie de vin.

Les poumons sont rosés, ils crépitent partout, engorgement hypostatique en bas et en arrière.

Le cœur est pâle, ses cavités contiennent un peu de sang lie de vin.

Le cerveau et la moelle épinière ne présentent rien qui soit digne de remarques.

Cette observation est intéressante sous deux rapports, celui des symptômes et celui des altérations.

Dans les premiers jours, la petite fille a présenté les symptômes de l'entérite avec ictère, dont la cinquième observation offre un exemple ; mais bientôt la maladie, en conservant cette forme, a pris une physionomie toute particulière. Des excoriations saignantes se sont montrées derrière les oreilles, un furoncle de mauvais aspect s'est développé sur la cuisse gauche, un abcès gangréneux a envahi la nuque et le cou, des inflammations de mauvaise nature se sont manifestées sur plusieurs points de la peau, du sang noirâtre a été observé dans les selles, puis les lèvres sont devenues fuligineuses, l'enfant n'a plus teté, il s'est affaibli et a succombé. En même temps que ces symptômes se développaient, l'ictère augmentait d'une manière très notable.

Le tableau symptomatique présenté par cet enfant n'est-il pas celui qu'offrent les malades atteints de cette forme de typhus, que les anciens appelaient ictérode ? Pour moi, je trouve entre ces deux états la plus grande analogie, et il m'est impossible de rapporter au foie seul les symptômes formidables qui se sont développés durant cette maladie. Je ne place ici cette observation qu'à cause de ses analogies avec celles qui précèdent ; mais la nature de la maladie, dans ce cas, est tout autre. Il n'y a pas eu, chez le n° 11,178, une inflammation ordinaire de l'intestin avec réaction sur le foie, comme dans les autres cas que j'ai cités, ou dans ceux auxquels j'ai fait allusion ; il y a eu une foule de foyers inflammatoires de mauvaise nature qui probablement se sont développés sous l'influence d'une cause générale, l'infection miasmatique des hôpitaux ; c'est un véritable typhus que j'ai eu sous les yeux. Si, à l'autopsie, on avait trouvé dans le foie du ramollissement, des abcès disséminés, tels qu'on les a rencontrés dans les cas d'*hépatite dite maligne* observés par Baumes, MM. Martin (de Lyon), et Richard (de Nancy), on aurait pu expliquer les phénomènes généraux par l'affection du foie ; mais il n'en était nullement ainsi, le foie même était dans un état tout à fait opposé à celui dont je viens de parler. Les symptômes présentés par la petite fille ne peuvent donc être

expliqués que par l'hypothèse d'une infection miasmatique qui
aurait modifié l'organisme entier.

Au point de vue de l'anatomie pathologique, cette observation est aussi très remarquable; ces plaques ecchymatiques qui
existaient dans l'intestin grêle ne sont pas les lésions qu'on
rencontre dans une entérite ordinaire, ces altérations sont parfaitement en rapport avec celles qui ont été observées sur la
peau, et confirment mon opinion sur la nature de la maladie.
Le foie présentait aussi une lésion qui peut, à elle seule, expliquer l'ictère; mais cette dureté, cette sécheresse, cette couleur
d'un jaune verdâtre ne présentent pas des caractères tels qu'on
puisse les rattacher à une altération bien définie; on peut dire
cependant que ce foie était anémique.

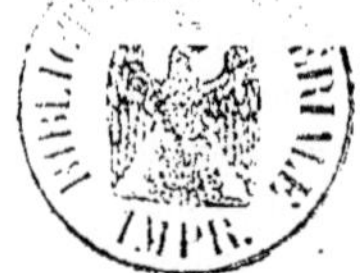

TABLE DES MATIÈRES.

FIN DE LA TABLE.